Dr. Friedrich P. Graf
Homöopathie unter der Geburt

Dr. med. Friedrich P. Graf

Homöopathie
unter der Geburt

Ein Handbuch
für Hebammen und Geburtshelfer

Zweite Auflage

sprangsrade verlag

Verfasser:
Dr. med Friedrich P. Graf
Sprangsrade
24326 Ascheberg
Fax: 04526-380704

Umschlagbild:
Marmorplastik aus der künstlerischen Arbeit von Josefine Graf

Printed in Germany
© 1999 by sprangsrade verlag, 24326 Ascheberg

Umschlaggestaltung: Josefine Graf
Buchgestaltung: Steffen Wilbrandt, Berlin
Belichtung: Förster & Borries Satz-Repro-GmbH, Zwickau
Druck: Gutenberg-Verlag und Druckerei GmbH, Leipzig
Einband: Kunst- und Verlagsbuchbinderei Leipzig

ISBN 3-934048-00-5

Homöopathie – Sie muß sie wollen!

Die Homöopathie bietet eine Hilfe zur Selbsthilfe an. Als „Vorwegmedizin" kann Sie die erste und entscheidende Hilfestellung bei Störungen während der Geburt sein und den Einsatz üblicher, belastender und oft betäubender Medikamente ersparen. Die Vorteile liegen auf der Hand: Dieser wichtigste Wendepunkt des Lebens kann genutzt, das Geburtserlebnis unbeeinträchtigt erfahren und der Menschwerdung ein verläßlicher und würdiger Start ermöglicht werden.

Die Begleitung einer Schwangeren in die Geburt hinein und die Akutbehandlung währenddessen behandelt die Einführung (1. Heft der Reihe im Staude Verlag: Homöopathie für Hebammen und Geburtshelfer, siehe Literatur hier). Homöopathische Arzneiverordnungen unter der Geburt folgen den Kriterien der Akutbehandlung von Kranken allgemein. In der Einführung ist in der Vermittlung von Theorie wie auch von Praxis der Homöopathie Wert auf Verständlichkeit und annehmbare Einfachheit gelegt worden. Nach umfangreicher Wissensvermittlung wird das nun vorliegende Angebot an geschriebenen Seminarbegleitungen den Anforderungen an eine konsequente homöopathische Geburtsbegleitung nicht mehr gerecht. Auf dem speziellen Homöopathie-Büchermarkt findet man wenig zufriedenstellende und unübersichtliche Fachliteratur zu diesem Thema. Und es ist so aussichtsreich und beglückend, Geburtsprobleme mit homöopathischen Arzneien zu lösen. Anstatt das 1. Heft nochmals neu zu verfassen, entschloß ich mich, die Geburt erneut zu thematisieren, aber nun unter dem Aspekt, in Homöopathie bereits versierten Hebammen, Geburtshelfern, Homöopathen und an Homöopathie Interessierten eine Übersicht zu liefern.

Für das mehrfache Korrekturlesen danke ich Frau Christiane Münkwitz, Hebamme aus Lübeck..

Mein besonderer Dank gilt meinem Sohn Demian, der in aufopferungsvoller Fleißarbeit mir die Übertragung meiner Texte auf den mir (noch) suspekten Computer abnahm und damit zum ungestörten Fluß der Ideen und Ausführungen erheblich beitrug!

**Gewidmet den
Hausgeburtshebammen,**
in bester Erinnerung an die Hebammen
aus der Stadt und Umgebung von Freiburg im Breisgau
in der Zeit von 1980 – 1990
und mit besonderem Dank für die reichhaltigen Erfahrungen
und Erlebnisse in der Zusammenarbeit
mit den Hausgeburtshebammen Claudia Munsch
und Petra Koch.

8

Als ich mit der Hausgeburt meiner Tochter 1978 vor meinen
eigenen Augen und mit meinem bis dahin erworbenen medizinischen Sachverstand erleben durfte, wie beglückend eine optimale Geburt verlaufen kann, war ich gefangen in der Wunsch-
vorstellung, alles nur Erdenkliche in Bewegung zu setzen, um
anderen vergleichbare Geburtserlebnisse zu ermöglichen. Es
war die Zeit meines Medizinstudiums im letzten klinischen
Abschnitt. In der Universitäts-Frauenklinik Freiburg wurde die
„programmierte Geburt" propagiert. In diesem Kontrastpro-
gramm zwischen selbstbestimmter Hausgeburt und perfektio-
nierter, fremdbestimmter Klinikgeburt bekam ich Kontakt mit
der Homöopathie über den hervorragenden Freiburger Arzt
und Lehrer Dr. Gerhard Köhler. Hier die auf die Selbstheil-
lungsfähigkeiten des Menschen bauende Homöopathie mit
ihren kleinsten „Dosen", dort die mächtige, alles im Klinikbe-
reich dominierende Schulmedizin mit den Arzneidiktaten,
Dosis-Wirkungsbeziehungen, Doppelblindstudien, den hierar-
chischen Strukturen, rationalen Sichtweisen und die Patientin-
nen in die passive Empfangenshaltung drängendem Verhalten.
    Dieser extreme und hybrische Ansatz einer rational durchge-
planten, „programmierten Geburt" (der zur Begrüßung der
Schwangeren eine Tranquillizer-Gabe, dann das Bad mit anschließender Schamrasur, Anlegen eines venösen Zuganges, Ein-
laufen ansteigender Dosen von Oxytocin in Infusionen, Frucht-
blasensprengung und Anlegen einer Kopfschwartenelektrode
mit Dauer-CTG-Ableitungen vorsah und neben den seelischen
zu gehäuften körperlichen Verletzungen in Form von vermehr-
ten operativen Geburten führte), erzwang geradezu die Renaissance der sanften und der Hausgeburt. Seit dieser Zeit, den 70er
Jahren, dem krankhaften Höhepunkt der rational-technischen
Medizin, ist ebenso die Renaissance der klassischen Homöopa-

thie in den besser situierten Industriestaaten zu verfolgen. (Mit „klassisch" wird in der Homöopathie der Anspruch verbunden, Hahnemanns Ausführungen und Anweisungen im „Organon der Heilkunde" (VI. Auflage, z.B. Haug-Verlag, Heidelberg) zu befolgen. Für die Praxis gilt die Verpflichtung, nach einer Fallaufnahme zu einer Ein-Arznei-Entscheidung zu gelangen, im akuten wie im chronischen Behandlungsfall. Eine zeitlich sehr begrenzte Fallaufnahme unter der Geburt ist von der Beobachtung abhängig. Das unterscheidet die hier in Abschnitt II. 1. vorgestellte Akutanamnese von anderen.)

Mit der Vertiefung der Homöopathie bekam ich Kontakt mit Arzneiprüfungen, erlebte an mir selbst, wie es Kranken im „ähnlichen Zustand" ergehe. Es folgten erste Behandlungsversuche und Schlüsselerlebnisse in der Familie und mit Freunden. Es waren Erlebnisse von Eindrücklichkeit, die die Wirkung von homöopathisch gewählten und potenzierten Arzneien zum Teil dramatisch und vor meinen staunenden Angehörigen belegten. Ein wesentlicher und erfreulicher Aspekt hierbei war und ist, daß die homöopathische Behandlungsmethode eigene aktive Lösungen ermöglicht, die bei Erfolg andere Methoden überflüssig macht. Und mein gewecktes Interesse für die Schwangeren und ihre Geburten wurde bereichert durch die Homöopathie. In idealer Weise steht hier eine Behandlungsmethode zur Verfügung, die der schulmedizinischen vorgeschaltet werden kann. Die homöopathische Arznei in ihrer Verdünnung gefährdet nicht die Schwangere wie substantielle schulmedizinische Arzneien. Die Homöopathie verhilft der Schwangeren zu eigenen Lösungen Die schulmedizinischen Maßnahmen unterdrücken Reaktionen oder erzwingen Wirkungen, ob die Betroffene es will oder nicht. Bereits in der Schwangerschaft kann durch die homöopathische Begleitung beobachtet werden, wie verläßlich die Arzneiwirkung ist, wie fähig die Frau zu eigenen Krankheitsüberwindungen ist. Komplikationen fallen nicht vom „Himmel", jede Krise hat ihre Vorgeschichte und die Schwangerschaft ist die (bio)logische „Vorgeschichte" der Geburt. Eine konsequente homöopathische Schwangerschaftsbegleitung, die das Ziel verfolgt, der Schwangeren stetig ihre Mitte, innere Harmonie, Wohlbefinden und Beschwerdefreiheit zu ermöglichen, mindert – so meine nun über 20 Jahre gewachsene Erfahrung – die Eintrittsrisiken in die Geburt, hilft bei der Selektion, um keine bösen Überraschungen zu erleben. Aus dem Blickwinkel eines Kreissaalgeschehens in einer Universitäts-Frauenklinik damals wie auch heute war und ist die Hausgeburt irrational, unverantwortlich und für einige wert, diese und die Begleitenden zu kriminalisieren. Zu vieles passiere unter der Geburt, was scheinbar nicht vorhersehbar sei. Das eigene Verhalten wird von diesen Kritikern kaum infrage gestellt, insbesondere nicht ihr Umgang mit Arzneien, Medizintechnik und Patientin und wie sehr diese Aktivitäten häufig genug wie Übergriffe wirken, die Betroffenen in Passivität, bloßes Erdulden und in Komplikationen nötigend.

Mit der Homöopathie werden die natürlichen und gegebenen Möglichkeiten der Frau gefördert. Alle Umstände, die sie hindern, ihre Wehen zum Gebären des Kindes zu nutzen, sind darüber hinaus kritisch zu prüfen und zu beeinflussen, vor oder mit der Arzneigabe. Ich meine mit diesen „Umständen" die negativen Einflüsse durch die Geburtseinrichtung und durch das begleitende Personal (durch Kälte, Unpersönlichkeit, Ungemütlichkeit, Unfreundlichkeit, negative Ausstrahlung, Angst, Streß, mangelnde Motivation, Übermüdung) und Ablenkungen der Frau von ihrem Bemühen, Entspannung zu finden.

Die Wehen unterliegen nicht der Willkür des Menschen, können nicht bewußt gesteuert werden. Wehen und der Cervixöffnungsprozeß sind Vorgänge der Vagotonie. Wehenhemmung erfolgt durch Arzneien, die die Sympathikotonie stimulieren (ß – Mimetika). Die Qualität der Wehen und damit auch der gesamte Geburtsverlauf können gebessert werden mit Methoden, die die Vagotonie fördern. Das sind in erster Linie allgemeine, entspannende Maßnahmen wie **Cervixöffnungsprozeß** **Vagotonie**

- Dunkelheit, Kerzenlicht
- Stille
- Wärme, warmes Wasser
- Sanfte Klänge, sanfte leise Stimmen

- Schutz und Geborgenheit vermittelnde Betreuung
- Langsame und behutsame Bewegungen und Berührungen, wie wenn es gilt, eine Schlafende nicht zu wecken
- Förderung der Intuition

Das jeweilige Gegenteil durchbricht die Vagotonie, verlängert den Geburtsverlauf, verschärft den Schmerz durch Wehen und macht diese unproduktiver. Die Cervix verkrampft sich leichter (Dystokie), das Tiefertreten des ganzen Kindes wird aufgehalten. Daher verbieten sich von selbst alle die Sympathikotonie fördernden Aktivitäten und Einflüsse wie:

Sympathikotonie

- Grelles Scheinwerferlicht, intensive Raumbeleuchtung, sterile Raumausstattung
- Lärm, Türenschlagen, Instrumenteklappern, laute Herztonbeschallung mit CTG (Cardiotokographie)
- Raumkühle, Zugluft, zu kaltes Badewasser
- Laute Aussprache, Gespräche in der Gegenwart der Wehenden, Diskussionen
- Bloßstellung in Raummitte, Sichteinblicke auf die Wehende bei Türöffnung
- Hektik, Eile, Streß- und Angstäußerungen vor der Frau
- Demotivierende Kommentare!
- Plötzlichkeit und schreckauslösendes Verhalten
- Förderung der Kontrolle

Supervision

Es ist nur unverständlich, warum bis heute keine Klinik oder Geburtseinrichtung intensive Supervision für ihr Personal anbietet, um das Handicap der ungünstigen Wirkungen von GeburtshelfernInnen, Hebammen und sonstigen Beteiligten auf die Schwangere einigermaßen abzuschwächen. Der Kreissenden wird das geburtsbegleitende Personal in seinen jeweiligen Stimmungszuständen und oft unreflektierten Äußerungen und Verhaltensweisen zugemutet. Mit den rückläufigen Geburtenzahlen in Deutschland und den knapper werdenden finanziellen Mitteln hat die Konkurrenz der Geburtseinrichtungen untereinander zugenommen. Im Zuge dessen wurde am „Outfit" der

Geburtsräume gearbeitet, mehr Wohnlichkeit und Gemütlichkeit ausstrahlende Einrichtung und Gestaltung geschaffen. Alternative Begleitmaßnahmen werden zunehmend zugelassen und sogar die Wassergeburt wiederendeckt. Aber am „Training" des Personals wird gespart wie am Stellenplan insgesamt.

Ich möchte hier hinweisen auf den beeindruckenden Artikel des engagierten Geburtshelfers M. Odent („Stricknadeln, Fotoapparate und CTGs", Deutsche Hebammenzeitung 11/96, Staude-Verlag, Hannover): Jeder Impuls, der die Großhirnrinde der Wehenden erreicht, der die geistige Wachheit und das Denken aktiviert, stört. Vereinfacht und treffend beschreibt „Das-aus-dem-Kopf" „in-den-Bauch-Kommen" der Gebärenden die Verpflichtung für das Verhalten der Umgebung. **Das Denken stört Wehen**

In Abschnitt II. 2 stelle ich die Kriterien für die Arzneiwahl bzw. der Ähnlichkeiten vor. Die Arznei, die Krankheit selbst, zentral die Zeichen und Symptome und als Erfahrungswert die Besonderheiten der Person helfen, die geeignete Arznei zu finden. Das in Abschnitt III. folgende Beispiel von Eisen und Kupfer ist in dieser Weise gegliedert. Die Kenntnisse von beiden Arzneibildern, die mit diesen Vorgaben erfolgreiche homöopathische Behandlungen ermöglichen, erlauben weitere Rückschlüsse von und Einblicke in Vorgänge(n) wie Schwangerschaft, Geburt und Kindesentwicklung. Die schulmedizinisch gepflegten Vorstellungen von Eisenmangel in diesen Zeiten können korrigiert werden. Die Gefahr, die von stofflich relevanten Eisengaben ausgeht, kann plausibel aufgezeigt werden. In gleicher Weise können die Gefahren von Jod-, Magnesium-, Zink- und Fluor-Verordnungen demonstriert werden, wie ich es in einer Informationsbroschüre für Eltern versucht habe („Kritik der Arzneiroutine bei Schwangeren und Kleinkindern", zu erhalten über die Praxis, siehe hier am Ende im Literaturteil).

Im Abschnitt IV werden Anwendungen unter der Geburt in Rubriken, wie es in der homöopathischen Arbeit üblich ist, beschrieben.

Anschließend in Abschnitt V finden Sie alphabetisch 45 Arzneien ausführlicher und streng geburtsbezogen vorgestellt. Zuerst werden Hinweise zu der Arznei, dann zu der Klinik gegeben. Es folgen die geburtsrelevanten Symptome in der Repertorium-Formulierung und zuletzt Erfahrungswerte zu der Person unter der Überschrift „Hintergrund".

Im Abschnitt VI ist ein geburtsbezogener Repertoriumteil alphabetisch angegliedert und erweitert um die Notversorgung des Neugeborenen.

Ich möchte immer wieder betonen, daß Homöopathie mehr ist als nur eine Arzneitherapie:

• Im Vordergrund steht die Hilfe zur Selbsthilfe.
• Die Verpflichtung, die Selbstheilung zu ermöglichen (durch Schutz und Abschirmung),
• natürlichen Vorgängen im Menschen den prioren Stellenwert einzuräumen,
• mit den Arzneierfahrungen unnötige Arzneiprüfungen zu verhindern (z.b. schematische schulmedizinische Arzneiverordnungen, wenn die individuelle Indikation fehlt!) und
• Homöopathie als „Vorwegmedizin" (und nicht nur komplementär!) in eine Gesunderhaltungsstrategie zu integrieren.

Grenzen der Homöopathie Die Grenzen der Homöopathie liegen in den Grenzen der Selbstheilung. Daher darf diese Methode nicht überfordert werden, wenn geburtsunmögliche Verhältnisse vorliegen, oder krankhafte Störungen unbeeinflußt fortschreiten. Ich habe aber auch gelernt, daß in jeder Notlage noch ein Handlungsspielraum besteht, in dem Homöopathie versucht werden kann und überraschenderweise genügen kann. Die vielen guten Erfahrungen ermutigten mich, besonders Ihnen, liebe Hebammen und GeburtshelferInnen, diese weiterzugeben zum Vorteil der vielen Interessierten. Die Homöopathie unterstützt die Hausgeburt effizient. Selbstverständlich sind die Anwendungen auch für die Klinikgeburt geeignet. Mit dieser Empfehlung verbinde ich sogar die stille Hoffnung, daß mehr Geduld und Abwarten erreicht werden, so daß schulmedizinisches Eingreifen noch mehr in den Hintergrund treten bzw. sich auf die wenigen „echten" Indikationen begrenzen kann.

1. Allgemeines

Homöopathie heißt „das ähnliche Leiden" und beschreibt das Heilen mit der Ähnlichkeit. Die Arzneikunstkrankheit, die Körperzeichen und Symptome, die ein sensibler Arzneiprüfer erleidet, sollen so ähnlich sein, wie die Zeichen und/oder Symptome des Kranken. Sie können nicht gleich (Isopathie) sein, da Arznei und Krankheit verschieden sind. Um zu der ähnlichsten Arznei zu gelangen, müssen die Kranken exploriert werden (Anamnese). **Anamnese**

Die wichtigsten Informationen und Beobachtungen sind hierbei die ungewöhnlichen, eigenheitlichen und charakteristischen (Körper-) Zeichen und Symptome (§ 153 des „Organon") der zu Behandelnden. Das aus den Arzneiprüfungen und den Behandlungserfahrungen gewonnene Arzneibild liegt als Hypothese vor. Nun soll Ähnliches bei der Schwangeren in Einzigartigkeit und Individualität gefunden werden, so daß der „Schlüssel" (Arznei) zum „Schloß" (kranke Person) paßt, um Selbstheilungsreaktionen zu „eröffnen". Der richtige Verlauf der Heilung bestätigt die „Hypothese", die Zeichen und Symptome der Kranken müssen sich auflösen (sofern diese auflösbar sind!), die Lebenskraft muß zunehmen, die natürlichen Ausscheidungswege (Geburt) müssen fortschreiten und die Krankheit (Indikation) sich von innen nach außen, nach der Hering-Regel (von den Zentren nach außen) in die Harmonisierung bewegen.

Den Zugriff zu den Arzneien gewinnen Sie mit der Hilfe von Repertorien, in fachbezogener Begrenzung hier im Abschnitt VI, in umfassender Weise in den großen Repertorien von Kent und anderen im Literaturteil aufgeführten. Die Anschaffung und Bereitstellung solch eines Nachschlagewerkes ist daher dringend zu empfehlen. **Repertorium**

Wertung der Versuchen Sie von Beginn an die aufgenommenen Zeichen und
Symptome Symptome zu werten, das heißt qualitativ abzustufen hinsichtlich
Intensität und Beständigkeit ansteigend von 1- bis 3-wertig. Ent-
sprechende Wertigkeiten finden sie im Repertorium mit

1-wertig: Normaldruck
   notieren Sie diese Symptome
2-wertig: *Kursivdruck*
   unterstreichen in ihren Aufzeichnungen
3-wertig: **Fettdruck.**
   farbig unterlegen (Marker-Filzstift o.ä.)

So erkennen Sie schnell, welche qualitativen Intensitäten ihre
Symptome für die ähnlichste Arznei aufweisen.

Zu der Theorie der Homöopathie studieren Sie bei Bedarf
Vithoulkas, G., „die wissenschaftliche Methode der Homöopathie" oder mein Buch, „ganzheitliches Wohlbefinden – Homöopathie für Frauen" (siehe im Literatur-Teil).

2. Homöopathische Fallaufnahme unter der Geburt

Das Vorliegen einer früher aufgenommenen vollständigen Anamnese (wie in den Heften 2 und 7 beschrieben, siehe Literatur hier in VII 2.5.) ist sicher sehr nützlich, wenn unter der Geburt homöopathische Intervention notwendig wird. Dann könnte die Entscheidung für die akut notwendige Arznei gestützt werden durch zu dieser passende Symptome der Anamnese. (Das schließt nicht aus, daß eine „Sepia-Frau" unter der Geburt z.B. von Pulsatilla, also von einer anderen und manchmal sehr konträren Arznei profitieren könnte. Allein der Verlauf der individuellen Entwicklung entscheidet.) Der persönliche Entwicklungsweg, die guten wie schlechten Lebenserfahrungen, die Traumatisierungen, Wünsche und Hoffnungen und viele weitere Informationen zu der Gebärenden vorweg erfaßt, helfen bei Arzneientscheidungen. Hier will ich den ersten homöopathischen Behandlungsansatz in Akutsituation beschreiben.

Fallaufnahme: unter der Geburt

Anamnese

Behandlungsansatz in Akutsituation

Folgendes Vorgehen schlage ich vor
(vgl. Anamnese, Heft 2, siehe Literatur hier):
  2.1 Die 1. Beobachtung / wie der Spontanbericht
  2.2 Die Beobachtung der Modalitäten
  2.3 Der Untersuchungsbefund und
        die objektiven Störungszeichen
  2.4 Die bekannten Vorinformationen aus
        dem Krankenblatt und/oder aus der Voranamnese
  2.5 Die Befragung der Angehörigen unter der Geburt
  2.6 Was ist das Besondere dieser Person?
  2.7 Arzneidifferenzierung

Bedenken Sie: für die Arzneifindung ist eine vorurteilsfreie und unbefangene Beobachtung und Symptomermittlung notwendig. Die Hebamme ist in idealer Weise geeignet, die Homöopathie unter der Geburt auszuüben, da sie die direkte Betreuerin der betroffenen Frau ist und ihre Veränderungen im Geburtsverlauf unmittelbar wahrnehmen kann. Häufig kann die empathische Geburtsbegleiterin feststellen, daß sie in Homöopathizität mit den Zustandsveränderungen der Kreissenden mitbetroffen mitreagiert und hierdurch Arzneiideen zur Behandlung entwickeln kann (z.B. Aconitum). Andererseits kann es hilfreich sein, daß sich im Behandlungsfall die Geburtsbegleiterin kurz von der Frau entfernt, um aus Distanz für die homöopathische Arzneifindung relevante Zeichen und Symptome zu überlegen und festzuhalten. Ein „zweiter Eindruck" von anderen anwesenden Personen kann Symptome bestätigen, ergänzen oder gar verwerfen. Ich rate nochmals dringend, ein Repertorium (z.B. Kent) im Vorraum des Gebärzimmers bereitzuhalten. Dann können jederzeit besonders auffallende Zeichen und Symptome nachgeschlagen werden, auf die vordringlichst zu achten sind. Zu den nachfolgenden Stichworten können jeweils Arzneiangebote (Rubriken) in den großen Repertorien (siehe Literatur VII.2 hier) gefunden werden. Nur die Symptome und Körperzeichen, die als ungewöhnlich, absonderlich, beständig und intensiv auffallen, sind von Nutzen, da diese am ehesten die individuelle Besonderheit und Selbstheilungsunfähigkeit beschreiben können.

zu 2.1 Die 1. Beobachtung

Beobachtung Die nun hilfebedürftige Frau drückt sich auf ihre individuelle Weise in ihrer Krise aus oder fällt mit markanten Körperzeichen auf in

- ihrem Aussehen:
  - blaß, rot, rotblau; z.B. im Gesicht:
  - dunkle Augenringe
  - Schwellungen, Ödeme
  - marmorierte Haut
  - Venenzeichnungen, Krampfadern
  - Schweiße (Art, Geruch und Ort)
  - Pigmentflecken, Chloasma
  - Sommersprossen, Haarfarbe, Warzen
- ihrer Haltung
  - aufrecht oder liegend, der Lieblingsposition

- Kopf, Beine, Arme wohin und wie einsetzend
  oder ablegend
- Belastung und Entlastung von Körperteilen
- ihrer Einstellung zu allem, was ihr im Kreissaal begegnet
  und angeboten wird
- ihrem Verhalten zu den geburtsbegleitenden Personen
  - entgegenkommend, dankbar
  - abhängig, hilfebedürftig
  - neutral, gleichgültig
  - ablehnend, abweisend, verächtlich
  - zornig, aggressiv
- ihren Äußerungen
  - still, in sich gekehrt
  - ängstlich, gehemmt
  - leise redend, weinend
  - wortlos gestikulierend
  - beißen, Gebärden machend
  - Redefluß
  - laut, brüllend, schreiend
  - fluchend, schimpfend
- Persönlichkeitsmerkmale, wie Eigenheiten, Gewohnheiten, Darstellung, persönlich Wichtiges, Sonderbares, z.B.:
  - die empfindliche Halsregion von Platin
  - die Wortwahl höflich von Nat-m
  - das animalische Brüllen von Bell
  - die einseitig rote Wange von Cham
  - der häufige Positionswechsel von Puls
  - das flehentliche Festhalten von Stram
  - die Ungeduld von Lycopodium
  - die Reizbarkeit von Nux vomica usf.
- der Bewußtseinszustand:
  - klar
  - schläfrig, apathisch, delirant
  - schmerzüber- oder unempfindlich
  - ständige Bewegungsmuster
  - nervöse Tics, Zuckungen (z.B. der Augenlider), Krämpfe
  - Kreislaufsituation, Ohnmachtneigung.

zu 2.2 die Beobachtung der Modalitäten

vollständiges
Symptom

Die Suche nach dem „vollständigen" Symptom mit Modalitäten, Zeitangaben, Ort und Empfindungen:

- Was verbessert sichtbar bzw. welche Haltung lindert deutlich die Not?
- Wie sind die Bedürfnisse nach:
  - Wärme, warmes Wasser, warme Auflagen, Warmluft, geschlossenes Fenster, oder das Gegenteil
  - Bewegung, Bewegungsfreiheit, im Bett, im Raum, außerhalb des Raumes oder still liegen und nur nichts bewegen, Schlafverlangen
  - nach Berührung, Druck, Gegendruck, leicht, fest, punktförmig, großflächig, reibend, massierend, knetend oder nur nicht anfassen!
  - Gesellschaft, Austausch, Reden, Nähe und Präsenz oder Rückzug und Alleinsein z.B. in einsame Ecken oder auf die Toilette
  - Getränke und Nahrung und was?
- Was begleitet die Wehen
  - z.B. Muskelkrämpfe: Cupr, Vib
  - z.B. Übelkeit: Ip
  - z.B. Blutungen im Intervall: Phos
- Wie sind die Zeitmodalitäten? Wann ging etwas an, nahm zu, beruhigte sich, hörte wieder auf, rhythmisch, periodisch?
- Wie reagiert sie auf Angebote, auf gute Zurede, auf Zuwendung, auf Trost?
- Wo genau lokalisiert sie ihre Beschwerden? Wohin erstrecken sich diese in Ausstrahlung?
  - z.B.: Cimic: quer über den Bauch
    von links zur linken Brust
    in die Hüfte
  - z.B.: Caul: in die Leiste
  - z.B.: Vib: in die Oberschenkel und weiter
    in die Beine
- Was genau empfindet sie? Wie beschreibt sie ihren Schmerz? „Es ist, als ob..."! (nachschlagbar im Roberts, siehe Literatur VII. 2. 14)

zu 2.3 Der Untersuchungsbefund
und die objektiven Störungszeichen

- Steht die Fruchtblase? Färbung des Fruchtwassers?
- Wie ist die Lage des Kindes,
  wo steht der vorangehende Teil?
- Wie tastet sich der Muttermund und
  wie entwickelt sich dieser bei welchen Beschwerden?
- Wie reagiert das Kind auf die Wehen und
  die Lageveränderungen der Mutter?
- Wie sind die Wehen in Häufigkeit, Länge, Intensität
  und wie beeinflussen diese Mutter und Kind?
- Absonderungen wie Fruchtwasser, Blut,
  Schleim in ihren jeweiligen Besonderheiten
- Was genau liegt vor und ist zu behandeln?!
- Wie reagiert die Schwangere bei der Untersuchung?

körperliche Untersuchung

zu 2.4 Die bekannten Vorinformationen aus
dem Krankenblatt und/oder aus der Vorweganamnese

Eigenanamnese – Familienanamnese – Sozialanamnese.
Hier sind das Erstgespräch, gegebenenfalls die Anamnese sowie
die Informanten aus dem Familien- und Freundeskreis der
Kreissenden gemeint.

Eigen-, Familien-, Sozialanamnese

- Welche Vorerkrankungen gab es?
- Wie war der Schwangerschaftsverlauf?
  (Hyperemesis, Blutungen, Gemütsstörungen, Traumatas,
  EPH-Gestose, andere Erkrankungen)
- Gab es Arzneibehandlung in der Schwangerschaft,
  wann, warum, wie lange und wie verträglich?
  (z.B. Jod, Magnesium, Eisen, Antibiotika, Tokolyse etc.)
- Wie waren die Geburten der Mutter, die eigene Geburt
  und Frühentwicklung?
- Wie ist die familiäre Situation? Vorerkrankungen von
  Eltern, Großeltern.
- Wie ist die existentielle Situation?
- Gab es sexuellen Mißbrauch oder Gewalterfahrungen?
  Suizid- oder Depressionserlebnisse?

- Welche Fähigkeiten, Neigungen, Interessen
  entwickelte sie?
- In welchen Berufsweg ist sie geraten
  und wo stand sie zuletzt?
- In welchem sozialen Milieau ist sie groß geworden
  bzw. hat sie gelebt?
- Gibt oder gab es Partnerschaftskrisen?

Mit all diesen Informationen untermauern bzw. bestätigen wir möglicherweise die Arznei, die sich aus den aktuellen Symptomen empfiehlt.

zu 2.5 Die Befragung der Angehörigen unter der Geburt

direkte Befragung Die bei der Geburt anwesenden Familienmitglieder und/oder Freunde/innen können ergänzend Auskunft geben über die Persönlichkeit der Frau und ihre Charakteristika:

- Was zeichnet sie aus?
- Was mag sie allgemein, was lehnt sie ab?
- Wie ist ihr gesellschaftlicher Umgang? (souverän, unsicher, schüchtern, Einzelgängerin, Mitläuferin, Anführerin)
- Wo liegen ihre Qualitäten? (Was kann sie gut? Beruf?)
- Wo liegen ihre Empfindlichkeiten? (Recht – Unrecht, Ehrlichkeit – Lüge, Mitgefühl, Mitleid, Kritik, Abwehr)
- Hat sie Leidenschaften, Hobbys, ungewöhnliche Neigungen und Interessen?
- Was kann sie verletzen?
- Ist sie mehr ein emotionaler oder ein rationaler Mensch? Spontan oder planerisch?

zu 2.6 Was ist das Besondere dieser Person?

Person Zuerst meine ich hier die gesammelten Beobachtungen (!) von Auffälligkeiten. Konzentrieren Sie sich nun auf das entscheidende Thema, das in der jeweiligen Geburtssituation vorrangig und gegenwärtig ist. Wenn die Kreissende in Wehenpausen bereit ist, auf Fragen zu antworten, kann hier nun gut vorbereitet gezielt nach ihren Wahrnehmungen, Erinnerungen, Bildern und vielleicht – obwohl eher ungewöhnlich – auch Gedanken erkundet werden. Wohlgemerkt: das geschieht aufgrund einer Behandlungsnotwendigkeit, einer klinischen Not! Führen Sie, sofern möglich ein rücksichtsvolles, sensibles Gespräch zur Klärung, Bestätigung oder Verwerfung der Symptomenvorauswahl.

Sofern Sie Traumatas in der Vergangenheit ausfindig machen konnten und diese zum Thema von Belastung und Behinderung unter der Geburt werden, können Sie die entsprechenden Rubriken in den Repertorien („Synthesis", Kapitel Gemüt, Beschwerden von ...), („complete", Kapitel Mind, ailments from ...) hilfreich nutzen. – siehe hier am Ende im Repertorium Abschnitt VI eine Zusammenstellung.

zu 2.7　Arzneidifferenzierung

Versuchen Sie nun, aus dem gegenwärtigen Symptomenbild drei bis vier Symptome und/oder auch Körperzeichen (wie auch Aussehen oder Gestik) von anführender Intensität und Beständigkeit zu wählen. **Arznei-differenzierung**

Blicken Sie in das Repertorium und suchen sie diejenigen Arzneien heraus, die in allen gewählten Rubriken und/oder am häufigsten vertreten sind. Ordnen sie nun die Modalitäten differenziert und passend den jeweiligen Arzneien zu. Die wenigen nun noch möglichen Arzneien beurteilen sie passend oder unpassend zu dem Persönlichkeitsbild. Grob differenzierende Aspekte sind hierbei beispielhaft:

Arg-n/Nat-m	extrovertiert/oder introvertiert
Phos/Nat-c.	Verlangen Gesellschaft/oder Abneigung
Calc/Lyc	emotional/oder rational
Staph/Coloc	eher linksseitig/oder rechtsseitig
Gels/Ign	Trost bessert/oder verschlechtert
Sil/Graph	zart und überempfindlich/oder grob und plump
Kali-m/Kali-c	eher „Bauchmensch"/oder „Kopfmensch"
Cupr/Ferr	eher vagoton/oder sympathikoton

Caust/Sulf	eher altruistisch/oder egoistisch
Thuj/Ars	eher Esoterikerin/oder Wissenschaftlerin
Calc-p/Bry	eher Künstlerin/oder Rechnerin
Tub/Med	eher leidenschaftlich/oder unbeherrscht wild
Stram/Lyss	eher der Angst ausgeliefert/
	oder gereizt - aggressiv in Angst
Lac-c/Puls	eher ausgeliefert, abhängig/
	oder manipulierend hilflos
	und so fort!

3. Kriterien der Ähnlichkeit

Wie in Heft 7 dargestellt, orientiere ich die Einzelarzneifindung an den 3 Themen Krankheit – Symptome – Person (und schließe als Kriterium für die Ähnlichkeit noch die Arznei ein).

Zunächst will ich ein Verständnis von der gewählten

0. Arznei gewinnen, die durch kontinuierliche stufenweise Verdünnung und Verschüttelung in ihrer wesentlichen molekularen Struktur dem Verdünnungsmedium aufgeprägt wird. Der Kontakt mit diesem „Stoff" hat nicht nur in der Vergangenheit und Gegenwart Erkenntnisse (physikalisch, chemisch, biologisch, historisch, medizinisch, soziologisch, mythologisch) geliefert, sondern auch

1. Krankheiten ausgelöst (Toxikologie, Pharmakologie, Pathologie, Klinik) und Prüfungsergebnisse gebracht in Form der

2. Symptomensammlungen in allen Bereichen (auch pflanzlicher, tierischer und) menschlicher Lebensorganisation. Hier setzt die Entscheidungsebene hauptsächlich an! Der Prüfer als Individuum sowie auch der Kranke nach erfolgreicher homöopathischer Behandlung in ihren jeweiligen Erscheinungsbildern liefern Daten und Einblicke

3. zur Person hinsichtlich hier erwähnter Qualitäten.

Kriterien der Ähnlichkeit:

Tabelle 1:

0. Arznei
der „Stoff"
Herkunft /Standort
Besonderheiten (biologische, chemische, physikalische)
sozio-kulturelle, historische, mythologische Aspekte

1. Krankheit
Toxikologie
Pharmakologie
Pathologie, Klinik
Miasma

2. Symptome
Arzneimittelprüfung
(Symptomeninbegriff, Hierarchisierung, Repertorisation)
Ich- (§ 153), Geist-, Gemüt-, Allgemein-, Körpersymptome

3. Person
Biographie
Herkunft, Prägung, Trauma.
Familie, Schule, Beruf.
Befähigungen, Interessen, Ideale, Prinzipien.
Sozialkontakte
Aggression – Liebe

In allen 3 Bereichen (1.-3.) soll die zu findende und ähnlichste Arznei Übereinstimmungshinweise bieten. Diese Forderung gilt für jede Anamneseauswertung. Unter der Geburt kommen die Punkte 2. und 3. zur herausragenden Bedeutung. Der Punkt 1 findet seine Anwendung in der Weise, daß aus klinischer Erfahrung unter der Geburt wehenwirksame Substanzen in vorderster Anwendungsüberlegung stehen. Leider werden diese Arzneien häufig wie in bewährter Indikation mit Minimalismus in der Prüfung auf Punkt 2 und 3 eingesetzt. Durch diese „Vorurteile" begrenzen viele homöopathisch arbeitende GeburtsbegleiterInnen ihre Möglichkeiten zur Hilfestellung, leider! Es handelt sich um folgende Arzneien: Vib, Caul, Gels, Cimic, Puls, Sep, Nux-v.

Unglücklicherweise werden einzelne aus dieser Reihe der **Prophylaxe** tatsächlich häufig hilfreichen Arzneien prophylaktisch eingesetzt. Dann erhält eine Schwangere wehenwirksame Arzneien ohne Behandlungsnotwendigkeit Wochen vor der Geburt, häufig mit dem Hinweis zur Vorbereitung und Erleichterung. Wer so handelt, gefährdet Schwangere! Denn zunächst wird durch starre unhomöopathische Verordnungsempfehlungen (z.B. 3x täglich 14 Tage usf.) in schulmedizinisch schematisierender Weise und ohne Not eine Arzneiprüfung riskiert. Es kommt zu Erregungszuständen mit mehr oder weniger belastenden Beschwerden. Mit Eintritt in die Geburt erschöpft diese Frau früher als ohne Arzneiprüfung (und mag in Einzelfällen durchaus auch schneller gebären) und wird bedroht von der Atonie. Da dieses Erleben zum Krankenhausalltag gehört (infolge der typischen Umkehrwirkung nach wehenauslösenden Arzneien wie Prostaglandinen und Oxytocin), wird leicht übersehen oder verdrängt, daß Homöopathie, unbedacht eingesetzt, mitverantwortlich sein kann!

In älterer homöopathischer Literatur taucht das „Prophylaxe"-Thema immer wieder auf und resultierte sicherlich aus der Erfahrung, daß Gebärende unter der Geburt keine Homöopathie angeboten bekamen. Hebammen haben erst in jüngerer Zeit begonnen, diese Therapiemethode zum Vorteil der Frauen zu nutzen. Daher erübrigt sich nun jede unbegründete Arzneigabe vor der Geburt!

Liegen die Einsichten zur Ähnlichkeitsbeziehung nach Repertorisation (Punkt 2) auch für 1. und 3. vor und erkennen wir Beziehungen zu Punkt 0., zu den Besonderheiten der Arznei, dann
erhalten wir das Höchstmaß an Heilungs- bzw. Erfolgsaussicht
durch die eine gewählte Arznei.

Der Erfolg bestätigt die Hypothese „Ähnlichkeit", die gewonnene Kasuistik bereichert das Wissen von der Arznei. Die
Ähnlichkeitsregel ist das führende Arbeitsinstrument der
Homöopathie. Die Wahrscheinlichkeit, von der Hypothese
immer zielsicherer zur Heilreaktion zu gelangen, wächst mit der
Erfahrung – ausschließlich nur im Umgang mit Einzelarzneien!
Die Richtigkeit der Annahme mit der Heilungsbestätigung
erlaubt weitreichende Schlußfolgerungen, wie ich diese im Folgenden wage.

„DAS METALL
DER SCHWANGEREN"
IN GEGENDARSTELLUNG
ZUM EISEN

Einleitend und hinführend zum Thema „Homöopathische Geburtsbegleitung" werde ich nun nochmals von arzneilicher Seite betrachtet hinweisen auf die erforderliche Akzeptanz aller Begleiter, der Vagotonie der längsten Geburtsphase, der Eröffnungszeit, Rechnung zu tragen. Eine Gebärende benötigt Schutz und Rückzugsmöglichkeit. Sie entzieht sich dem öffentlichen Leben, um mit sich zu sein! Jede Forderung von außen, jeder noch so geringe Anspruch an sie und insbesondere das Kommunikationsbedürfnis der Beteiligten behindern sie grundsätzlich. Es ist nur allzu menschlich, daß immer wieder Angst vor dem, was kommt, aus ihr herausbricht. Aber es liegt zu viel in dem Verhalten der Umgebung begründet, ob man ihre eigenen sympathikotonen Impulse und ihre geistige Wachheit verstärkt oder beruhigen und ausblenden hilft. Die hier relevanten qualitativen Aspekte lassen sich eindrücklich und kontrastierend darstellen im Arzneipaar Ferrum metallicum und Cuprum metallicum, Eisen und Kupfer.

Beide Metalle finden sich eingebunden in Stoffwechselprozesse beim Menschen. Ihre natürlichen Aufgaben, ihre freie Verfügbarkeit im Blute, ihre chemische, physikalische, biologische und kulturelle Bedeutung sind allesamt sehr konträr, sehr gegeneinander gerichtet und doch ergänzend.

Ferrum metallicum

Das Metall Eisen ist spröde, hart und schmiedbar, rostet leicht in rotbräunlicher Färbung. Physikalisch bedeutsam ist die Magnetisierbarkeit, die Ausrichtung nach Nord- und Südpol. Es ist nach Aluminium das zweithäufigste Metall auf unserer Erde. Ein kleiner Teil fiel als Meteoreisen aus dem Weltraum, sozusagen aus dem Himmel auf die Erde. Seine Bedeutung stieg mit der Kultivierung menschlichen Zusammenlebens, indem es für den Werkzeugbau Verwendung fand und dem Menschen ermöglichte, mit seiner Muskelkraft, seinen Armen und Händen mehr zu leisten, effektiver zu arbeiten. Ob Spaten, Bagger oder Kran, Fahrrad, Auto, Schiff und Eisenbahn, Eisen steht in Verbindung mit Arbeit und Bewegung.

In der Herstellung und Verwendung von Speeren, Kanonen und Panzern haftet dem Eisen Gewalt und Blut an, meistens in Verfolgung von Freiheitsideen für Menschen! Mit Stahlbeton und Turmbauten wird Eisen zur Demonstration von Macht und Überlegenheit genutzt.

Als unedles Schwermetall geht Eisen schnell Verbindungen **Luftatmung** ein und ändert seine Ansprüche an den Partner, einmal zweiwertig (Fe_{2+}) dann dreiwertig (Fe_{3+}). Das leichte Aufnehmen und Abgeben eines Elektrons beschreibt die ideale Grundlage der biologischen Sauerstoffbindungsfähigkeit und O_2-Transportfunktion. Schon grüne Pflanzen arbeiten bei der Photosynthese mit dieser Reduktions- und Oxydationsfähigkeit (Redoxpaar in Cytochromen) des Eisens. Im Säugetier wie auch beim Menschen findet sich Eisen zentral im Hämoglobinmolekül (roter Blutfarbstoff in den roten Blutkörperchen) und im Myoglobin (Muskel) und sorgt für die Verteilung des aufgenommenen Luftsauerstoffs über den gesamten Organismus, daß dieser Arbeit leisten und sich bewegen kann. Wer willentlich mehr und schneller schaffen möchte, kann diese Fähigkeiten trainieren. Hochleistungssportler suchen dann die „dünnere" Höhenluft auf.

Das homöopathische Arzneibild von Eisen spielt gegen Ende der Schwangerschaft und unter der Geburt keine besondere Rolle, ganz entgegengesetzt verhält es sich mit Cuprum.

Wer sich mit Schwangerschaft beschäftigt, stellt allerdings häufig und wiederholt fest, daß medikamentöse Eisengaben über längere Zeit und nicht selten die gesamte Schwangerschaft verordnet und eingenommen werden. Es soll der Eisenmangel, die Anämie verhindert werden, die mit Leben und gesunder **Anämie** Schwangerschaft nicht vereinbar ist. Aber offensichtlich wissen nur wenige Mediziner, daß es biologisch beabsichtigt kontinuierlich bis zur Geburt zu einer Beschränkung der Eisenverfügbarkeit und im Gegenzug zu einer Bedeutungssteigerung von Kupfer kommt.

Echte Anämie muß im Schwangerschaftsbeginn erkannt und behandelt werden, am Ende wird Eisen für die Frau störend und gar gefährlich. Eisen fördert die Oxydation, steigert Wille und Leistungskraft und wirkt sympathikoton blutdrucksteigernd. **sympathikoton** Die Konzentration auf die Eisenseite (beziehungsweise die Vernachlässigung der vagotonen Cuprumseite) findet ihre Fortsetzung in den Geburtseinrichtungen, wenn Stahl und Technik dominieren wie auch bei den GeburtsbegleiterInnen, wenn angstbesetzte Rationalität, Gewaltmaßnahmen und Machtverhalten auf die Kreissende einwirken. Eisen ist ein „männliches **männlich** Metall" und in der Mythologie der Griechen und Römer dem Kriegsgott zugeordnet. (Kupfer hingegen ist ein „weibliches Metall" und wird der Liebesgöttin zugewiesen.) So ist traditionell die Rolle des Mannes bei der Geburt, für Schutz und Feindabwehr von der Gebärenden zu sorgen, notfalls mit Einsatz von „Eisen". Diese Rolle auch heute kritisch im Spannungsfeld zum Kupfer zu überdenken, ist eine mitmenschliche Erforderlichkeit(!), die den GeburtsbegleiterInnen abverlangt werden muß!

Wenn Ferrum zur homöopathischen Behandlung angezeigt ist, liegen die Auswirkungen von Blutverlust, Hitze, Ärger und Kränkung vor.

Cuprum metallicum

Kupfer ist ein sehr gut formbares Schwermetall, geeignet zum Plastizieren. Immer wieder werden Menschenkörper in ihren edlen und geschwungenen Konturen aus Kupfer geformt, so daß der Nachwelt sinnliche Darstellungen vieler Personen geschaffen sind, häufig in emotional berührender Weise. Auch Cuprum oxydiert leicht und bildet einen grünfarbenen (Grünspan) Überzug. Wer kennt nicht die typischen Kupferdächer bedeutender Bauten in Hamburg, Kopenhagen oder Stockholm. Wer beim Hausbau nicht geizen möchte, leistet sich Dachrinnen aus Kupfer. Wasserleitungen und Heizungsrohre sind traditionell aus Kupfer hergestellt, weil die Haltbarkeit, die Biegefähigkeit und insbesondere die Wärmeleitfähigkeit so herausragende Eigenschaften von Kupfer sind. „Überall, wo etwas fließen soll", können wir Kupfer vorteilhaft verwenden. Nach Silber ist Kupfer der preisgünstigere ideale elektrische Stromleiter für Elektro- und Telefonkabel. Kupfer wurde schon in der Antike für Münzen eingesetzt, um den Geldfluß zwischen den Menschen einzurichten.

Anders als die Luftlungenatmer der Erde verwenden viele Meeresbewohner, die Mollusken (Muscheln, Schnecken, Tintenfische und andere) für die Atmung Hämocyanin, ein Molekül, in dessen Zentrum Kupfer eingebunden ist wie Magnesium im Chlorophyll und Eisen im Hämoglobin.

Das konnte der Maler Botticelli noch nicht wissen, als er im 16. Jahrhundert das berühmte Bild schuf, in dem die Göttin Venus einer Muschel und dem Meer in der Nähe der Insel Zypern entstieg, dem Hauptfundort für Kupfer (aes cyprium, das Zyprische Erz) in der Antike. Hier versinnbildlicht sich die Lebensentstehung aus dem Wasser nach oben gerichtet zur Luft wie mit der Schwangerschaft und Geburt in und aus dem Fruchtwasser heraus und die gemeinsame Darstellung von Wasser, Fließen, Leben, Liebe und Weiblichkeit in der Nähe zum Kupfer (-Fundort).

Kupfer ist nach Eisen das dritthäufigste Schwermetall dieser Erde und im Menschen 10-fach zu Eisen geringer vorhanden. Frauen und Kinder(!) haben einen höheren Kupferbestand als

Wasseratmung (margin note)

weiblich (margin note)

Männer, mit Eisen ist es umgekehrt. Als lebensnotwendiges Metalloenzym ist Kupfer beteiligt an der Atmung (Zitronensäurecyclus), an der Blutbildung (Vitamin B1-Synthese), an der Wärmeregulation und dem Stoffwechsel (Schilddrüsenhormone, zentrale Hirnfunktion), bei der Melaninbildung (Substantia nigra), der Nervenreifung (Myelinbildung) und dem Wachstum (Proteinstoffwechsel, zur RNS-Bildung).

Kupferblutspiegel verlaufen parallel zu Östrogenkonzentrationen und mit beiden Substanzen ist Schwangerschaftsverhütung möglich („Spirale", „Pille"). Eine harmonische Östrogen- wie auch Kupferstoffwechsellage optimieren die Chancen, schwanger zu werden und zu bleiben. Östrogene wie auch Kupfer steigen kontinuierlich im Schwangerschaftsverlauf an und erreichen ihr Optimum zur Geburt. Ebenso im Neugebo- **Geburt** renen, welches seine Kupferkonzentrationen in der Leber (Depotorgan) derart steigert, daß zum Zeitpunkt der Geburt 7 bis 10 mal höhere Konzentrationen als im Gewichtsvergleich zu Erwachsenen vorliegen. Dieser Vorsprung hält kontinuierlich abfallend an bis ungefähr zum 15. Lebensjahr. Der biologische **vagoton** Sinn liegt in der schnelleren Atmung, dem höheren Ruhepuls, dem gesteigerten Stoffwechsel des wachsenden Menschen und der notwendigen Hirnausreifung. Natürlich spiegelt sich hier die emotionale Prägung des Menschenkindes im Wachsen und Werden wieder.

Wenn Cuprum zur homöopathischen Behandlung angezeigt ist, liegen Auswirkungen von Kälte, Lieblosigkeit und Schlafmangel (siehe auch Arzneibesprechung in Abschnitt V.16. hier) vor.

0. Der Arzneistoff (die Metalle)

Tabelle 2:

Ferrum	Cuprum
spröde	biegsam
starr	formbar
magnetisch	Wärme und Stromleiter
(entweder – oder)	(Kontakte)
Bewegung	Fließen
Luft	Wasser
Hämoglobin (Säugetiere)	Hämocyanin (Mollusken)
Rotfärbung (Rost)	Grünfärbung (Grünspan)
Werkzeug /Arbeit /	Fließen von Wasser /
Waffen / Kämpfen	Wärme / Strom / Gefühlen
	(Kabel, Töpfe, Dächer, Geld-
	münzen, Kunstplastiken)
Wille, Härte, Kraft	nachgiebig, weich,
	entspannen
männlich	weiblich
Kraft und Aktivität	Ruhe und Passivität
Arbeit / Kampf	Liebe / Empfängnis
Mars	Venus
sympathikoton	vagoton

1. Krankheiten

Ferrum	Cuprum
Blutungen	Krämpfe
Kongestion, Hypertonie,	Cholera, Epilepsie, Keuch-
Anämie	husten, Asthma, Koliken,
	Muskelkrämpfe, Krampf-
	wehen
Pneumonie, Tuberkulose,	Allergien, Asthma,
Asthma, Rheuma, Galle-	Schlafstörungen
erkrankungen	
Fettsucht, Klimakterium,	Neurasthenie, Schwindel,
Hitzewallungen	Depression

2. Symptome (eine Auswahl)

	Ferrum	Cuprum

Beschwerden von:

Ferrum	Cuprum
Verlust von Körpersäften (Blut)	Kälte
	Ärger, Jähzorn
Ärger, Kränkung	Schreck, schlechte Nach-
Widerspruch	richten
Überhitzung	Schlafmangel, Nachtwachen
	geistiger Überanstrengung

Beschwerden von:

Ferrum	Cuprum
Unterdrückung	Unterdrückung
des Willens	von Emotionen
des Handelns	von Absonderungen
der Aggression	von Hautausschlägen

Modalitäten

Ferrum	Cuprum
< Ruhe, 5°° Uhr	< Laufen, abends, 3°° Uhr
< Winter, Kälte, Hitze	< Kälte, Berührung
(Extremtemperaturen)	
< Kritik	< Gefühlskälte erfahren
> Bewegung,	> Ruhe, Liegen
Wärme am Körper	
> frische Luft	> Wärme, Massage

Speisen
Verlangen:

Ferrum	Cuprum
Brot und Butter, Tomaten, Fleisch	kalte Getränke, Saures

Abneigung:

Ferrum	Cuprum
Ei, Fleisch	warme Speisen, Kartoffeln

Schmerzen

Ferrum	Cuprum
pulsierend-hämmernde	messerscharfe

Ferrum   Cuprum

Träume
von Krieg, von Schlachten
von Blut, von Kämpfen

Ängste

des Gewissens	vor Fremden
vor dem Bösen	vor Annäherung
in der Öffentlichkeit	vor Dunkelheit
in der Menge	vor Unglück, Tod
vor Hirnschlag	zu versagen

Wahnideen

„im Krieg zu sein"	„als ob sie sich ständig
„von Verbrechen"	strecken müsse"
„Umgebung erscheint	„als werde kaltes Wasser
zu groß"	über den Kopf gegossen"
„jemand sei hinter ihm her,	„sie sei eines Verbrechens
wenn er im Dunkeln ist"	schuldig"
	„müsse sterben"

3. Person

Ferrum	Cuprum
möchte stark, frei, ehrlich und durchsetzungsfähig sein	möchte gefallen, schön, lieb und gut sein
energisch, zielstrebig	sinnesfein
kraftvoll, arbeitsam	überempfindlich
leistungsbewußt	liebebedürftig
gewissenhaft	liebenswert
unabhängig - autonom	abhängig, warm
rechthaberisch, gerecht	aufmerksam und nachgiebig
grob, spröde, stur	flexibel, verletzlich
reagieren launisch	reagieren verkrampft
streitsam - diktatorisch	disziplinieren ihre Gefühle
geräuschempfindlich	gefühlsempfindlich
verlangen Einsamkeit	verlangen Anteilnahme, Zuwendung, Massage
werden	werden
kongestiv - cholerisch, extrovertiert	kalt - verkrampft, introvertiert

Lebensprinzip

„Am Anfang war die Tat" „wer rastet der rostet"	„Liebe ist die Sehnsucht, im Schönen zu zeugen" (Platon)

Zusammengefaßt:

Geburt und Cuprum möchte Kontakt, Wärme, Liebe, Aufmerksamkeit und
Cuprum eine schöne Atmosphäre. Sie achten darauf, daß sie niemanden
verletzen, zeigen sich überempfindlich und rücksichtsvoll. Sie
sind liebebedürftig und erkranken in mangelnder Annahme und
kalter unfreundlicher Atmosphäre. Ihr ständiges Bemühen
(Wahnidee, sich strecken zu müssen) wird dann verletzt und ihre
Erlebniswelt schockiert (Wahnidee von kaltem Wasser über den
Kopf) und enttäuscht. Mit der Angst zu versagen suchen sie
schnell Schuld bei sich selbst (Wahnidee, eines Verbrechens
schuldig), weil sie sich völlig abhängig fühlen. Das ist die Erleb-
Kind und niswelt einer Gebärenden und eines abhängigen Kindes. Das
Cuprum Neugeborene reagiert unter Kälte, mangelnder Annahme mit
Asphyxieanfällen und Krämpfen. Hier wird Cuprum C30 zu
einer verständlich erfolgreichen, bewährten Indikation.

Das Kind hat – wie oben erwähnt – zum Zeitpunkt der
Geburt einen 7 bis 10 x höheren Kupferspeicher in der Leber im
Gewichtsvergleich zum Erwachsenen. Dieser Vorsprung baut
sich langsam ab bis zum 15. Lebensjahr. Es begründet das Arz-
neibild die allgemeine Feststellung, daß man nur mit dem
„Herzen gut sehen kann". Oder: die Intelligenz wird durch die
Prägung, emotionale Annahme und Reifung gefiltert und per-
fektioniert.

Mit Cuprum-Erkenntnissen appelliere ich daher an die
Geburtshelfer von heute: Eine Schwangere unter der Geburt
Vagotonie benötigt Stützung in ihrer Vagotonie (Eröffnungswehen), das
heißt nachtähnliche Verhältnisse (siehe Einleitung hier).

Hier lägen genug Themen für die heute zu fordernde und
immer noch nicht praktizierte Supervision der Geburtshelfer-
Innen, um ihren eigenen Anteil an Geburtsbehinderungen und
Lebensstartstörungen zu reflektieren.

Eisen und Mit Eisen verbindet sich die traditionelle männliche Rolle, in
Kämpfen Wachsamkeit, Aktivität, Handeln und notfalls kämpfend das
Umfeld der Gebärenden abzusichern, so daß diese sich in Ruhe
und Intuition auf die Wehen einlassen kann. Die „Eisenseite" ist
für die Frau im letzten Schwangerschaftsdrittel und unter der
Geburt in den berechtigten Hintergrund geraten.

Mit dieser Betrachtung möchte ich im Sinne einer Vorausmedi- **Vorausmedizin**
zin (anstatt komplementär) Homöopathie das wirksamere Ver- **Homöopathie**
hindern chronischer Erkrankungen durch optimale Gestaltung
der prägenden Reifungsphasen aufzeigen:

* mit Hilfe homöopathischer Arzneiunterstützung
  zur Krisenbewältigung
* mit intensiver Berücksichtigung physiologischer Bedingt-
  heiten und Orientierung daran
* mit Abmahnungen an die pathologischen Herangehenswei-
  sen in unserer Zeit, verantwortlich für Fehlentwicklungen
* mit Unterstützung zur Selbsterfahrung, für Selbstvertrauen,
  für Selbstbewußtsein, für Persönlichkeitsentwicklung,
  für aktives Handeln in Vertrauen, Verantwortung, Mut
  und positiver Sinngestaltung.

Ich möchte hier nochmals hervorheben, wie wichtig für die **Geburt und**
Menschwerdung eine sanfte Geburtsleitung ist, die auf Betäu- **Schmerz**
bung verzichten kann – z.B. mit Homöopathie oder Akupunktur, am besten in der Wassergeburt –, die der Gebärenden eine
selbständige Lösung und ein positives Geburtserlebnis in aller
menschlichen Intensität ermöglicht. Nicht zufällig ist Opium
eine der Hauptarzneien im letzten Schwangerschaftsmonat,
wenn das Endorphinerlebnis Geburt naht und multiple
Beschwerden mit dem Lebenswendepunkt eintreten. Wenn
man Mütter nach ihren Geburtswehen befragt, so werden Sie
erfahren, daß Wehen aushaltbar waren, wenn diese Fortschritt
und Erfolg brachten. Die Wehen sind unaushaltbar, wenn Still-
stand, Verkrampfung am Muttermund oder unabwendbare
Geburtshindernisse vorliegen. Der dysphorischen Schmerz-
phase folgt die euphorische Annahme- und Prägungsphase, die
Grundvoraussetzung für die intensive Mutterschaft ist. In den
Sektiozahlen (von über 20% in Deutschland, vertretbar sind
maximal 10%), in den PDA (Periduralanästhesie)-Zahlen (variieren, häufig zwischen 20 – 35%) und in den früher praktizier-
ten Durchtrittsnarkosen vermute ich ernste Gründe für Sucht-
gefahren. Wo das Geburtserlebnis nivelliert, die Prägung

erschwert und das Stillen über Jahrzehnte verhindert wurden, sind Psychodeformitäten zu erwarten. In der Tierwelt von Säugern sind es Behinderungen, die oft mit dem Leben nicht mehr vereinbar sind.

1. Allgemeines

Hier gebe ich Ihnen in sieben Teilen Übersicht über die für sie verfügbaren Rubriken. Entsprechend der Bedeutung und praktischen Relevanz füge ich Erläuterungen zu einzelnen Arzneien bei. In wenigen Rubriken werden komplett alle Arzneien gegeneinander differenziert. Ich orientiere mich hier streng an Rubriken aus dem Repertorium, weil ich mich einst selbst auf diesem Weg in die Thematik eingearbeitet hatte und um auch Sie, liebe LeserInnen, mit dieser unerläßlichen Arbeitshilfe vertraut zu machen.

Voraussetzung für die homöopathische Behandlung ist immer **Indikation**
die Indikation, die klinische Not und Diagnose. Diese Indikation beginnt bereits, wenn die Fruchtblase gesprungen ist und die Wehen nicht einsetzen. Der häufigste Grund, Maßnahmen unter der Geburt zu ergreifen, ist der Schmerz. Homöopathie als „Vorwegmedizin" (und auch komplementär!) erfordert das genaue Hinsehen und Eingehen auf die Patientin. Besonders dann werden einsehbare Gründe oder individuelle Phänomene erkennbar. Diese „einsehbaren Gründe" könnten eine vergangene Ursache (Causa) bedeuten. Diese finden Sie zusammengefaßt unter dem Stichwort „Beschwerden von ..." physischen oder psychischen Traumatisierungen hier im Repertoriumteil VI.1. Es kommt recht häufig vor, daß sie von dieser Zusammenstellung (auch vor oder nach der Geburt und zu anderen Zeiten) profitieren können.

Für die Geburt ist die sexuelle Mißbrauchserfahrung (3.1.) häufig entscheidende Ursache für abnorme Verläufe. Vergangene und zumeist verdrängte emotionale Traumatisierungen behindern das Öffnen und Anvertrauen unter der Geburt. Bedenken Sie, daß eine Häufigkeit von 20 – 30% aller Frauen angenommen wird, die derlei negative Erfahrungen unterschiedlichen Ausmaßes vor ihrer ersten Geburt gemacht haben. Für viele Kreissende wird unbewußt Versagensangst (3.2.) zum beherrschenden Thema: Sie müsse eine Leistung erbringen, man erwarte etwas von ihr. Abgesehen von der Notwendigkeit für das geburtsbegleitende Personal, dieser intuitiven oder erlernten bzw. angewöhnten Neigung Verständnis entgegenzubringen und zu neutralisieren suchen, können Sie durch Homöopathika Hilfe zur Überwindung geben ganz im Sinne der Selbsthilfe.

Als Folge von 3.1. oder 3.2. oder aus gewohnter Neigung forcieren viele Gebärende ihre Selbstkontrolle (3.3). Unbeabsichtigt halten sie dabei in sich fest und zurück. Die Geburt stagniert, das Kind könnte gar am Tiefertreten gehindert werden. Am intensivsten erlebte ich diese Selbstbehinderung bei den Frauen, die zu einer Verbindung von den Kalium-Salzen Ähnlichkeiten aufwiesen.

Ein weiteres Kernproblem für Geburtsbehinderung ist in 3.4. beschrieben, die Beschwerden durch die Grobheit anderer. Es leiden besonders die Abhängigen, die Selbstwertschwachen und die Hochsensiblen unter den kalten und rauhen Bedingungen mancher moderner Geburtsstätten und unter unwilligen oder ignoranten bis groben GeburtshelferInnen. So manche Geburt kann aber auch einfach „unglücklich" verlaufen, weil die Beteiligten nicht zueinander finden. Entscheidend sind aber stets das Empfinden und die Belange der Gebärenden, weil es um ihre Lösung geht.

Nach den verschiedenen Schmerzbedingungen (4.) werden die Wehen (5.) selbst und die mit den Wehen auftretenden Symptome (6.) differenziert.

Die Geburt (7.) als solche kann eindrücklich mit Cervixrigidität als körperliches Zeichen verlängert sein.

Den Abschluß (8.) bilden verschiedene geburtsbegleitende Zeichen, Symptome und krankhafte Zustände als ergänzende Informationen, um die Arzneiwahl abzusichern.

Ausschließlich die geburtsrelevantesten Rubriken sollen hier erwähnt sein. Jedes darüberhinausgehende absonderliche Symptom kann bzw. muß in die Repertorisation (mit Hilfe der im Literaturteil erwähnten Repertorien) mit aufgenommen werden.

„Dosierung" und Arzneiverabreichung: Was bedeutet die oft erfragte „Dosierung" in der Homöopathie? Die potenzierte Arznei ist ab C12 frei von der Ausgangsubstanz. Folglich liegt keine „Dosis" mehr vor. Wenn es um die Zahl der zu verabreichenden Kügelchen oder Tropfen geht, so ist es kaum von Belang, ob ein, zwei, fünf oder zehn Tropfen verabreicht werden, um Wirkung zu erzielen. Allenfalls die Arzneiflasche leert sich zu rasch und es muß Ersatz beschafft werden. Wesentlicher für die Anwendung ist, wie oft diese Arznei verabreicht wird, und wie die Reaktion auf die Arzneigabe ausfällt. Die Frage der gewählten Arzneipotenz hängt ab von Ihrer Gewißheit, die passende Arznei gefunden zu haben. Eine D4 oder D6 können sie halb- bis einstündlich über einige Stunden geben, bis Wirkung sichtbar wird (z.B. Caulophyllum-Gaben nach vorzeitigem Blasensprung). Eine C6, C12 oder C30-Gabe: Ein mal drei Globuli/Tropfen auf die Zunge geben (nüchterne Mundraumverhältnisse), zusätzlich 5 Globuli in einem halben Glas Wasser auflösen, teelöffelweise nach vorausgehender Zerschlagung („Verklepperung") des Wassers mit dem Löffel (aus Kunststoff oder Chromagam) verabreichen. Bei beginnender Reaktion (Symptomenänderung, Besserung oder Verschlechterung) aufhören und weiter beobachten. Bei erneutem Rückfall in die Ausgangssymptomatik die gleiche Arzneigabe wiederholen, danach die Arzneipotenz steigern.

Arznei-
„Dosierung"

Arznei-
Verabreichung

Ideal ist in der akuten Notsituation die Verabreichung der C30-Potenz, bei hoher Bedrohlichkeit sofort die C200-Potenz (Bezugsmöglichkeiten und Adressen von Arzneiherstellerfirmen am Ende des Buches im Anhang VII).

Arzneiwiederholungen sollen so selten wie möglich (!) – aber so oft wie notwendig erfolgen. Das kann von der einmaligen Verabreichung bis zu 1 – 5 minütlichen Gaben von C200-Potenzen führen (z.b. verkleppert in Wasser), letzteres aber nur über einen sehr begrenzten Zeitraum und abhängig von dem Erfolg!

Bei Neugeborenen ist zu beachten, daß 1 bis maximal 2 Globuli seitlich neben der Zahnleiste in die Wangentasche plaziert werden müssen, um eine Aspiration (z.b. bei Bebeutelung) zu verhindern. Am günstigsten ist die Auflösung einiger Kügelchen (oder Tropfen) in wenig Wasser im Glas mit nachfolgender Benetzung der Innenseite der Lippen (oder Zunge oder Wangen) mit Hilfe einer kleinen Pipette, eines Löffelstils oder notfalls mit dem eingetauchten Finger. Die C30- oder C200-Potenz kann aus der Lösung wieder kurzfristig mehrfach verabreicht werden. Schulmedizinische KollegInnen wenden sich gegen homöopathische Arzneigaben mit den abenteuerlichsten Argumenten wie z.b.

- daß das Kind dann nicht mehr „nüchtern" sei
- daß der Zuckergehalt bei angeborener Fructoseintoleranz schaden könne (Globuli enthalten Saccharose!)

Die homöopathische Arzneitherapie ist keine Frage der „Dosis" sondern der Häufigkeit der Verabreichung, und diese erfolgt so gering und so selten wie nur möglich. Anlaß für diese Maßnahme ist die Krankheitsindikation bzw. die geschwächte Lebenskraft. Die Chancen sind allemal größer als die Risiken.

Eine häufig gestellte Frage ist die nach der Verträglichkeit **Therapie-** von Homöopathie mit schulmedizinischer Therapie oder die **kombination** Kombination mit Aromatherapie, Bachblüten, Akupunktur und anderen Verfahren. Homöopathie sollte vor der schulmedizinischen Maßnahme und nach den anderen Verfahren zum Einsatz kommen. Ich denke hier an ein stufenweises Vorgehen und an das strikte Unterlassen der zeitgleichen Kombination! Homöopathie wird einfacher, wenn das Krankhafte fortschreitet. Denn dann kommen die Zeichen und Symptome der geschwächten Lebenskraft bzw. der beeinträchtigten Selbstheilung immer deutlicher hervor. Die Beurteilung des Behandlungsverlaufes wird unnötig erschwert, wenn verschiedene Verfahren zugleich eingesetzt werden. Was hat dann was bewirkt? Wenn Aromen eingesetzt wurden und die Störung nicht zur Lösung kam, so sollte mit Einsatz des Homöopathikums am letzten „Duft" nichts mehr verändert werden (keinen zweiten Reiz setzen!). Sollte in einer Klinik das schulmedizinische Vorgehen im Vordergrund stehen, so bleibt Ihnen nichts anderes übrig, als situativ Homöopathika zu ergänzen. Sie sollten in jedem Falle Ihr Wissen im Umgang mit potenzierten Arzneien zum Einsatz bringen, denn bei Erfolg gewinnen Sie die bessere Lösung, die Selbstheilung!

2. Die erste Begegnung

- Veratrum album: könnte häufiger und verfrüht im Kreissaal erscheinen, weil sie glaubt, Wehen zu haben, daß das Kind kommen werde. Diese Einbildung kontrastiert mit wehenfreiem CTG (Cardiotokogramm) und unreifem Muttermundsbefund. Hier zeigt sich eine vegetative Labilität, die bei Veratrum verbunden ist mit Blässe, Kreislaufschwäche und Ohnmachtneigung bei schnellem Lagewechsel. Sie ist frostig, schwach und ständig in Bewegung.
- Pulsatilla vulgaris sucht gern den Kreissaal auf, weil dort Menschen für sie da sein werden. Andererseits sollte die Schwangerschaft niemals aufhören, die Geburt ist ihr unheimlich. Primäre und sekundäre Wehenschwäche bedrohen sie. Die letzten Nächte waren sehr unruhig und schlaflos.
- Nux vomica ist ungeduldig und überreizt. Es gab noch zu viel zu erledigen, bevor sie in den Kreissaal kommt. Sie ist angespannt, verkrampft, frostig und verträgt keine weiteren Reize. Sie braucht nun Wärme und Entspannung. Trotzdem geht ihr alles nicht schnell genug. Erkennungszeichen kann der forsche und schmerzende, energische Händedruck bei der Begrüßung sein.

Mit dem vorzeitigen Blasensprung ist die Frau unter der Geburt! **Blasensprung** Der Fruchtwasserabgang ohne Wehen gefährdet die Mutter und das Kind mit Amnioninfektionssyndrom. Dieses Ereignis rechtfertigt homöopathische Arzneibehandlung, da bei ausbleibenden Wehen stationäre Behandlung mit Wehenmittel und häufig ergänzend Antibiotika anstehen. Die Gründe für einen Blasensprung sind bis heute nicht geklärt. Man kann annehmen, daß damit die biologische Abstoßungsreaktion der „Frucht" eingeleitet ist. Die Schwangere verliert das Wasserpolster, das sanfter den Muttermund weitet als der starre Kindskopf. Auf sie kommen erheblich mehr Beschwerden zu. Durch Infektionen wird das Kind bedroht und zunehmend nach 12 Stunden ohne Wehen. Die Hauptgefahr liegt in der drohenden Sepsis des Neugeborenen.

- Caulophyllum ist die Arznei der nordostamerikanischen Indianer zur „Tonisierung" des Uterus. Ratsam ist die Gabe ansteigender Potenzen von D4 halbstündlich über D6 zu C6 im Zeitraum von 6 – 8 Stunden.
- Kalium-Salze können ergänzend überlegt werden. Der Verlust des Fruchtwassers stellt Schmerzzunahme in Aussicht bei Mangel an Symptomen zu Beginn.
  - Kalium carbonicum ist eine stille, kontrollierte, scheinbar mit sich selbst zufriedene Frau, die stoisch der Dinge harrt, die da kommen. Sie vermeidet jeden direkten Kontakt.
  - Kalium muriaticum: eine weiche mütterliche Frau, die keinen Streit mag. Sie bemüht sich, keine Gefühle zu zeigen und platzt bisweilen vor Tränen. Sie ist von Beruf „Mutter" und voller beherrschter Emotionen.
  - Kalium phosphoricum ist kontaktfreudig, warmherzig und mitfühlend und hat ein Verständnis für Gestaltung, Farbe und Geschmack. Sie pflegt ihr Äußeres, ist frostig und schnell nervös.
  - Kalium sulfuricum ist eine selbstbewußte, deutlich selbstbestimmte und gern dominierende Frau. Sie kann es nicht ertragen, wenn über ihren Kopf hinweg Entscheidungen getroffen werden. Sie ist hitzig, durstig und will Frischluft und Bewegung.

3. Kernprobleme

3.1. Beschwerden von sexuellem Mißbrauch

Rubrik: *anac*, arg-n, aur, aur-m, calc-p, caust, chin, *hyos*, lil-t, **merc**, lyc, lyss, nat-m, nux-v, op, orig, *ph-ac*, *phos*, *plat*, **sep**, **staph**, stram.

Das Entscheidende am sexuellen Mißbrauch ist die Opfererfahrung, d.h. die Übergehung des eigenen Willens, das traumatische Ausgeliefertsein und die Rücksichtslosigkeit des Täters.

Viele Geburtsverläufe stagnieren, werden unerträglich oder/und drohen in die Sektio-Nähe zu geraten durch das Hervorkommen von Erinnerungen, Bildern, Gefühlen im Zusammenhang mit erlittenem sexuellen Mißbrauch. Diese vergangenen Ereignisse behindern das Anvertrauen, das Öffnen und das Entspannen in der vagotonen Phase. Die Intensität des alten Traumas kann arzneidifferenzierend genutzt werden. In erster Linie ist natürlich eine große Rücksichtnahme der Umgebung notwendig. Eine Akzeptanz dieser Probleme und Respektierung der Intimsphäre sollten eine Selbstverständlichkeit im Bewußtsein der GeburtshelferInnen sein!

- Anacardium orientale (2): Extremer Mangel an Selbstbewußtsein, niederträchtig entwürdigende Erziehung mit vielen harten Schlägen, sexueller Mißbrauch mit Gewaltanwendung reihen sich in die Kette von brutalen Übergriffen ein und kamen wiederholt und lange Zeit vor.

- Argentum nitricum: eine extrem extrovertierte Frau hat in ihrem Bedürfnis nach Anlehnung und „silberähnlicher" Harmonie Ausnutzung ihrer Offenheit erfahren. Das Ereignis kann wie ein „schwarzes Loch" (nitricum-ähnlich ätzend) den Beginn massiver Angstzustände und Panikreaktionen bis heute markieren.

- Aurum metallicum: Gold, kommt über das Ereignis nicht hinweg. Es hat den Knick ihrer Lebenslinie bewirkt und sie in Leere und Depression gestürzt. Seither hat sie keine Lebensfreude mehr, ist ernst und verdrängte mit beruflichem Übereinsatz. Erfolg half vergessen und verdrängen!

- Aurum muriaticum: ist wesentlich introvertierter und stiller, zurückgezogener und emotionaler in ihren Äußerungen als Aurum metallicum. Frauen entsprechen häufig mehr dem Aurum muriaticum.

- Calcium phosphoricum: ist eine tuberkulinische Frau, die gern auf Reisen ging, unbefangen trampte, sich problemlos in fremden Kreisen bewegte und zu gutgläubig und bequem war. So geschah irgendwann in unvorsichtiger Leichtlebigkeit der überraschende Übergriff. Calcium phosphoricum ist zart, feingliedrig, künstlerisch begabt und physisch schnell und langanhaltend erschöpft.

- Causticum: hat aus der Mißbrauchserfahrung den persönlichen Auftrag abgeleitet, für mehr Gerechtigkeit und gerechte Bestrafung zu sorgen. Diese Arbeit kann Züge von Fanatismus aufweisen.

- China officinalis: ist eine introvertierte, berührungsempfindliche, künstlerisch-literarisch interessierte und begabte, tuberkulinische Frau. Sie ist in Abhängigkeitsphasen (als Kind, Au-pair-Mädchen, als Angestellte) zu sexuellen Handlungen gezwungen worden. Ihre feingeistigen Interessen wurden von Männern ausgenutzt, um sie, arglos und kooperativ, zugängig zu machen. Über diese Erfahrungen hüllt sie sich in Schweigen und isoliert sich.

- Hyoscyamus (2): fühlt sich hintergangen und in ihrem Vertrauen mißbraucht, war mit sexuell abnormen Praktiken konfrontiert und wird verwirrt.

- Lilium tigrinum: hemmt heftiges sexuelles Verlangen. Die Mißbrauchserfahrung könnte typischerweise im Urlaub in den südeuropäischen Ländern aus Leichtsinnigkeit und Unbedachtheit heraus geschehen sein. Zu Lilium tigrinum paßt auch der Mißbrauch Abhängiger durch Erzieher aus dem kirchlichen Bereich. Hinter den Predigen von Keuschheit und Unbeflecktheit wird das Undenkbare als Verlogenheit und Möglichkeit erlebt. Die anschließend durchgestandenen Spannungszustände haben wilde Symptome von Herz und Unterleib hervorgebracht. (z.B. heftiges Herzklopfen und pressende Gebärmuttersenkungsbeschwerden).

- Lycopodium: hat Erfahrungen mit Erniedrigung und Will-
  kürerziehung, d.h. mit Unberechenbarkeit der Erzieher. Zu
  dem Erziehungsinstrumentarium gehörte das unvermittelte
  Begreifen von den Brüsten, das Schlagen auf das entblößte
  Genitale oder Gesäß, das zweideutige Streicheln, das Erkau-
  fen von Sexualhandlungen und die Versachlichung von
  Gefühlen. Der Selbstwert des Frauseins hat schwer gelitten
  und zu trockenen, nüchternen und berechnenden Lebensein-
  stellungen geführt.
- Lyssinum: hat seither alle Sinne geschärft, bei geringster
  Bedrohung und Wiederholungsgefahr sofort entschieden zu
  reagieren. Sie trauen sich zu, im Notfall unbändige Kraft für
  die Zerstörung des Täters aufzubringen.
- Mercurius solubilis (3): hat den schwersten sexuellen
  Mißbrauch durchlitten. Sie sind abgrundtief betrogen
  worden um ihre Jugend und ihre Zukunft und in Lebensbedrohung gebracht worden (z.B. AIDS-Risiko). Das Ereignis
  hat sie zerstört! Die Schwangerschaft war kompliziert von
  schwerer Frühgestose, Nierenproblemen und schweren psychischen Krisen. Sie ist vom Hellp-Syndrom bedroht!
- Natrium muriaticum: ist einmal verletzt worden und hält
  diese Wunde am Leben. Seither ist sie voller Vorwürfe,
  anklagend und menschenfeindlich. Niemals wird sie vergessen können und wollen. Das Ereignis selbst muß im allge-
  meinen Sinne nicht sehr tiefgreifend gewesen sein. Aber ihre
  vorsichtige, hoffnungsvolle, sehnsüchtige und umfassende
  Öffnung einem Mann gegenüber ist enttäuscht worden. Sie
  benötigt die sichere Beziehung, was vom Partner mit sexueller Erpressung ausgenutzt worden sein kann. Eine Trennung
  ginge nicht von ihr aus, aber wäre dann der Beginn des Allein-
  lebens. Nicht noch einmal möchte sie in diese Situation
  kommen.
- Nux vomica: ist im Streß und in Überreizungszuständen, was
  die Sexualität als Stimulans und dann angestrebtes Entspan-
  nungsverfahren miteinbezieht. Es könnte auch geschehen
  sein, als sie unter Alkohol- oder Drogeneinfluß stand.

- Opium: entscheidend waren hier die Angst zu sterben, der tiefe Schock mit anhaltender innerer Erstarrung.

- Origanum: ist eine Arznei für masturbierende Kleinkinder, die in die Genitalregion greifen, weil sie dort Jucken und Kribbeln verspüren. Die Spontanreaktionen werden mißverstanden und von Pädophilen mißbraucht.

- Phosphoricum acidum (2): ist eine Arznei für chronischen Kummer mit Ermüdung. Das Kind/die Frau sind zuviel alleingelassen worden, suchten Gesellschaft und wurden sexuell genötigt. Es könnte auch sexueller Mißbrauch im Rahmen von Trostbedürftigkeit gewesen sein.

- Phosphor (2): ist unbefangen, fröhlich und spontan, liebt Anerkennung und Massage. In diesem Rahmen sind sie jederzeit gefährdet, mißbraucht zu werden. Phosphor ist nicht nachtragend, aber emotional sehr anhaltend beeindruckbar. Gesteigertes Angstverhalten in Krisen ist das häufigste Ergebnis.

- Platin (2): ist in ihrem Leben früh sexuell stimuliert worden, hat Orgasmuserfahrungen bereits vor der Pubertät gehabt. Die verantwortlichen Männer hat sie in ihrer Kindheit möglicherweise positiv eingeschätzt, auch wenn manche Praktiken ihr sonderbar vorkamen. Alles verstehen konnte sie erst später. Aber ihr Lebensweg war dadurch vorbestimmt. Die Sexualität wurde zu einem unersättlichen Thema, welches sie in immer extravaganterer Weise zu befriedigen suchte. Häufig gipfelte die Triebbefriedigung in sado-masochistischen Aktivitäten. Mit der Schwangerschaft fühlt sie sich bestraft! Sie habe sich eine schwere Schuld aufgeladen, in diese brutale Welt noch ein Kind zu setzen.

- Sepia (3): diese Mädchen sind schon in dem Bewußtsein aufgewachsen, sie sollten eigentlich ein Junge werden. Als Mädchen schlüpfen sie oft in die Jungenrolle, spielen mit Jungs, wenden sich emotional dem Vater zu oder idealisieren einen bestimmten Mann. Das öffnet die Türen für Mißbrauchshandlungen, die sofort tief versteckt und verdrängt werden. Eine zweite Krisenzeit ist die Pubertät mit der erzwungenen Wandlung zur jungen Frau. In Überempfindlichkeit verletzen sie geringfügige sexistische Handlungen und steigern die Wut gegen alles Männliche. Der erste Geschlechtsverkehr ist häufig die größte sexuelle Enttäuschung und kommt mit Defloration, den Blutspuren und dem Absturz des Idealmannes im Bewußtsein dieser Frau einer Mißhandlung gleich. In der Folgezeit kann Mißbrauchserfahrung allein durch gynäkologische Untersuchung durch einen Mann entstehen.

- (Delphinium) Staphisagria (3): ist ein Hahnenfußgewächs und verwandt mit dem Aconitum. Staph-Frauen sind liebevoll, sanftmütig, harmoniesüchtig, offen und nachgiebig. Ihr Problem ist die Abwehrunfähigkeit in der Konfliktsituation. Dann sind sie wie gelähmt, sprachlos und willenlos. Sie sind die Opfer von unverschämten Übergriffen, von (oft durch Alkohol) enthemmten Männern, die die Staph-Unfähigkeit zur Gegenwehr bis auf das Schamloseste ausnutzen. Staph kennt Vergewaltigung in der Ehe. Der Kinder und der Harmonie wegen bleiben sie in der Ehe, erdulden still und vertrauen sich Freundinnen oder Frauenhäusern an. Die Entrüstung und Empörung, die die Helfer empfinden, übertragen die Betroffenen in Gesprächen. Aber Staph vergibt ihren Peinigern, gibt die Hoffnung auf Besserung nicht auf, verzeiht und erfährt bald den nächsten Mißbrauch. Es sind Frauen, die sich kaum vaginal untersuchen lassen können. Der Genitalbereich und die ganze Frau sind hyperemotional berührungsempfindlich. Ihr größtes Trauma in der Geburt ist das Geschnittenwerden (Sektio, Episiotomie), eine messerscharfe Mißbrauchserfahrung in Demütigung in der erregtesten und hilflosesten Situation ihres Lebens. Das Dehnen von Introitus und Scheide mit Gewalt (Untersuchung, Vergewaltigung) hinterläßt chronische Scheidenentzündungen. Vergleichbar sind die Reaktionen auf Harnröhren- und Blasendehnungen (Katheter) mit chronischen Harnwegsentzündungen.

- (Datura) Stramonium: hat schreckliche Gewalterlebnisse mit Wildheit, Brutalität, Blut und Lebensgefahr durchlebt.

3.2. Furcht bzw. Angst zu versagen

Rubrik: anac, arg-n, arn, bar-c, carc, cupr, gels, jod, lac-c, lyc, naja, nat-m, phos, sil, sulf

Diese Not ist ein häufiges Thema bei vielen Krankheiten und auch für die protrahierte Geburt. Es stellt sich die Schwangere unbewußt unter einen Zwang, in der Geburt etwas leisten zu müssen. Sie mag von Natur aus ehrgeizig, leistungsorientiert und pragmatisch sein. Es kann aber auch vor dem Hintergrund eines schwachen Selbstwertgefühles, eines Mangels an Selbstvertrauen entstehen. Mit dem Nichterfüllen der anstehenden Aufgaben könnte sie die Bloßstellung ihres Unvermögens fürchten. Vielleicht war sie gewohnt, mit rationalen Fähigkeiten emotionale Nöte zu überdecken. Für jede zu diesem Symptom erwähnte Arznei gibt es andere Beweggründe.

Andere Rubriken:
- Furcht vor Mißerfolg (z.B. Calc, Lyc, Puls, Sil)
- Wahnidee
  · fürchtet, daß alles versagt (z.B. Arg-n, Aur)
  · fürchtet, daß sie ihre Pflicht versäumt hätte (z.B. Aur)
- Beschwerden durch
  · enttäuschten Ehrgeiz
  · Selbstüberhebung
  · Tadel

- Anacardium orientale: sind in ihrem Selbstwert schwer traumatisiert, in ihrer Kindheit brutal erniedrigt worden. Einerseits wurde ihnen anerzogen, „Du bist nichts, kannst nichts, taugst zu nichts" und andererseits waren sie immer bemüht, das Gegenteil zu beweisen, um gemocht zu werden. In dieser Spannung leben sie und erfahren ein Versagen als Bestätigung ihrer Unfähigkeit mit Gefahr des Liebesentzugs (ein „unartiges" Kind wieder einmal zu sein)!
- Argentum nitricum: hat extreme Erwartungsängste mit ausufernden Phantasien, „was wäre, wenn ...". Sie stimulieren sich selbst fortlaufend mit Vorstellungen von fatal endenden Verläufen. Diese Entwicklung fand ihren Ausgang vom

„schwarzen Fleck" (läßt denken an den schwarzen „Höllen-
stein", dem Silbernitrat-Ätzstift): in Zeiten von silberähnli-
chem Harmonieverlangen in eigener Kindheit oder gar
Geburt prägende Einbrüche mit plötzlicher (Todes-) Angst
(„schwarz", den Tod gesehen!) erlitten zu haben, die als
lebenslange Erfahrung jede Handlung, jeden Lebensschritt
mit der Erwartungsangst wieder zu scheitern belastet. In dem
beständigen Verlangen, diese immanenten Ängste zu überwinden, stellen sie sich der Herausforderung (mit „weichen
Knien" und Durchfällen) und werden dabei recht erfolgreich.

- Arnika: erlebt in der Anstrengung das Trauma von Wundheit
  und Zerreißung. Nun gilt es, diesem standzuhalten, damit es
  sie nicht vernichtet. Sie zieht sich in sich zurück, verweigert
  und mißtraut Fremdhilfe, um innere Reststabilität zu erhalten.

- Barium carbonicum: fühlt sich hilflos ohne Unterstützung,
  will angeleitet und bevormundet werden, weil sie meint, sonst
  nichts zu können. Ihr Selbstbewußtsein ist klein geblieben, so
  daß sie jegliche Verantwortung scheut. Sie lebt in dem
  Bewußtsein, allein mit sich überwiegend versagt zu haben.

- Carcinosinum: will eigentlich gar nicht im Zentrum der Aufmerksamkeit, Hilfebedürftigkeit und Fürsorge stehen. Daher
  soll alles möglichst reibungslos ablaufen, so daß niemand viel
  Arbeit mit ihr habe. Sie stellt sich ewig in den Hintergrund,
  achtet auf die Zufriedenstellung der anderen und das mit
  100%-iger Perfektion. Ihr größtes Anliegen ist Frieden und
  Harmonie. Alle mögen sich gut verstehen und gerade sie soll
  da nicht aus dem Rahmen fallen. Im Kern hält sie ihre Existenz für unerwünscht! Daher wird sie wieder schuldig sein,
  wenn etwas nicht regelrecht verläuft.

- Cuprum: strengt sich an, gemocht zu werden.

- Gelsemium: ist auf fremde Hilfe angewiesen und in beständiger Erwartungsspannung. Die Pflanze rankt und kann ohne
  Stützung nicht aufrecht stehen. Vergleichbar ist den Ich-
  schwachen Gels-Frauen die Vorstellung eigen, daß in ihrer
  Not die Unterstützung fehle. Trotz Kreissaalführung und
  Schwangerschaftskursus ist ihr die Versagensidee nicht zu
  nehmen.

- Jodum: ist heißgelaufen in jederlei Aktivität und oft schild-drüsenbedingt. Sie spüren ihre Grenzen und die Schwelle zur Dekompensation. Ihre Not gilt der Konzentration auf die Restleistung ihres Organismus. Die Angst zu versagen ist hier die Angst zu entgleisen.

- Lac caninum: ist in ihrem Urvertrauen gestört und meistens durch Trennung und Traumatisierung in der Stillzeit. Die Erfahrung, daß es Zeiten ohne „Milch und Mutter" gab, übersteigerte die Angst, allein zu sein und nichts zu können. Der Kern liegt in dem unbewußten Urbild, den Grausamkeiten der Natur schutzlos ausgeliefert zu sein, wenn sie sich nicht fortlaufend um eine Ersatzmutter (Bindung) kümmert.

- Lycopodium: empfindet Feigheit und Unfähigkeit, Schmerz auszuhalten. Diese Schwäche ergab sich aus der vorgespielten Größe, Überlegenheit und Dominanz, mit der sie Gefühle von Minderwertigkeit zu verdecken suchte. Und nun droht die Stunde der Entblößung!

- Naja tripudians: (die Brillenschlange, Kobra, aus Indien) fühlt sich selbst als Versager im Rahmen von an sie gestellte Erwartungen in der Familie, in der Gesellschaft und in Freundeskreisen. Es ist das anerzogene Pflichtbewußtsein mit hohem Verantwortungsgefühl, dem sie meint, entsprechen zu müssen. So lebt sie in ständigen Schuldgefühlen mit Depression und Selbstmordideen. Einen wesentlichen Anteil an der Entwicklung hat das zu schwache Selbstbewußtsein, keinen Mut für die Emanzipation aufzubringen.
(Wahnideen:
  · findet sich häßlich
  · grübelt über eingebildete Sorgen
  · Schuldgefühle, weil sie meine,
    in der Gesellschaft das Falsche gesagt zu haben
  · hat ihre Pflicht vernachlässigt)
Sie entwickeln Herzbeschwerden und Herzleiden (kann nicht links liegen, Symptome strahlen von links nach rechts aus), Kreislaufprobleme mit Ohnmachtneigung, Muskelzittern, Schwäche und Hitzewallungen. Enge, Wärme, Ruhe, Schlaf und Linksliegen verschlechtern ihren Zustand.

- Natrium muriaticum: ist in sich zurückgezogen und gewohnt, keine Gefühle zu zeigen. Anderen konnte sie immer gut helfen, Probleme zu lösen. Und nun soll die „Lehrerin" selber lösen! Sie sieht sich mit ihrem Perfektionsanspruch konfrontiert.

- Phosphor: ist sehr beeindruckbar und geneigt sich hinzugeben. Bei ihnen wird alles zu einer Energiefrage, wie lange sie Kraft haben und durchhalten können. Ihre Erfahrung ist eher die eines „Streichholzes": schnell entflammt, aber schnell verbrannt. Es fehlt ihnen das Durchhaltevermögen!

- Silicea: leidet chronisch an Mangel an Lebenswärme, Abwehrkraft und Selbstvertrauen. Sie kennen die vorzeitigen Versagenserlebnisse von vielen an sie gestellten Herausforderungen. Sie sind gewohnt zu resignieren, gar nicht erst anzufangen, sich den Vorstellungen der Umgebung angepaßt und konform zu verhalten.

- Sulfur: ist wenig planerisch, kümmert sich zunächst nicht um die Aufgaben von morgen, sondern genießt egozentrisch das Heute. Dann jedoch holt sie ihre Sorglosigkeit ein und verunsichert sie in ihrem überschätzten Leistungsvermögen.

3.3. Verlangen nach Selbstkontrolle

Rubrik: anac, arg-m, caust, *kali-c*, kali-m, kali-p, kali-s, lach, lyc, merc, olean, plat, sil, staph, tarant

Die Vagotonie der muttermundseröffnenden Wehen erfordert das Loslassen, das Sich-Hingeben und das Vertrauen-Finden in die Vorgänge der Geburt. Eine gewohnte Kontrolle über sich selbst muß abgelegt werden, um eine eigene Lösung ohne Fremdhilfe zu finden. Denn jede Art von Selbstkontrolle wirkt sich antivagoton, d.h. sympathikoton hinderlich und schmerzverstärkend aus. Die häufigsten erfolgreichen Arzneiunterstützungen habe ich hier von den Kalium-Salzen erfahren. Im weiteren Sinne gehören zu diesen auch Causticum (Kali-s-Verwendung in der Herstellung) und Sepia (Kalium-haltig).

- Kalium carbonicum (2): hat gelernt, sich dogmatisch einer inneren Moralinstanz zu unterwerfen. Wenn ihre eigenen Vorstellungen von Familienleben mit dieser Instanz nicht konform gehen, verschließt sie sich aus Verzweiflung und intensiviert das Zurückhalten aller Emotionen und letztlich des Kindes. Drohende Sektio-Indikationen und sogenannte Mißverhältnisse werden überraschend häufig von Kalium carbonicum Potenzen gelöst. Dann ist das Erleben eines „Dammbruches" mit Weinkrämpfen und Lösen des Kindes oft überwältigend

- Kalium muriaticum: hat emotionale Nöte ihres Mutterseins oder Konflikte mit ihrer eigenen Mutter in sich verschlossen. Sie ist voller Gefühle und wünscht sich innige Versorgung. Aus Bescheidenheit und Rücksichtnahme behält sie ihre Wünsche für sich.

- Kalium phosphoricum: will gute Verständigung, schöne Atmosphäre, Berührung und Nähe. Aber außerhalb der Familie, in Abwesenheit ihrer Angehörigen läßt sie sich schwer fallen – im Gegensatz zu ihrer scheinbaren Offenheit.

- Kalium sulfuricum: mußte sich immer durchsetzen, um etwas zu erreichen. Ihr Vater war rigide und stur und nötigte ihr alle Durchsetzungskraft ab. Sie ist hin- und hergerissen zwischen dem Wunsch, nach Hause zu gehen und dem Verlangen nach Freiheit und Unabhängigkeit. In dieser Patt-Situation hält sie inne und zurück.

- Anacardium: muß die alte Erfahrung, klein, unfähig und nutzlos zu sein, angestrengt verbergen.

- Argentum metallicum: Silber, hat in hohem Maße Verlangen nach Anpassung und Harmonie mit ihrer Umgebung. Daher wollen sie gut und beliebt sein. Die Erkrankungen von Arg-m haben mit Abnutzung (besonders der Knorpelstrukturen in Kehlkopf, Gelenken, Wirbelsäule) und Nervenüberreizung (gesteigerte Empfindlichkeit, Empfindungen wie von elektrischen Schlägen, Nervosität, zittriger Schwäche, Lähmung) infolge erhöhten Bemühens und von Anstrengungen zu tun. Es ist wie ein Zwang, der sie chronisch erschöpft. Es ist eine bewährte Arznei für die hartnäckigste Symphyseolyse vor diesem Hintergrund.

- Causticum: war immer altruistisch orientiert. Sie kümmerte sich eher um andere als um sich selbst. Ihre Leidensfähigkeit scheint unbegrenzt. Sie läßt alles über sich ergehen, wenn einsehbare Gründe vorliegen. Der Gerechtigkeit wegen hält sie ihre Anliegen zurück.

- Lachesis: ist hitzig, aufgedreht, redegewaltig und berührungsempfindlich und empfindet sich unter einem großen Druck stehend.

- Lycopodium: strengt sich an, sich nichts anmerken zu lassen, daß sie sich den Ereignissen und besonders dem Schmerz nicht gewachsen fühlt. Sie steht in dem Extrem, „entweder setzt du dich durch – oder du gehst unter!" Die schwache Seite darf niemand bemerken.

- Mercurius: steht in dem Empfinden, sich in Luft aufzulösen, wenn sie jetzt nicht ihre letzten Sinne konzentriert und kontrollierend einsetzte!

- Oleander: für die Geburt weniger relevant! Eine Arznei der Neurodermitis mit der erzwungenen Selbstauflage, nicht zu kratzen bei extremem Juckreiz.

- Platin: unterdrückt ihre Überempfindlichkeit und hat panische Angst vor Operation mit Narkose.

- Silicea: ist resignativ eingestellt aus Schwächeempfinden mit Kränkelneigung. Sie müssen sich bewußt auf die Umgebung zum Schutz ihrerselbst einstellen.

- Staphisagria: unterdrückt ihre massiven inneren Empörungsempfindungen nach grober und entwürdigender Behandlung.

- Tarentula: ist innerlich unruhig und möchte sich austoben in irrer Bewegung. Diesen Zustand kontrollieren sie unterdrückend.

3.4. Beschwerden durch die Grobheit anderer

Rubrik: bar-m, *calc*, carc, cocc, *colch*, cupr, hyos, ign, lac-c, *lyc*, mag-m, mur-ac, med, *nat-m*, nux-v, ph-ac, **staph**

Hier finden Sie die Arznei für die Nöte von Schwangeren, die unter der Grobheit der Geburtshelfer und Einrichtung leiden:

- Barium muriaticum: ist eine verschlossene, verstopfte Frau, die sich nichts zutraut, ohne daß sie jemand an die Hand nimmt. Diese infantile Not ist allen Barium-Salzen eigen, Bar-m ist hierin am sensibelsten und verschlossensten.
- Calcium carbonicum (2): kann viel leisten, wenn man sie fordert und reagiert mit Trotz („Schale zu"), wenn ihr etwas nicht paßt.
- Carcinosinum: ist ständig bemüht, einen guten Eindruck zu hinterlassen, kann niemanden verletzen, beachtet gar Außenstehende mit guten Worten und ist hilflos, wenn diese Haltung nicht zurückkommt. Mit ihr kann man alles anstellen!
- Cocculus: ist eine helfende, erschöpfte Persönlichkeit, die keine Kraft mehr für Gegenwehr hat.
- Cuprum: will gemocht werden und verkrampft bei Kaltbehandlung.
- Ignatia: ist schnell enttäuscht und überreagiert in Anspannung und Ausdruck.
- Lycopodium (2): will Größe zeigen und muß sich das Gegenteil eingestehen, damit sie loslassen kann. Eine rauhe Behandlung verstärkt Ärger und Ungeduld.
- Magnesium muriaticum: kann keinen Streit ab und wird sauer.
- Muriaticum acidum: hat keinerlei Kraftreserven für die Gegenwehr.
- Natrium muriaticum (2): verschließt sich in Isolation. Diese Erfahrung hat sie in der Kindheit mit ihrer Mutter gemacht, von der sie schon damals gefühlsmäßig grob behandelt und verletzt worden war.

- Nux vomica: erregt sich heftig und wird durch diesen Ärger noch mehr Verspannung und Schmerzen entwickeln. Ohne betäubende Arzneien können sie in dieser Atmosphäre nicht mehr gebären.
- Phosphoricum acidum: hat lange Erschöpfungsphasen von Kummer hinter sich. Bei ihrer Verfassung genügen geringe weitere Seelentraumata, um sie zu destabilisieren.
- Staphisagria (3): leidet am intensivsten unter Mißachtung und Demütigung durch die Umgebung. Sie sind besonders fixiert auf die schärfste Form der Demütigung, das Geschnittenwerden. Manche haben gar panische Ängste vor der Episiotomie (Dammschnitt). Staphisagria erwartet den kräftigen Ritter als Helden, der ihr helfe, durch die „Klippen der Geburt" zu kommen. Lieb, sanft, weinerlich und entgegenkommend erlebt man sie insbesondere zu Autoritäten. Ihnen, den Staphisagria-Frauen, wird viel Verletzung angetan. Sie lassen es zu, aber innerlich empören und entrüsten sie sich. Das äußert sich dann in Überempfindlichkeit der Genitalregion, in Bluthochdruck und später in Wundheilungsstörungen und Entzündungen.

4. Schmerz

Der Schmerz ist das subjektiv Grenzwertige bei der Geburt und häufigster Anlaß zum Eingreifen. Die schulmedizinischen Maßnahmen (Medikamente, Peridural-/Pudendusanästhesie, Narkose) sollten nur der Reserve vorbehalten sein und sehr restriktiv zum Einsatz kommen. Meine Ausführungen in I.(Gestaltung der äußeren Geburtsbedingungen) und in III. (Eisen – Kupfer, Sympathikoton – Vagoton, männlich – weiblich) sollten zunächst überdacht und umgesetzt werden. Der Geburtsschmerz ist mit Wehen, Gebärmutterkontraktionen und mit Druck und Gewebezerreißungen durch das Kind verbunden. So sollte Schmerz immer eng mit Geburtsfortschritt und Weheneffizienz beurteilt werden. Befragt man Frauen nach der Geburt nach ihren Schmerzerlebnissen, so wird gute Aushaltbarkeit immer dann betont, wenn Schmerz mit Erfolg und Fortschritt bis zur Kindesgeburt verbunden war. Unaushaltbar war der Schmerz, wenn die Wehen unergiebig, die Widerstände zu stark und die Dauer zu unerträglich waren. Zunächst helfen Lagerungen, Massagen, Bewegung oder Ruhe, bisweilen Akupunktur, aber oft entscheidend das warme Bad. Mit zunehmender Unerträglichkeit des Schmerzes stellen sich Besonderheiten, wie in den nachfolgenden Rubriken benannt, ein. Dann können Homöopathika gezielt zum Einsatz kommen, da Symptome und Zeichen an Intensität gewonnen haben.

4.1 Schreien vor Schmerz

Rubrik: **acon**, *ars*, **bell**, *bry*, **cact**, **cham**, cic, **coff**, **coloc**, cupr, gels, kali-n, mag-c, mag-m, mag-p, op, **plat**, plb, podo, puls, sep

- Cactus grandiflorus (3): hat einen unerträglichen Schmerz, wie wenn der Uterus oder Bauch von einer eisernen Hand gepackt wären, ein Schmerz, wie in einem Schraubstock zu stecken.
- Arsenicum album (2): ist im Schmerz voller Angst und Fragen, ob alles richtig läuft, ob es dem Kind noch gut gehe, ob Gefahren im Verzug seien. Sie leben eher nach dem Grundsatz: Vertrauen ist schön und gut, Kontrolle ist besser! Sicherheit und ärztliche Überwachung müssen für sie garantiert sein! Wachsamkeit und Trockenheit behindern.
- Colocynthis (3): schreit bei rechtsseitigen Koliken, seltener bei Wehen mit Kolikschmerzen, wenn eine latente Nierenstauung bekannt ist und nun die Wehen schmerzhaft überlagert. Sie preßt die Faust in die Flanke und krümmt sich zur Seite – überwiegend nach rechts.
- Cuprum metallicum: ist von scharfen, lang anhaltenden Wehen geplagt. Im Schmerz sieht sie besorgniserregend blaß aus. Die Wehenkrämpfe beeinträchtigen die kindlichen Herztöne (DIP 1, drohende DIP 2, Absenkung der Herztonkurve im CTG). Ihre Sprache ist durch Schmerz flüsternd.

- Platin (3): ist überempfindlich und besonders im Genitalbereich für jegliche Berührung. Die Wehen werden einschnürend krampfig erlebt. Inneres und äußeres Zittern, tetanische Steife und Kälteschauer unterstreichen ihr Leiden.
Die Schmerzen bringen sie zum Weinen und in Todesangst.
Ihre Persönlichkeit ist das Auffälligste. Die Angst, die Kontrolle über ihr Erscheinungsbild nicht aufrecht halten zu
können und die Einbildung, keiner helfe ihr, lassen sie spontan schreien vor Schmerz in Unerträglichkeit.

4.2 Verzweiflung durch Schmerz

Rubrik: acon, **ars**, **aur**, calc, carb-v, *carc*, *cham*, *chin*,
chin-ars, *coff*, colch, hyper, lach, lil-t, mag-c, nux-v, stram,
verat, vip

- Arsenicum album (3): hat Todesvisionen und verzweifelt in
Auswegslosigkeit.

- Aurum metallicum (3): kann als spätes Folgemittel hinter Bell
und/oder Stram überlegt werden. Eine anhaltende Kongestion im Muttermundbereich löst sich nicht. Schmerzen steigern sich, so daß das Atmen erschwert wird. Das Gesicht ist
heiß und rot. Die Wehen treiben sie in den Wahnsinn, und
sie wünscht sich den Tod. Sie äußert Wünsche wie das Verlangen, aus dem Fenster zu springen.

- Veratrum album (2): fällt durch Kollapsneigung, Kälteempfinden und Unruhe auf. Wehenschmerzen lassen sie schnell
verzweifeln. In den von anhaltendem Schmerz bedingten
Erregungszuständen wird sie psychisch auffälliger: religiöse
Themen tauchen auf, das Bedürfnis, die Helfer zu umarmen
und viel Lamentieren.

4.3 Verrückt von Schmerz

Rubrik: **acon**, ars, aur, *colch*, *hyper*, **verat**

- Aconitum (3): ist in Panik und Angst verharrend
und steckt damit die Helfer an!

- Veratrum album (3): ist aus vegetativer Labilität heraus
schnell an ihren Grenzen und dekompensiert psychisch.

4.4 Suizidale Disposition durch Schmerz

Rubrik: ars, **aur**, carc, bell, lach, *nux-v*, sep

* Aurum (3): will aus dem Fenster springen oder sich zu Boden werfen.
* Belladonna: beißt nur noch um sich und ist dem überfallartigen Schmerz wie ausgeliefert.

4.5 Delirium durch Schmerz

Rubrik: **hyos, verat**

* Hyoscyamus (3): wird verwirrt, infantil, jammert, schimpft, will fliehen, tut verrückte Dinge, wird sehr berührungsempfindlich, steckt Daumen oder Finger in den Mund.
* Veratrum album (3): hier überwiegt rastlose Unruhe mit Rededrang, möchte alle umarmen. (siehe auch 8.2.11.)

4.6 Ohnmacht durch Schmerz

Rubrik: apis, asaf, *cham*, *cocc*, coloc, hep, *nux-m*, *nux-v*, phyt, *valer*, verat

* Chamomilla (2): kann keinen Schmerz ertragen und übersteigert diesen hysterisch bis zur Unaushaltbarkeit.
* Nux vomica (2): ist überreizt, labil, kälteempfindlich und kollabiert leicht. Besonders auffällig ist die Ungeduld. (vgl. 6. 10)

4.7 Weinen bei Schmerz

Rubrik: **ars**, asaf, bell, canth, **carc**, cham, cina, **coff**, *glon*, kali-c, **lach**, lyc, **merc**, merc-c, mez, mosch, **nux-v**, op, **plat**, puls, stram, verat

* Arsenicum album (3): mit Angst vor dem Tod bei Schwäche und Trockenheit.
* Belladonna: wegen der unerträglichen Schmerzspitzen.
* Carcinosinum (3): will die Tapfere sein, die niemandem zur Last fällt. Doch auch sie ist nur ein Mensch mit begrenzter Leidensfähigkeit.

- Coffea (3): wegen der extremen Erregung.
- Kalium carbonicum: kommt an die Grenzen der Aushalt-
  barkeit im Zurückhalten des Kindes.
- Lachesis (3): hat Linderung durch Absonderung –
  so auch durch Tränen!
- Lycopodium: fühlt sich so klein und schwach.
- Mercurius solubilis (3) und
  Mercurius corrosivus (1): fühlen sich völlig erledigt
  und ohne Widerstand.
- Moschus: Weinen wechselt labil mit ausgelassen freudiger
  Stimmung in Hysterie.
- Nux vomica (3): ist überreizt und überreagierend.
- Opium: fühlt sich im Wehenschmerz wie benommen und
  trunken.
- Platinum (3): erträgt nicht das Ausgeliefertsein bei
  Überempfindlichkeit.
- Pulsatilla: weint ständig und appellativ zu viel!

4.8 Ruhelos bei Schmerz

Rubrik: *acon*, *ars*, bell, caust, cham, coloc, lyc, sil
ist oft die (physische) Vorstufe der (psychischen) Angst
- Aconitum (2): hat Plötzlichkeit und Panik
  in ihren Reaktionen.
- Arsenicum album (2): die immanente Todesbedrohung
  in ihren Gedanken.
- Belladonna: wird durch den kongestiven Spasmus
  in Unruhe versetzt.
- Colocynthis: hat Kolikschmerzen, die zum Krümmen
  zwingen. Dabei werden in Intervallen Schmerzspitzen
  die Unruhe auslösen. Fester Druck ist gewünscht.

5. Wehen

bieten für die homöopathische Arzneiwahl Symptome
im Sinne von
5.1   zu schwach
5.2   zu stark
5.3   zu kurz
5.4   zu lange dauernd
5.5   Ausstrahlungsempfinden

5.1 Zu schwache Wehen

5.1.1 zu schwache Wehen:

Rubrik: aeth, arn, *bell*, bor, bry, calc, *camph*, cann-i, *carb-v*, *carb-s*, *caul*, *caust*, *cham*, chin, **cimic**, cocc, coff, **gels**, goss, *graph*, hyos, **kali-c**, kali-p, kreos, lyc, mag-c, *nat-c*, **nat-m**, *nux-m*, *nux-v*, **op**, phos, plat, **puls**, rhus-t, *ruta*, sabad, **sec**, sep, stann, sulf, *thuj*, ust, zinc

- Cimicifuga (3): wehrt sich gegen die Wehen und den Geburtsfortschritt wegen den Katastrophenvisionen. Die exaltierte redselige Verfassung mit vielen nervösen Symptomen fallen auf.
- Gelsemium (3): ist in zittriger Erwartungsspannung und verliert Kraft und Energie.
- Kalium carbonicum (3): ist ausgelaugt von dem protrahierten Verlauf mit lang andauernden Wehen. Ihre reservierte Haltung mit Vermeidung von Berührungen wird deutlich. Der Rücken schmerzt intensiv.
- Natrium muriaticum (3): kann sich nicht gehen lassen, ist kontaktgestört, innerlich aufgewühlt und sehnsüchtig. Sie sucht eine Vertraute.
- Opium (3): ist schläfrig durch Erschöpfung, empfindet weniger Schmerz, wirkt delirant.
- Pulsatilla (3): hat unregelmäßige umherziehende Wehen, will sich nicht einlassen auf die Geburt, benötigt viel Hilfe!
- Secale cornutum (3): ist erschöpft und ausgezehrt. Der Muttermund kann bereits vollständig eröffnet sein, doch die Wehen sind für die Austreibung zu schwach.

- Sulfur ist immer zu bedenken, wenn ein Zustand sich dahinschleppt und keine Vitalität für seine Überwindung entwickelt wird. Die Persönlichkeit zeigt sich sehr anspruchsvoll, ist egozentrisch und dann gleichgültig.

5.1.2 unwirksame und erfolglose Wehen

Rubrik: acon, arn, bell, **caul**, *caust*, cimic, *coff*, eup-pur, gels, goss, **kali-c**, kali-p, mit, nux-v, op, phos, plat, **puls**, sec, sep, *ust*

- Caulophyllum (3): Diese Wehen können sehr krampfhaft (3) und übermäßig stark (2) empfunden werden, sind aber als falsche Wehen (3) unwirksam.
- Kalium carbonicum (3): ist in sich eingeschlossen und verzweifelt im Schmerz des Rückens, ohne daß Geburtsfortschritt festzustellen ist
- Pulsatilla (3): die Wehen ziehen umher und drücken das Kind eher in Richtung Magen (Erbrechen!) als zum Muttermund.
- Ustilago maydis (2): beeinflußt Blutungen infolge schwacher, ineffektiver Wehen und Trägheit des Uterus im Rahmen von Erschöpfungs- und Schwächezuständen mit Niedergeschlagenheit und Blässe.

5.1.3 zu träge Wehen

Rubrik: *puls*

- Pulsatilla (2): hat primäre und sekundäre Wehenschwäche in ihrem Arzneibild.

5.1.4 falsche Wehen

Rubrik: arn, **bell**, bor, **calc**, **caul**, *cham*, *cimic*, *cinnb*, coff, *con*, *dios*, *gels*, *kali-c*, kali-p, mit, *nux-v*, op, **puls**, sec, sep, vib

Hiermit sind Wehen bezeichnet, die nicht zielgerichtet auf den Muttermund wirken, aber sehr wohl höchst unangenehm empfunden werden können.

- Belladonna (3): Hier verändert sich die Wehenaktivität zu einem Spasmus mit Kongestion, welcher auch am Fundus empfunden werden kann.
- Calcium carbonicum (3): gerät in Schwäche und Erschöpfung. Die Wehen sind zu schwach, laufen nach oben und sind nicht mehr zielgerichtet. Die phlegmatische Persönlichkeit mit „Verstopfungsneigung" wird deutlich.
- Caulophyllum (3): hat Ausstrahlungen des Wehenschmerzes in die Leistenregion oder bis zur Brust empfunden.
- Pulsatilla (3): hat unregelmäßige (3), unwirksame (3) und umherziehende Wehen mit Lageveränderungen des Kindes (3).

5.1.5 unregelmäßige Wehen
Rubrik: aeth, arn, *caul*, caust, cham, cimic, cocc, *coff*, cupr, *nux-m*, nux-v, **puls**, sec

- Pulsatilla (3): ist hier die erste Wahl, wenn die ganze Frau keine Einstellung zur Geburt findet und ständig die Lage wechselt. Primäre und sekundäre Wehenschwäche bedrohen sie mit langem Verlauf.

5.1.6 unterbrochene Wehen
Rubrik: *caul*, **cimic**, *mag-m*, *plat*
durch besondere innere Anspannungen können regelmäßige Wehen abbrechen:

- Caulophyllum (2): hat extrem kurze und schmerzhafte, quälende (3) Wehen, die durch zu rasche Erschöpfung schwach und unterbrochen werden. Hier liegt die spezifische Wirkung von potenzierten Caul-Gaben, Wehen zu tonisieren, zielgerichtet wirksam und erträglich zu machen.
- Cimicifuga (3): konvertiert Wehen in andere physische (Rücken, Muskel) oder psychische (Angst, verrückt zu werden) Symptome, wenn die Wehen wirksamer und zielgerichteter werden. Es überkommt sie die Angst vor dem drohenden Schaden!

- Magnesium muriaticum (2): ist in besonderer Abhängigkeit von seiner Umgebung, introvertiert und verkrampft sich. Schmerzhafte Muskelkrämpfe unterbrechen die regelmäßigen Wehen.
- Platin (2): ist hypersensibel und mit Wehenschmerz leicht in Todesängsten. Auch hier unterbricht die Psyche die Wehen.

5.1.7 Wehen unterdrückt und fehlend

Rubrik: cact, carb-v, caul, cimic, *op*, *puls*, sec

- Cactus: erlebt einen Schmerz, wie wenn der Uterus in den Schraubstock eingespannt ist. Diese Intensität begrenzt Wehen und Aushaltbarkeit.
- Carbo vegetabilis: hat Ohnmacht, Bewußtlosigkeit und Schwäche durch Säfteverluste (Blutungen), so daß Wehen ausbleiben. Intensive Luftvölle im Oberbauch mit Herz- und Lungenbeeinträchtigungen können auf carb-v zeitig aufmerksam machen, weiterhin eiskalte Extremitäten, Varikosis und besonders der Vulvae mit bläulicher Verfärbung.
- Opium (2): im Rahmen deliranter Zustände.
- Secale: ist ausgezehrt und erschöpft. Trotz vollständiger Muttermunderöffnung können die Wehen ausbleiben, weil ihnen jegliche Kraft zur Austreibung fehlt. Dunkle, flüssige Blutungen setzen ein.

5.1.8 Wehen hören auf

Rubrik: acon, arn, **bell**, *bor*, bry, cact, calc, *camph*, carb-an, *carb-v, caul, caust, cham*, chin, **cimic**, cocc, *coff*, gels, *graph*, hyos, ign, **kali-c**, kreos, lach, lyc, mag-c, mag-m, merc, mosch, nat-c, *nat-m*, nux-m, *nux-v*, **op**, phos, plat, **puls**, rhus-t, ruta, **sec**, *sep*, stann, sulf, *thuj*, zinc

Spezifische Konflikte und Spannungen jeder Arznei führen in frühzeitige Erschöpfungen und Aufhören der Wehen wie in den Unterrubriken (siehe Repertorium hier) stichwortartig aufgeführt

- Rhus toxicodendron: eine Hauptarznei für Folge von physischer Überanstrengung mit nachfolgender Ruhelosigkeit und Schlafstörung. Nach einer Phase außergewöhnlich starker Wehen werden diese schwach und hören auf. Trotz Wärmeverlangen könnte Verschlechterung durch das warme Badewasser entstehen, da Nässe und Baden schlecht vertragen werden. Subjektiv ist fortgesetzte Bewegung angenehm. Bei Beginn der Bewegung wird von Rhus-t in vielen Gliedern und besonders im Rücken das Gefühl von „steif" oder wie „eingerostet" zu sein beschrieben. Es würde hinzupassen, daß Fieber festgestellt wird.

- Stannum metallicum: Zinn ist eine tuberkulinische Arznei mit Schwäche der Lunge und damit der Sauerstoffversorgung infolge vorangegangener Bronchitiden oder Lungenerkrankungen. Deutliche Zeichen sind Atemnot bei geringer Belastung (z.B. Sprechen), Schweregefühl der Glieder, zu rasche Erschöpfung durch Wehen (nachdem diese zu krampfhaft erlebt wurden), fehlender Harndrang, ausgeprägte Schweiße, allgemein erhöhte Erregbarkeit mit besonderer Anfälligkeit für Schrecksituationen. Die Schwäche zeigt sich mit Leeregefühl und Zittern bei dem Versuch von Anstrengungen. In der Vergangenheit litten sie unter Schleimabsonderungen aus den Bronchien und/oder Nebenhöhlen des Gesichtes mit den Qualitäten zäh, grün bis gelb, süßlich schmeckend, eitrig und bisweilen blutig.

5.1.9 Wehen ermüdend

Rubrik: *bell*, cimic, gels, *kali-c*, kali-p, nat-m, op, **puls, sec**

- Kalium phosphoricum: hat intensive Nervenerschöpfung, sieht müde und erschöpft aus mit schwärzlichen Ringen unter den Augen, wird zittrig, schreckhaft, schlaflos und verlangt intensiv Schokolade! Sie sind frostig, zugluft-, geräusch- und berührungsempfindlich, gedächtnisschwach und unzufrieden mit sich selbst. Sie engagieren sich für die Familie und ihre Freunde, auch wenn es über ihre Kräfte geht. Sie wollen menschliche Beziehungen inhaltlich füllen und ihre Umgebung schön gestalten. Daß sie nicht genügend Kraft und Zeit für alles zur Verfügung haben, läßt sie verzweifeln und mürrisch werden, gibt ihnen aber nicht die Idee abzubrechen und sich zurückzuziehen. So sind zusätzliche Belastungen wie Geburt, Wehen und Stillzeit vorprogrammierte Erschöpfungskrisen. Sie weinen deswegen viel unter der Geburt, bleiben aber Optimisten, weil der Einsatz sich lohne.

5.1.10 erschöpfende Wehen

Rubrik: arn, *caul*, gels, puls, sep, stann, verat

- Arnika: große Anstrengungen mit kontinuierlichen Gewebezerreißungen und schmerzhaften Wehen erschöpfen, die Geburt geht nur langsam voran, die Kräfte lassen nach.
- Veratrum album: ist eine Arznei für hypervagotone Zustände mit Kälte, Krämpfen, Schweißen und Hypotonie bis zu Ohnmachten. Erschöpfungen können übergehen in ein manisch-psychotisches Bild mit motorischer Dauerunruhe, religiösen Affektionen (Wahnidee, „glaubt, sie wäre Jesus Christus") und Verlangen, alle zu umarmen und zu küssen. Durch unaushaltbare Schmerzen werden sie psychisch auffällig und delirant.

5.2 zu starke Wehen

5.2.1 außergewöhnlich starke, extreme Wehen

Rubrik: acon, ambr, arn, *bell*, **cham**, cimic, *coff*, cupr, con, *nux-v*, nux-v, puls, rhus-t, sec, **sep**, ust

- Belladonna (2): ist heiß, rot und gestaut im Gesicht und ebenso am Muttermund. Die Wehen kommen plötzlich, sind spasmodisch, zwingen sie zu brüllen und in den Vierfüßlerstand zur Linderung. Bisweilen neigt sie zum Beißen in die Wäsche aber auch in die Helfer!
- Chamomilla (3): Sie übertreibt innerlich den Schmerz bis zur Unaushaltbarkeit, steigert sich hinein und wird zornig.

- Coffea (2): erleidet diese Wehen am Ende der Eröffnungs- und in der Austreibungsphase. Diese gehen einher mit Verzweiflung und Todesangst.
- Nux vomica (2): ist überreizt und hält wenig Schmerz aus. Zunächst sind sie sehr ehrgeizig, dann ungeduldig und zuletzt durch Schmerzen verzweifelt und suizidal disponiert. Ihnen würde ein irisch-römisches Dampfbad optimale Entspannung bringen
- Sepia (3): Bei Kälte oder kalten Bedingungen ist der Schmerz unaushaltbar. Im Extremschmerz brechen alte Bilder von früheren Intimverletzungen auf.

5.2.2 quälende Wehen

Rubrik: acon, ambr, arn, aur, bell, **caul**, caust, **cham**, chin, cimic, *coff*, con, **gels**, hyos, ign, **kali-c**, lyc, nux-v, phos, plat, puls, sec, **sep**

- Caulophyllum (3): hat extrem kurze, zu schmerzhafte und zu rasch erschöpfende Wehen. In der Cervix wird ein nadelstichartiger Schmerz (wie eine Nadel, die nach oben geschoben wird) gespürt. Sie ist blaß, von dem Wehenschmerz gezeichnet, geht gern in Hohlkreuzhaltung und stemmt die Hände von hinten gegen die Flanken.
- Chamomilla (3): entwickelt früh im Schmerz Zorn und Übellaunigkeit. Die Stimmung im Kreissaal ist gereizt und schwer zu ertragen. Man kann sie nicht zufriedenstellen. Hysterisch windet sie sich im Bett, so daß die Idee zur PDA (Periduralanästhesie) naheliegt.
- Gelsemium (3): ist in Erregung und Anspannung mit sichtbarem Zittern und Ungeschicklichkeit. Der Muttermund weitet sich nur gering, bis daß nichts mehr geht. Dann drohen Schwäche und Benommenheit.
- Kalium carbonicum (3): hat Wehenschmerz und forcierte Anspannung in Selbstkontrolle. Im Rücken ist ein ansteigender Schmerz von abzubrechen. Sie hat eine längere Vorgeschichte von Rückenleiden.

- Sepia (3): leidet unter Qualen, solange sie ihre Bedingungen nicht gefunden hat: eine kleine intime Höhle nur für sich alleine, mit Wärme, Stille und Abgeschiedenheit. Eine enge vertraute Hebamme gibt ihr Schutz und Unterstützung.

5.2.3 krampfhafte Wehen
Rubrik: ambr, *bell*, bor, *bry*, **caul**, **caust**, **cham**, *cimic*, *cocc*, coff, con, cupr, ferr, **gels**, **hyos**, ign, *ip*, kali-c, lyc, mag-p, nux-m, *op*, plat, **puls**, *sec*, *sep*, stann, vib

- Belladonna (2): erleidet Spasmen und Kongestion
- Chamomilla (2): übertreibt den Schmerz innerlich und hysterisch bis zur Unaushaltbarkeit.
- Coffea: beschreibt endorphinnahe Existenzkrisen mit Todesangst wie in der Austreibungsphase.
- Cuprum: ist für die komplette Verkrampfung durch Kälte, Ärger, Schlafmangel und mangelnde Zuwendung.

5.2.4 zu schmerzhafte Wehen
Rubrik: acon, ant-c, arn, *aur*, **bell**, **cham**, *chin*, cimic, cocc, **coff**, *con*, *cupr*, hyos, *lyc*, mag-c, nat-c, **nux-v**, *phos*, puls, sec, **sep**, sulf

- Lycopodium (2): leidet unter Trockenheit und Stagnation durch übermäßigen Ehrgeiz und Unfähigkeit, Schwäche zu zeigen.
- Natrium carbonicum-Frauen sind scheinbar überangepaßt, zu lieb, zu kooperativ und rücksichtsvoll. Ihre Sinne sind hypersensibel (und so auch die Wehenschmerzwahrnehmung), um Disharmonien zu den Geburtsbegleitern rasch zu erkennen und abzustellen. Ihr Verhalten imponiert wie Vornehmheit! Aber innerlich fühlen sie sich verlassen (2), emotional hoch erregt, sind in Erwartungsspannung (2) und verkrampft, so daß sie sich lieber den Tod wünschen. Im Gegensatz zu den „Kalis" sind die „Natriums" Pessimisten.

- Nux vomica (3) erleidet selbst bei geringem Wehen-schmerz überwertig entsprechend der Strychnin-Wirkung in Ähnlichkeit. Vorausgegangen war eine Reizschwellensenkung für nervöse Erregbarkeit.
- Phosphor (2): ist sehr beeindruckbar und schmerzsensibel.
- Secale: hat unerträglich lange anhaltende Kontraktionen.
- Sepia (3): erleidet extreme Schmerzen bei Wehen, wenn ihre Geburtsbedingungen sich ungünstig gestalten infolge von Kälte, unsensibler Betreuung, Schamlosigkeit und Übergehen der Intimitätswünsche. Hinzu kommen intensive Sakral- und Senkungsschmerzen.

5.2.5 Wehen treiben zur Verzweiflung
Rubrik: *aur, cham, coff*
- **Aurum** (2): wird suizidal mit dem Verlangen, sich herab-zustürzen.
- **Chamomilla** (2): übertreibt hysterisch den Schmerz bis zur Unaushaltbarkeit.

5.2.6 Wehen verursachen Ohnmacht
Rubrik: *cimic*, **nux-v**, puls
- Cimicifuga (2): will sich der Angst vor der erwarteten Krise entziehen.
- Nux vomica (3): ist überreizt und reagiert auf kleine Reize übermäßig.
- Pulsatilla (3): will eher die Geburt verhindern als fördern, so der Eindruck. Wirksame Wehen überfordern sie in dieser Phase, die Ohnmachtneigung wird gefördert durch geschlossene Fenster, Bettwärme und Angebundensein am CTG-Gurt.

5.3 zu kurze Wehen

Rubrik: *caul, puls*

- Caulophyllum (2): Wehen sind zu kurzanhaltend, dabei extrem scharf schmerzend und erschöpfend.
- Pulsatilla (2): Wehen sind zu kurz, zu schwach und zu unregelmäßig.

5.4 zu langdauernde Wehen

Rubrik: cimic, cinnb, kali-c, puls, **sec**

- Cinnabaris: (ist das natürliche Vorkommen von Quecksilber als Quecksilbersulfid, roter Zinnober) Das Besondere sind Tenesmen in glattmuskulären Hohlorganen, die falsche Wehen vortäuschen können. Wegweisend für die Cinnb-Entscheidung sind langanhaltende Wehen begleitet von Darmkrämpfen und Druck nach unten im Rahmen der Kindskopfeinstellung. Die Geburt ist fortgeschritten, die Nacht schlaflos. Die Verfassung verschlechtert sich mit Schweißbildung. Keine Temperatur ist ihr längere Zeit angenehm. Cinnabaris sagt, es ginge ihr gut und glaubt es bisweilen gar (Wahnidee, sie sei gesund), wenn Störungen offensichtlich sind. Die Entscheidung für Cinnabaris kann fallen, wenn Mercurius- (Folge von sexuellem Mißbrauch) und Sulfur-Symptome gemeinsam vorkommen.
- Pulsatilla: die Wehen sind unregelmäßig, kurz- und langdauernd.
- Secale (3): hat die längsten und sehr schmerzende Wehen

5.5 Wehen strahlen aus bzw. erstrecken sich

Rubrik:

erstrecken sich:

- · zum Abdomen, quer über den Bauch: cimic
- · zur Brust: caul, cimic
- · zum Gesäß: *kali-c*
- · zum Herz: cimic
- · zur Hüfte: cimic

- · nach oben: *bor*, **calc**, **cham**, gels, lyc, puls
- · zum Knie und das Kreuzbein hinauf: phyt
- · zum Oberschenkel: kali-c, vib
- · zum Rücken: gels, kali-c, sep

- Cimicifuga: bietet die unglaublichsten Ausstrahlungen (zur Hüfte, Leiste, quer über den Bauch, zum Herzen, zur Brust) aufgrund der Angstüberlagerung von Wehen.

6. Wehenbezogene Symptome

6.1 Rückenschmerzen bei Wehen

Rubrik: *caust*, cocc, coff, **gels, kali-c,** *nux-v, petr,* **puls,** *sep*

* Gelsemium (3): hat Erwartungserregung mit innerer Muskelanspannung. Daher schmerzt bei Wehen der Rücken, und es wird eine Ausstrahlung den Rücken herauf empfunden.

* Kalium carbonicum (3): bemüht sich um Selbstkontrolle und innere Haltung. Sie haben eine Vorgeschichte von Lumballeiden und Bandscheibenvorfällen. Bevor Wehen auftreten, spüren sie bereits unangenehm die Lendenwirbelsäule mit Schmerzausstrahlung hinten über das Gesäß entlang der Rückseite der Oberschenkel bis in die Kniekehle.

* Nux vomica (2): ist Gelsemium vergleichbar und ebenfalls eine strychninhaltige Pflanze (kleiner Reiz – große Wirkung!). Die Persönlichkeit ist aber eine andere und ebenso die Hintergründe für ihre erhöhte Rückenspannung (Leistungsanspruch, Ärger, Kälte).

* Sepia (2): lokalisiert ihre Schmerzen in den Übergang zum Steißbein (Lumbosakral). Dort möchte sie eine andauernde und intensive Druckmassage.

6.2 Unruhe bei Wehen

Rubrik: arn, coff, cupr, *lyc*

* Arnika: ist angestrengt und schmerzgeplagt. Sie drehen und bewegen sich viel, weil keine Position längere Zeit befriedigen kann.

* Coffea: hat Todesängste.

* Cuprum: hat ernste, besorgniserregende Kontraktionen mit Kälte, Blässe, Kollaps und Schreien vor Schmerz. In der Wehenpause kann sie nicht entspannen und zeigt sich ruhelos.

* Lycopodium (2): kann nicht aber möchte sich den Wehen ergeben. Die Unruhe entspricht ihrem inneren Unfrieden und Leid.

6.3 Wehen mit Zerschlagenheitsschmerz

Rubrik: caust

* Causticum: ist eine Arznei aus Calc und Kali-s mit Rückenschmerzen insbesondere im Steiß bei Wehen.

6.4 weinerliche Stimmung bei Wehen

Rubrik: ars, cham, coff, ign, kali-p, lob, lyc, plat, **puls**

Diese Gebärenden sind an den Grenzen ihrer psychischen
Kompensation.

* Arsenicum album: verzweifelt durch Schmerzen, erlebt das
  Ausgeliefertsein mit allen Bedrohungen und weint wegen
  ihrer Unfähigkeit, sich gehen zu lassen.
* Chamomilla: erträgt nichts mehr.
* Coffea: verzweifelt in hochgradiger Erregung.
* Ignatia weint aus Enttäuschung, da sie sich alles anders vor-
  gestellt hat. Sie trägt alten Kummer mit sich und seufzt in
  Leid zwischen den Wehen. Ihre Vorstellungen von Geburt
  könnten übertrieben romantisch gewesen sein. Der bisherige
  Verlauf verschließt sie, macht sie traurig und verkrampft.
* Kalium phosphoricum: weint aus Nervenerschöpfung.
* Lobelia inflata: (indianischer Tabak aus Nordamerika) hat
  Atemnot bei jeder Wehe, so daß ihr die Kraft beim Pressen
  fehlt. Charakteristisch sind Seufzen, angestrengtes Luftho-
  len, asthmatische Probleme mit Jucken des gesamten Körpers
  und Unerträglichkeit von Tabakgeruch. Anstrengung und
  Bewegung verschlechtern. Die Stimmung ist weinerlich,
  traurig und furchtsam. Eine hypochondrische Angst (vor dem
  Tod) kann die Atemnot auslösen. Man hilft ihnen mit
  Wärme, warmem Bad und Zuwendung. Vorangegangen war
  vielleicht ein Mißbrauch von Tabak, Alkohol oder Drogen.
* Lycopodium: beginnt zu weinen, wenn sie ihre innere
  Schwäche akzeptiert, Wehen zuläßt und dann „aus dem
  Kopf" kommt!
* Platin: fühlt sich einsam und verlassen und kann nicht „danie-
  derkommen". („Niederkunft")

- Pulsatilla (3): ist anhänglich, hilfesuchend und liebesbedürftig. In fortgeschrittenen Wehenphasen muß sie trotz zahlreicher Unterstützung alleine zurechtkommen. Dann fließen die Tränen fortlaufend und begleiten die Wehen.

6.5 Zucken mit Wehen

Rubrik: *chin-s*

- Chininum sulfuricum (2): Chininsulfat ist verwandt dem Antimalaria-Prophylaxe-Mittel (z.b. Resochin®) (Angst vor bevorstehendem Unfall, Furcht, daß sich eine Katastrophe einstellt). Wehen treten wie Krampfanfälle auf, begleitet von Zuckungen und Muskelkrämpfen. Abmagerung, Schwäche (z.b. durch Säfteverluste), Anämie, Leber-Milzstörungen und Ohrgeräusche (bes. nach Aufenthalt in den Tropen) unterstützen diese Arzneiwahl.

6.6 Geräusche und Lärm verschlimmern die Wehen

Rubrik: cimic

- Cimicifuga: ist in der ersten Wehenphase exaltiert, hysterisch, kreislauflabil und durch Geräusche empfindlich gestört.

6.7 Durst bei Wehen

Rubrik: *caul*

- Caulophyllum (2): kann wie Pulsatilla aussehen und von unregelmäßigen Wehen geplagt sein, aber der Durst entscheidet für Caul.

6.8 Aufstoßen bei Wehen

Rubrik: bor

- Borax: ist Natrium boracicum, für eine nervöse sinnesempfindliche Natrium-Frau, die über heftigere Magen- als Wehenschmerzen klagt. Für Borax wahlanzeigend sind Schmerzzunahmen durch unangenehme und plötzliche Geräusche, Schwindel und Angst bei Lageveränderungen (wie Treppensteigen, Fahrstuhlfahren, Hinlegen, jede Abwärtsbewegung), Schreckhaftigkeit und plötzliches Zusammenfahren wie von Schreck. Die Wehen sind krampfhaft, falsche Wehen, das Kind drückt nach oben auf den Magen. In der Vorgeschichte erfährt man von Darmerkrankungen, Aphtenneigung, Herpesinfektionen und Erkältlichkeit bei naßkaltem Wetter sowie von Reisekrankheit.

6.9 Wehen verursachen Stuhldrang

Rubrik: **nux-v**, plat

- Nux vomica (3): hat ständig Drang bei Wehen ohne viel Ergebnis.
- Platinum: hat chronische Verstopfung in der Schwangerschaft erlitten. Selbst weicher Stuhl geht schwer ab. Stuhldrang kommt mit Senkungsbeschwerden bei Wehen. Myome könnten vorhanden sein und den Druck nach unten intensivieren.

6.10 Wehen verursachen Ohnmacht

Rubrik: *cham*, *cimic*, *coff*, ign, **nux-v**, **puls**, *verat*

- Cimicifuga (2): ist in der frühen Eröffnungsphase exaltiert, theatralisch überdreht und verdrängt ihre eigentliche Katastrophenangst. Neben Frösteln, Seufzen, umherziehenden Wehen und Rededrang kommen unvermittelt Ohnmachten als Ausdruck ihrer Hysterie.
- Nux vomica (3): verträgt schon zu Beginn der Wehen kaum mehr Belastungen. Bei jeder Wehe kann anfangs das Bewußtsein kurz getrübt sein. Während der Wehen fällt ihre Nervosität und allgemeine Reizüberempfindlichkeit auf. Ihre Stabilität kann beeinträchtigt sein von Geschäfts- oder Familiensorgen, von kürzlich erlittenem Ärger, von Kränkung oder Überarbeitung.
- Pulsatilla (3): kollabiert in fixierter Ruhe und Überhitzung, sie wird nicht lange das warme Bad tolerieren. Zumindest der Oberkörper muß aus dem Wasser ragen. (vgl. 4.6, 8.2.24)

7. Geburt

Die Geburt als solche kann verlaufen:

7.1   zu schnell
7.2   zu langsam
7.3   zu schmerzhaft
          und einhergehen mit:
7.4   Rigidität der Cervix (ist häufig das körperliche
          Zeichen der protrahierten Geburt)
7.5   Muttermund spastisch kontrahiert (und teileröffnet)
7.6   Fehleinstellung des Kindes
7.7   Schlafmangel

7.1 Geburt zu schnell

Rubrik: lyc

kann von Vorteil für Mutter und Kind sein. Wenn diese Information jedoch mit nachfolgender klinischer Not für das Kind verbunden ist, kann

• Lycopodium bedacht werden. Eine Arznei der Extreme: protrahierte Geburt durch zu großen Kindskopf oder zu schnelle Geburt bei „Frühchen". Die Durchhaltenot wird zu einer Indikation für Lyc.

• (Arnika: kann bedacht werden für die Gefahren und Folgen von zu rascher Kompression und Dekompression für Mutter und Kind).

7.2 zu langsame Geburt

Rubrik: arn, *bell*, *caul*, gels, *ign*, *kali-c*, lyc, **nat-m**, **puls**, sec, sep, visc

• Arnika: plagt sich in Schmerzen Millimeter für Millimeter!

• Belladonna (2): ist behindert durch Cervixspasmus, charakteristisch für ältere Erstgebärende, besonders Sportlerinnen, die einer Auflockerung rigider Beckenweichteile bedürfen.

• Caulophyllum (2): erschöpft rasch unter Krampfwehen; falsche Wehen ziehen die Geburt in die Länge.

- Gelsemium: bleibt in Teileröffnung stecken, da ihr die Kräfte nach anfänglicher Übererregung schwinden.
- Ignatia (2): verkrampft durch Kummer- und Enttäuschungserlebnisse.
- Kalium carbonicum (2): hält durch forcierte Selbstkontrolle zurück.
- Lycopodium: hat ein Kind mit großem Kopf zu gebären und hadert mit der Akzeptanz der Schwäche.
- Natrium muriaticum (3): kann sich so schwer öffnen aus behindernder Rücksichtnahme und Kontaktstörung heraus. Alte Verletzungserfahrungen mahnen sie zur Vorsicht.
- Pulsatilla (3): hat generelle Wehenschwäche.
- Secale: hat Auszehrung und Entkräftung.
- Sepia: verkrampft sich, wenn ihr Verlangen nach Wahrung der Intimität nicht entsprochen wird.
- Viscum album; die Mistel, hat schon zu Beginn der Geburt Müdigkeit wie von zuviel Arbeit. Das Aussehen ist schläfrig, dunkle Schatten unter den Augen, und die Augen sehen eingefallen aus. Im Liegen können nervöses Asthma und Schmerzen in der Lumbosakralregion auftreten. Müdigkeit wird besonders in den Beinen empfunden, nur Bewegung und gern im Freien kann lindern. Allgemeine Verschlechterungen aller Beschwerden sind in der Wärme und im Bett liegend, besonders in Linksseitenlage, zu erwarten. Sie zeigen sich schnell entmutigt, wortkarg, verweigern Hilfe und Arzneien, weinen wegen Geringfügigkeiten und fürchten sich in der Enge des Raumes und vor dem Tod. Erwartungsängste behindern die Lösung und Entspannung.

7.3 Geburt zu schmerzhaft und lang

Rubrik: *arn*

- Arnika (2): hat diese klassische Indikation. Die Geburt geht kontinuierlich voran, aber Schmerzen, Dauer und Gewebebelastungen sind Gründe für diese Arzneigabe.

7.4 Rigidität der Cervix

Rubrik: acon, ant-t, *bell*, **caul**, **cham**, *cimic*, con, **gels**, *ign*, lyc, *nux-v*, *sec*, sep, verat-v

Die ausbleibende Erweichung und zu langsame Öffnung des Muttermundes wird in den meisten Fällen schmerzhafter und protrahierter Geburten mit den besonderen Hintergründen der folgenden Arzneien beeinflußbar sein:

- Aconitum: verharrt in Hypersympathikotonie mit Trockenheit und Starre. Plötzlichkeit, Schreck und (Todes-) Angst bewirken die Behinderung.

- Antimonium tartaricum: (der Brechweinstein) ist eine Arznei der Hypervagotonie mit überwältigender Schläfrigkeit, Kälte, Schweiße und Schwäche. Jede Wehe ist von Schmerzen, Stöhnen und Unruhe begleitet. Die Augen sind eingesunken und sehen müde aus. Sie hat das Verlangen, öfter die Augen fest zuzudrücken. Ihre Laune ist schlecht. Sie will nicht berührt und nicht angesprochen werden, steht in latenter „Anti-Haltung" zu der Umgebung. Sie hat Vergangenheitserfahrungen von nicht gemocht, abgelehnt, nicht geliebt worden zu sein. Weinen verschlechtert ihre Situation.

- Belladonna (2) ist durch Ärger und Überempfindlichkeit mit Trockenheit, Spasmus und Kongestion beeinträchtigt.

- Caulophyllum (3): ist die bedeutendste Arznei für diese Indikation. Der Eindruck der Cervixrigidität nach Blasensprung oder bei Wehenschwäche kann durch die „tonisierende" Qualität dieser Arznei beeinflußt werden.

- Chamomilla (3): steigert sich durch Schmerz in Hysterie, bevor Wehen wirksam sind.

- Cimicifuga (2): ist nervös, irritiert, von Katastrophenangst gefangen und auf Flucht eingestellt.

- Conium maculatum: (der gefleckte Schierling) ist eine Arznei der Verhärtung, uterin mit Myomen und Cervixrigidität, psychisch mit chronischem Kummer aufgrund von Schicksalsschlägen, Kränkungen, Liebesenttäuschungen oder vom Abbruch der Partnerschaft. Sie stand schon sehr negativ zu ihrer Schwangerschaft, was mit Übelkeit, Erbrechen und heftigem Sodbrennen beim Zubettgehen sowie nächtlichem Husten ihr Wohlbefinden beeinträchtigte und nun auch zu der Geburt. Mit Ablehnung von Freunden und fremder Hilfe erleidet sie quälende, zu schmerzhafte und außergewöhnlich starke Wehen, die lange als falsche Wehen ohne Wirkung auf die Cervix sind. Sie ist stumpf, träge, weinerlich und schwermütig, mag nicht reden, jammert über Schmerzen, kommandiert Vertraute und erfährt Besserung nur durch fortgesetzte Bewegung. Stehen, Sitzen, Liegen, Berührung, Ansprache und Trost verschlechtern ihren Zustand.

- Gelsemium (3): ist voller ängstlicher und zittriger Erwartungsspannung, die sich körperlich in unbewußte Anspannung besonders der Rückenmuskulatur und der Cervix überträgt.

- Ignatia (2): ist sehr verletzlich, widerspruchsempfindlich, idealisierend, romantisch und hyperemotional. Kleine Enttäuschungen haben unberechenbare Folgen mit Anspannung und Verkrampfung der Muskulatur.

- Lycopodium: ist durch Trockenheit, enttäuschten Ehrgeiz und inneren Ärger behindert.

- Nux vomica (2): ist (neben Gels und Ign) die dritte strychninhaltige Arznei mit der Ähnlichkeit zu „kleiner Anlaß – überschießende Reaktion". Hier sind Streßbedingungen, Reizschwellensenkungen, Ärger und Ungeduld behindernd für die Geburtsentwicklung.

- Secale (2): droht mit Dauerkontraktionen in Erschöpfung zu geraten mit dunklen Blutungen, Senkungsbeschwerden und neuralgischen Mißempfindungen.

- Sepia: ist im Gewebe „rigide", solange die Atmosphäre für sie rigide ist.

- Veratrum viride: (der grüne Germer) hat kongestive Zustände in seinem Arzneibild, hier der Beckenorgane und speziell der Cervix, die rigide ist bei Wehen. Weitere Hinweise sind ein breiter roter Mittelstreifen der Zunge, Kreislaufschwäche mit Blässe, kalten Schweißen, schlaffen Muskeln, Neigung zu Schluckauf und Erbrechen und eine spitze, kalte Nase. Psychisch zunächst Erregung, Furcht vor dem Arzt, Furcht, vergiftet zu werden, verweigert Arzneien, dann Seufzen, Weinen, Klagen, schwermütig und wünscht sich den Tod.

7.5 Muttermund spastisch kontrahiert

Rubrik: acon, bell, cact, **caul**, **cimic**, con, **gels**, hyos, lach, lyc, sec, sep, vip

Gegenüber 7.4. „Rigidität der Cervix" wird in dieser Rubrik der Spasmus (bei Teilerweiterung bzw. Teileröffnung des Muttermundes) als Ereignis unter der Geburt herausgestellt. In geburtsbehindernder Qualität überschneiden sich die Rubriken, so daß die meisten Arzneien in beiden vorzufinden sind. Ergänzt werden:

- Cactus: mit der Empfindung, wie von einer Eisenhand oder von einem Schraubstock geklammert. Tastbefund und subjektive Schmerzen sind mit dieser „Härte" verbunden, wenn Cactus angezeigt ist.

- Hyoscyamus: ist (neben Bell) ein zweites Nachtschattengewächs für sympathikotone Effekte unter der Geburt, welche Spasmus bringen. Inhaltlich steht Hyoscyamus für das Aufbrechen alter emotionaler (bzw. sexueller) Traumen, so daß trotz guter Fürsorge Mißtrauen zum Personal und mit psychischer Verschlechterung Fluchtabsichten entstehen.

- Lachesis muta: (die Buschmeisterschlange) hat Strangulation, Einschnürung und Enge in ihrem Symptomenbild.

- Vipera berus, die Kreuzotter, ist die europäische Giftschlange, eine rechtsseitige Arznei mit Venenstauungen und Spannungsgefühl in den Extremitäten, wenn diese herabhängen. Körperteile verfärben sich dunkelblau bis purpurrot. Diese Empfindung „wie zum platzen" ist zentral für alle Vipera-Zustände zu verstehen. Es baut sich eine dunkle, unbewußte emotionale Spannung auf, die eine ventilartige (Spasmus) Behinderung überwinden muß. Es ist die anerzogene moralische Bremse, über gewisse Dinge nicht reden zu dürfen (Sexualtrauma?), die bei dem Öffnungsanliegen unter der Geburt behindern. So können begleitend qualvolle Ängste mit erschwerter Atmung, Überempfindlichkeiten, Ruhelosigkeit, Wut und Schreien auftreten, dann Seufzen, Abstumpfung, Gleichgültigkeit und das Verlangen, nach Hause zu wollen. (Bevor das Bewußtsein von aussterbenden Tierarten entstand, hatte man hierzulande Kreuzottern einfach totgeschlagen!)

7.6 Fehleinstellung des Kindes

Rubrik: *acon*, *caul*, **kali-c**, kali-m, kali-p, kali-s, nux-v, **puls**, *sep*, *tub*

- Aconitum (2): für die schräge Kopfeinstellung (asynklitisch) und den hohen Gradstand bei entsprechendem Symptomenbild.
- Caulophyllum (2): große Beweglichkeit des Kindes bei falschen Wehen.
- Kalium carbonicum (3): für den hoch über dem Beckeneingang stehenden Kindskopf mit Verdacht auf (scheinbares) Mißverhältnis infolge forcierter Selbstkontrolle!
- Kali -mur, -phos, -sulf wie Kali-carb mit anderer Persönlichkeit.
- Nux vomica: erhöhte innere Anspannung, Ungeduld und Reizbarkeit der Mutter stressen das Kind.
- Pulsatilla (3): unter schwachen Wehen verändert das Kind ständig seine Lage. Die Wehen drücken das Kind eher ansteigend gegen den Magen, so daß früh Erbrechen folgt.
- Sepia (2): durch Kälte und Verkrampfung bleibt das Kind zunächst lagefixiert mit schmerzhaftem Druck auf den lumbosakralen Bereich.
- Tuberkulinum (2): ist die Arznei der „Nein-Sager" mit Anti-Haltung und Eigenwilligkeit. So manche Steißlage konnte noch in der Schwangerschaft mit dieser oder anderen tuberkulinischen Arzneien (Puls, Sep, Bell, Lac-c, Phos, Calc-p u.a.) zur Wendung angeregt werden. Tuberkulinum ist wie Calc-p eine „Reisetante", sucht der Langeweile zu entfliehen bzw. benötigt ständig neue Anregungen, aber abgesichert in Rücksichtnahme auf körperliche Schwäche und Verletzbarkeit. Sie sind intensiv, rücksichtslos, emotional heftig engagiert (aber auch zum Wechsel bereit), häufig schwanger geworden in einer intensiven Romanze und dann alleinerziehend.

7.7 Schlafmangel, Beschwerden von

Rubrik: ambr, ars, bry, calad, calc, carb-v, **carc**, *caust*, *cham*, chin, *cimic*, **cocc**, *coff*, *colch*, *cupr*, ign, ip, kali-p, **nux-v**, olean, op, pall, *ph-ac*, **phos**, pic-ac, puls, rhus-t, ruta, sab, sang, *sel*, sep, *sulf*, zinc

Diese Rubrik ist nicht geburtsspezifisch, aber nach meiner Erfahrung muß diese Rubrik wesentlich häufiger berücksichtigt werden. Bedenken Sie, daß die Wehen meistens nachts beginnen, der Kreissenden den Schlaf rauben, und mit sich hinziehendem Verlauf sind Entkräftungen in der darauffolgenden Nacht vorbestimmt. In dieser Rubrik finden Sie Arzneien, die insgesamt mit Schlafstörungen Probleme haben (bes. Carc)

- Calcium carbonicum: schläft schlecht, weil sie sich zu viele Sorgen („furchtsame Besorgnis, bes. beim Versuch einzuschlafen") über alles mit sich und ihren Angehörigen macht.

- Carcinosinum (3): will 100%-ig in allem sein. Es sind sehr nette, aufmerksame, sanfte und sich ständig entschuldigende Frauen, die für alles Verantwortung übernehmen. Sie können nicht böse sein oder einmal „Nein" sagen, weil sie keine Aggression zeigen können, allenfalls etwas launisch. Fortlaufend und besonders nachts denken sie von sich selbst, nicht gut genug gewesen zu sein. An Carc kann gedacht werden, wenn Staph, Nat-m, Sep, Phos oder Tub keine Wirkung zeigten.

- Cimicifuga (2): hat lange Geburtsverläufe aufgrund erheblicher innerer Blockaden. Sie kann aus Angst vor Katastrophen plötzlich wehenfrei werden und mit anderen körperlichen oder seelischen Beschwerden auffällig werden. Sie hat entschiedene Schwierigkeiten, sich ihrem Schicksal im Positiven anzuvertrauen. In ihrer Nervosität und Schwermütigkeit ist der Schlaf erheblich gestört.

- Cocculus (3): erleidet unter Schlafmangel Schwindelzustände, Kreislaufschwäche und messerstichartige Bauchschmerzen. Die Gründe des Schlafentzuges liegen in der Versorgung ihres ersten Kindes, von Kranken oder von Angehörigen. Sie engagiert sich selbstlos in mitmenschlichen Aufgaben.

- Cuprum (2): möchte ich besonders eindringlich für Geburts-belange in Erinnerung rufen: die Kreissende versuchte, gut und angepaßt zu sein. Sie wollte alles richtig machen, damit man sie mag und ihr Wärme, Liebe und Nähe gibt. Kalte Bedingungen von Einrichtung und Begleitern erschwerten ihr eine eigene Lösung. Alles steigert sich nun durch Schlaf-mangel in Verkrampfung und in die Sektio-Indikation.
- Kalium phosphoricum: bringt eine Bugwelle von Schlafdefi-zit mit in die Geburt. Diese Neurasthenie behindert sie sehr.
- Nux vomica (3): ist schon immer mit Schlaf zu kurz gekom-men. Viele Gründe hielten sie abends wach, und morgens früh nötigten sie Verpflichtungen zum zeitigen Aufstehen. Tagsüber ließ sie sich keine Ruhe für Mittagsschlaf. Chro-nisch senkte sich die Reizschwelle, so daß geringe Anlässe sie überreagieren ließen. Hier unter der Geburt verträgt sie keine Kälte, keinen Luftzug, keine Medikamente ohne Magen-Darm-Beschwerden, keine Kritik und keine Geduld-sauflagen. Sie kommt aus erfolgsorientierten Berufen, aus der Wirtschaft und/oder hatte in der Vorgeschichte vorzeitige Wehen und Tokolyse erlitten. Kurz vor der Geburt war noch so viel zu erledigen.
- Phosphoricum acidum (2): könnte immer schlafen, hat immer das Gefühl, unausgeschlafen zu sein. Chronischer Kummer, lange Stillzeiten und Gestose bewirken eine Dauerenergie-schwäche mit Blässe, faltiger Haut und dunklen Augenringen im Aussehen. Geistig wirkt sie träge, vergeßlich, redefaul. Sie möchte beständig den schweren Kopf ablegen!
- Sulfur (2): ist ein Nachtmensch und schläft sehr oberfläch-lich. Werden Wehen die zweite Nachthälfte wach halten, so erschöpfen sie den ganzen folgenden Tag.
- Zincum metallicum: ist das „Streßmetall". Je müder sie war oder ist, desto schlechter findet sie in den Schlaf. Statt dessen fallen motorische Unruhe, Zucken, Zittern und Fahrigkeit auf. Sie neigt zu Hautproblemen, die wiederholt unterdrückt wurden. Einnahmen von Psychopharmaka waren vorausge-gangen. (vgl. 8.2. 15)

8. Geburtsbegleitende

8.1 Zeichen

8.1.1 Bauchauftreibung

Rubrik: während Wehen: kali-c
nach Wehen: *lyc*, **sep**

- Kalium carbonicum: während der Wehen, da Spannungen im Solarplexus und Oberbauch vorbestehen.
- Lycopodium (2): hat Druck im Unterleib schmerzhaft nach den Wehen und bevorzugt auf die rechte Leiste. Rechtsseitenlage, Luftabgang und Bewegung helfen.
- Sepia (3): hat Druck im Unterleib mit Senkungsbeschwerden und Lumbosakralschmerz.

8.1.2 Hämorrhoiden, Varizen

Rubriken:

- in der Schwangerschaft: bell-p, **ferr**, *ham*, *lyc*, *lycps*, *mill*, **puls**, *zinc*
- der Vulvae: ambr, *calc*, *carb-v*, *ham*, *lyc*, nux-v, *thuj*, zinc
- der Unterschenkel: aesc, arn, bell-p, calc-ars, calc-f, *ferr*, *fl-ac*, *ham*, lach, *lyc*, *lycps*, *mill*, **puls**, *sec*, *sep*, vip, zinc
- der Beine: acon, apis, arn, *ars*, **carb-v**, *caust*, *ferr*, **fl-ac**, *graph*, *ham*, *lyc*, *mill*, *nux-v*, **puls**, *sep*, *zinc*
- Hämorrhoiden: aesc, *aur-m*, ant-c, ars, calc-f, *caps*, *coll*, graph, ham, kali-c, **lach**, **lyc**, mill, *nat-m*, nit-ac, *nux-v*, paeon, sep, *sulf*

Hämorrhoiden und Varizen sind Körperzeichen, die bereits in der Schwangerschaft genutzt werden können. Unterschieden wird der Ort (After, Vulvae, Oberschenkel, Unterschenkel, Bein, Seiten links oder rechts).

- Hamamelis virginica, der Zauberstrauch, hat Spannungsgefühl „wie zum Bersten" mit Besserung durch Ruhe und Kaltanwendung.
- Pulsatilla: möchte Bewegung und Kaltanwendung.

8.1.3 Muskelkrämpfe
Rubriken: cupr, mag-c, mag-m, mag-p, nux-v, sep, vib
- in den Waden: nux-v, sep, vib
- in den Zehen: cupr

Zu bedenken gebe ich die Reihenfolge für die Anwendung:
Nux vomica, Viburnum opulus, Sepia, Cuprum in Abhängigkeit von dem Fortschritt der Geburt und bei anhaltenden Muskelkrämpfen.

8.1.4 Blutungen
Rubriken:
- während und nach Wehen: acon, alum, apis, *arn*, *bell*, bry, cann-s, *caul*, *cham*, *chin*, *cinnm*, croc, **erig**, *ferr*, **ham**, *hyos*, *ip*, kali-c, kreos, lach, lyc, merc, mill, nit-ac, nux-m, nux-v, ph-ac, **phos**, *plat*, **sab**, **sec**, senec, *tril*, *ust*
- wegen unvollständiger/zurückgebliebener Plazenta: *bell*, *canth*, *carb-v*, caul, *ip*, *kali-c*, mit, *puls*, **sab**, sec, sep, stram
- bei Wehen:
  - dunkel: bell, caul, chin *gels*, *ip*, *sab*, sec, tril, *ust*
  - hellrot: bell, *hyos*, *ip*, mill, phos, *ust*
  - konstant: *ip*, **nux-m**, *ust*
  - mit Uterus-Trägheit: am-m, caul, puls, sec, *ust*

Intensive Blutungen sind körperliche Schwächezeichen. Sie können bedrohlich, arteriell und hell sein oder passiv, stauungsbedingt, venös und dunkel. Für die aktiven Blutungen sollten die Geburtshelfer zur Behandlung arzneilich vorentschieden sein, da Gefahr im Verzug ist. Die dunklen Blutungen können in ihrem Aussehen als Körperzeichen ergänzend für die Arzneiwahl bei anderen Störungen genutzt werden.

Homöopathie entscheidet aufgrund von Phänomenen die Arzneiwahl, hier durch Blutung, auch wenn klinisch z.B. eine Plazentalösung vorliegen kann. Vor der operativen Geburtsbeendigung kann meistens noch ein zeitlicher Spielraum genutzt werden.

Helle Blutungen haben Aconitum, Arnika, Belladonna, Bryonia, Cinnamonium, Erigeron, Hyoscyamus, Ipecacuanha, Kalium carbonicum, Lachesis, Lycopodium, Mercurius, Millefolium, Nux moschata, Nux vomica, Phosphoricum acidum, Phosphor, Sabina und Trillium. Teils helle, teils dunkle Blutungen haben wir bei Caulophyllum und Ustilago.

- Phosphor: hat unterbrochen mit den Wehen das Abgehen eines leuchtend roten Blutschwalls. Die hagere, groß gewachsene Frau errötet hektisch, klagt über Brennen zwischen den Schulterblättern (ein Vorzeichen!) und verlangt im Durst eiskalte Getränke (Warnzeichen!)
- Erigeron: blutet geringfügig bis stark bei jeder Anstrengung. Das ganze kleine Becken mit Darm und Blase ist gereizt. Nur bei konsequenter Bettruhe steht die Blutung.
- Ipecacuanha: blutet nach der Kindesgeburt im Schwall wie aus dem Wasserhahn. Nach der hypersympathikotonen Austreibungsphase (Wehenmittel?) setzt reflektorisch eine hypervagotone Entspannungsphase ein. Die Zeichen und Symptome sind in Reihenfolge auftretend:
  - „mir wird übel"
  - „ich bekomme keine Luft" (Bronchospasmus)
  - die strömende helle Blutung (Gefäßatonie)
  - Bewußtlosigkeit mit intensiver Blässe (Hypotonie)
- Sabina: der Sadebaum, hat eine Schwallblutung mit großen Koageln, wie diese häufig vor und nach der Plazentageburt beobachtet werden kann.
- Trillium pendulum: (das Dreiblatt) hat eine Blutungsneigung durch die Entkräftung nach Überanstrengung. Subjektiv geht diese helle schwallartige Blutung einher mit einer Schwäche im knöchernen Beckenring, die nach einer Stützung oder Bandagierung verlangt. Auf längere Sicht kann eine Trillium-Blutung auch dunkel werden.

Dunkle Blutungen haben China, Crocus, Ferrum, Hamamelis, Nux moschata, Platin, Sabina, Secale und Ustilago. Die dunklen Blutungen variieren häufiger im Aussehen, so daß durch diese Information Arzneien angezeigt werden können:

- **China:** hat Anämie, Säfteverluste und blaß-dunkle Blutungen mit Hypotonie, Kälte, Schlaflosigkeit und Ohrensausen.
- **Crocus:** hat schwarze, fädige Blutungen mit Klumpen, bisweilen übelriechend und zunehmend bei Bewegungen. Auffällig ist die labile Stimmungslage mit hysterischen Zügen. Es wechseln exaltiertes Lachen und Wildheit mit Streitsucht. Große Heiterkeit, Ausgelassenheit, Geschwätzigkeit und Neigung, alle zu küssen, gehen abrupt über in Beleidigungen, Neigung zu Beißen, Schreien, Jähzorn. Schnell erfolgen Reue und Umkehr, bis daß Schwermut und Apathie sich einstellen. Dann zweifelt sie an ihrem Seelenheil. Sie ist überempfindlich für die Bewegungen ihres Kindes.
- **Ferrum:** hat blasse dunkle Blutungen mit Entkräftung und Anämie. Es sind sonst tatkräftige, muskelaktive Frauen, die nun unter der Willensschwäche leiden. Bettruhe und die Nacht verschlechtern. Ihre Blässe wird unterbrochen von Hitzewellen zum Gesicht mit Rötung in Erregungsphasen.
- **Hamamelis:** hat venöse Stauungen, die berstend schmerzen. Venen, Hämorrhoiden und Blutungen gehen mit Wundschmerz und dunkler Verfärbung einher. Es ist ein typisches Folgemittel von Arnika.
- **Nux moschata:** hat Kreislaufschwäche mit Kollapsneigung. Die Schwangere fühlte sich die gesamte Zeit unwohl, da Blähsucht, Trockenheit der Schleimhäute und Schläfrigkeit sie in jeder Aktivität beeinträchtigten.
- **Platin:** hat schwarze Blutungen feingeronnen wie „Teer". Besonders auffällig sind die genitale Berührungsempfindlichkeit und die Persönlichkeit.
- **Sabina:** kann große dunkle Klumpen bei Schwallblutungen hervorbringen.
- **Secale:** hat schwarze tintenartige Blutungen mit Deszensusgefühl und lang anhaltenden Kontraktionen gegen die drohende Atonie.

- Ustilago: kann helle, dunkle und gemischte Blutungen aufweisen, die teils flüssig und teils strähnig sind. Jedesmal nach der Untersuchung löst die Berührung des Muttermundes, der sehr weich bis schwammig gefühlt wird, eine schwache Blutung aus. Die Wehen sind zunächst ungewöhnlich stark, danach schwach, unwirksam, erfolglos und zur Atonie begünstigend. Die Persönlichkeit ist reizbar, schwermütig, wortkarg, will allein sein, wird dann dumpf und träge. Sie erleben die Geburt wie einen schlechten Traum.

Die aufgeführten Arzneien stellen nur eine begrenzte aber häufige Auswahl dar. Hochpotenzen sind vorteilhaft!

8.2 Symptome

8.2.1 Furcht – bei oder unter der Geburt

beschreibt die Ausrichtung von Angst auf etwas Zukünftiges. Im „Kent" finden sie ohne Bezug zu der Geburt umfangreiche Aufgliederungen dieser Themen in Stichworten unter der Überschrift „Furcht", Kapitel „Gemüt". Diese können ohne weiteres in jeder Lebensphase zur Anwendung gebracht werden. Angst meint im Repertorium den Zustand, in dem sich die Kranke befindet!

8.2.2 Angst unter der Geburt

Rubrik: acon, ars, cimic, coff, cupr

- Aconitum: plötzlich, wie in Panik, unvermittelt wiederkehrend
- Arsenicum album: ständig vor tödlicher Bedrohung, besonders nachts wenn allein (0-2^{00} Uhr). Ars wähnt sich zwanghaft in beständiger Lebensgefahr.
- Cimicifuga: vor der Katastrophe (schon die gesamte Schwangerschaft), in der sie vermeintlich stecken.
- Coffea: in der Austreibung, im Zustand intensivster Anspannung und Erregung.

- Cuprum metallicum: Angst, sie müsse sterben nach langem Verlauf mit Schlafmangel, Kalterfahrungen und liebloser Behandlung zusammen mit heftigsten Krampfwehen.

8.2.3 Atemnot unter der Geburt
Rubrik: lob
- Lobelia: ist so nervös, daß Wehen ihr die Luft nehmen. (vgl. 6.4.)

8.2.4 Brustbeklemmung unter der Geburt
Rubrik: chin-s
- Chininum sulfuricum: in Hitzigkeit durch Druck vom Oberbauch mit Atmungsbeklemmung. (vgl. 6.5.)

8.2.5 Husten unter der Geburt
Rubrik: kali-c
- Kalium carbonicum: gerät durch intensive Wehen in Muskelverspannungen. Im Brustkorb treten stechende Schmerzen auf. Der Husten zwingt sie zum Aufsitzen und Vorwärtsbeugen mit Abstützen der Hände auf den Knien (Auxiliaratmung)

8.2.6 ruhelos unter der Geburt
Rubrik: acon, *arn*, *ars*, camph, coff, *lyc*
- Aconitum: der physische Ausdruck der Angst.
- Arnika (2): durch den anhaltenden Schmerz und die Anstrengung.
- Arsen (2): durch die Unsicherheit und immanente Todesangst

- Camphora: (Kampfer) eine kreislaufaktivierende Substanz bei Schwäche, eisiger Kälte und Kollapsigkeit. Mit Angst im Bett kommt Todesfurcht mit Unruhe auf. Camphora ist eine Arznei für Folgen von Schock, Verletzungen und Bewußtlosigkeit. Die Eiseskälte ist das führende Symptom.
- Coffea: in der Austreibungsphase.
- Lycopodium (2): durch die innere Not des Verbergens von Schwäche.

8.2.7 Reizbarkeit unter der Geburt
Rubrik: bell, **cham**, hyos, nux-v
- Belladonna: ist hypersensibel bei Kongestion und in der Stimmung ärgerlich gereizt.
- Chamomilla (3): übellaunig durch Schmerz.
- Hyoscyamus: ist mißtrauisch, will fliehen und man läßt sie nicht – in fortgeschrittener Eröffnungsphase.
- Nux vomica: geht alles zu langsam.

8.2.8 Raserei unter der Geburt:
(vergleiche 8.2.13. Beissen)
Rubrik: Bell, Lyss, Stram.

8.2.9 Verzweiflung unter der Geburt
Rubrik: **ars**, *aur*, *cham*, *coff*
- Arsenicum album (3): weil es keine perfekte Sicherheit gibt.
- Aurum (2): weil der Schmerz und die Kongestion suizidal machen.
- Chamomilla (2): weil es zunächst keine Befreiung vom Schmerz gibt.
- Coffea (2): in der Austreibungsphase durch die Intensität.

8.2.10 wünscht sich den Tod

Rubrik: acon, anh, ant-c, ars, **aur**, aur-m, *bell*, calc, carb-v, *carc*, *caust*, *chin*, kali-bi, kali-br, *kreos*, **lac-c**, *lac-d*, *lach*, lil-t, lyc, *merc*, nat-c, *nat-m*, nat-s, *nit-ac*, nux-v, op, phos, phyt, plat, psor, puls, rat, *rhus-t*, *rob*, sec, *sep*, *sil*, *staph*, stram, **sulf**, thuj, verat, verat-v, vip, zinc

(ist eine der nicht geburtsspezifischen Rubriken.)

Dieses Verlangen kann durch die Unaushaltbarkeit aller Umstände wegweisend für die hilfreiche Arznei sein. Hervorzuheben sind

- Aurum (3): mit seiner tiefen Verzweiflung, will abstürzen oder sich werfen!
- Lac caninum (3): die Hundemilch. Hier sind es Wünsche, die mit dem Alleingelassenwerden aufkommen. Lac caninum empfindet völlige Abhängigkeit von den Helfern, sonst drohe der Tod!
- Sulfur (3): nimmt zunächst alles auf die „leicht Schulter", um dann mit den Krisen sich völlig unfähig zu erleben. Ihre Leidensfähigkeit zeigt sich rasch als sehr gering.

8.2.11 Delirium

Rubriken:

- von Schmerzen: **hyos**, **verat**
- bei Schmerzen: acon, arg-m, arg-n, bov, cham, dulc, op, tarant-c, *verat*
- mit Schlaflosigkeit: cimic
- will nackt sein: *hyos*, stram
- still: agar, sec
- schreiend: crot-h, cupr, *merc*
- mit Kälte: *verat*
- mit Kollaps: colch, cupr
- will nach Hause gehen: bell, bry, *cupr-ac*
- hysterisches: bell, *hyos*, ign, tarant, verat

Delirium ist ein Zustand, der zu dem Verlust des Verstandes mit Beeinträchtigung des Bewußtseins führt. Dabei erscheinende Verhaltensweisen, Bedürfnisse und Gebärden ermöglichen die Arzneiwahl. Hierüber geben der „Kent" oder andere neuere Repertorien unter diesem Stichwort (Delirium) umfangreiche Arzneihinweise.

- Opium: nach einer anfänglichen Übererregungsphase mit Überempfindlichkeiten für Schmerz, Geräusche, Gerüche und visuelle Eindrücke folgt eine rauschartige Dämmerphase mit zeitweiser schnarchender Atmung, heißrot berauschtem Gesichtsausdruck und Redensarten von Glückseligkeiten. In dieser Phase werden wenig Schmerzen geäußert, sondern Angst und Todesideen.

8.2.12 Überempfindlichkeit
Rubriken:
- für Arzneien: acon, arn, asar, cham, *chin*, coff, cupr, *ign*, lyc, nit-ac, **nux-v**, **puls**, sep, sil, staph, **sulf**, teucr, *valer*
- für homöopathische Hochpotenzen: ars-j, caust, hep, lyc, merc, nat-m, **nit-ac**, *nux-v*, sep

Überempfindlichkeit ist ein Begriff, der direkt auf Ähnlichkeitsbeziehungen hinweist. Denn wir wählen diejenige Arznei in Krisen, deren Symptomenähnlichkeiten in Prüfungen durch „Überempfindlichkeiten" der Prüfer zum Ausdruck gekommen sind. Der „Kent" gibt Auskunft im Kapitel „Gemüt" unter „empfindlich/überempfindlich" für folgende Stichworte:
- Geräusche
- die geringsten Geräusche
- bestimmte Personen
- Kinder
- äußere Eindrücke
- Licht
- Musik (auch: > Musik: **aur, tarant**)

- Gerüche
- fließendes Wasser (**lyss, nit-ac**, stram)
- Stimmen

8.2.13 Beissen

Rubriken: acon, **am-br**, *ant-t*, anthr, **ars**, *arum-t, aster*, **bar-c, bell**, bufo, *calc, camph*, cann-i, *canth, carb-s*, carb-v, cic, *cina*, croc, *cupr*, cupr-ac, *hyos*, hura, ign, *lach*, lil-t, *lyc*, *lyss*, mag-c, **med, nat-m**, nit-ac, op, phos, *phyt*, **plb, podo, sec, senec, stram, sulf**, tarant, *verat*

- auf allem und alles: bell
- während Delirium: **bell**, *canth*, cupr, hyos, lyss, sec, **stram**, verat-v
- auf Gegenstände: **bell**, bufo, **hyos**, sil, **stram**
- bei Konvulsionen: croc, *cupr*, *lyss*, tarant
- von Personen: **bell**, hyos, lyss, **stram**

Beissen ist eine Gebärde bzw. ein Verhalten, das eine authentische Reaktion unter Wehenschmerz beschreibt und daher ein bedeutendes Symptom. Es sind unter der Geburt vorrangig die Nachtschattengewächse (Bell, Hyos, Stram), die durch diese animalische Reaktion auffällig werden.

- Belladonna (3): ist von extremen „up and downs" gezeichnet, überempfindlich, heiß, rot im Gesicht und gebärdet sich animalisch und wild.
- Cuprum metallicum (2): beißt im Krampfschmerz in Unaushaltbarkeit in die Bettdecke. Die Faust mit dem eingeschlossenen Daumen kann wegweisend sei!.
- Hyoscyamus (2): wird unter Wehenschmerz (wie) irre, redet verwirrt, macht kindliche Äußerungen, steckt bisweilen den Daumen wieder in den Mund und reißt sich alle Kleider vom Leib. Sie spreizen unbewußt die Beine und reden obszön. Eine sexuelle Mißbrauchserfahrung in häufiger Wiederholung kann deutlich werden.

- Lyssinum (2): gebärdet sich im Erregungszustand immer wilder mit Schaum vor dem Mund, wie wenn eine angreifende Macht abgewehrt werden müßte. Dabei beißen sie heftig und wiederholt in das Kopfkissen.

- Stramonium (3): ist wie entsetzt! Sie haben einen Gesichtsausdruck und ein flehentliches Verhalten, wie wenn die Bestie sie zu zerstören suche. Alle Sinne sind extrem erregt, sie vertragen keine Wassergeräusche, kein grelles Licht, keine spiegelnden Lichtreflexe und keinen Lärm. Ängste vor Dunkelheit, vor dem Teufel und vor dem Alleinsein veranlassen sie, die helfende Hand zu halten, festzuklammern und nicht mehr loszulassen. Sie ertragen es keine Sekunde, unter diesen Wehen alleingelassen zu werden. Eine brutale Vergewaltigungserfahrung kann in Erinnerung auftauchen.

Differenzierung der drei Nachtschattengewächse
bezüglich Anwendung unter der Geburt.

Tabelle 3:

	BELL	HYOS	STRAM
Beschwerden von	Ärger	Vertrauensbruch	Gewalt
Fieberintensität	+++	+	++
Hitze	++	-	+++
Röte	++	(+)	+++
Krämpfe / Spasmen	+++	+	++
Muskelzuckungen	-	+++	-
wildes Delir	++	+	+++
Ausdruck:	heftig	mehr passiv	äußerste Heftigkeit
	sehr erregt	oder geht umher	aktiv, verletzend
	will allein sein	oder gegen sich gerichtet	Tobsuchtsausbrüche
		oder will entfliehen	flehentlich Hilfe suchend
Trinken von Wasser:	befeuchtet den Mund, durstlos	Zusammenschnüren im Hals beim Trinkversuch	lehnt Wasser trotz großem Durst ab, Angst vor Wasser
Psychopathologie	animalisch wild durch kongestive Spasmen	erotische Manie	tierische Aggressionsinstinkte

8.2.14 zerstört Kleider

Rubrik: *bell*, *camph*, *ign*, *stram*, sulf, *tarant*, verat.
Eine andere authentische Verzweiflungsreaktion könnte
das Zerreißen von Kleidern sein.

- Tarantula hispanica (2): (die spanische Tarantel) hat dieses
  Symptom hochrangig. Es sind Persönlichkeiten unter
  Spannung, die durch Musik, Rhythmus und Tanzen
  („Tarantula-Tanz") gewöhnlich ihre Entlastung erfahren.
  Im Krankheitsfalle wissen sie nicht, wohin mit dieser
  krankhaften Energie. Dann zeigen sie sich sehr empfindlich für Annäherung, Berührung, Geräusche, Farben und
  besonders für Musik, werden exzentrisch, sehr erregt,
  machen viele Gebärden (siehe „Kent" besonders das Verdrehen von Kopf und Händen), beissen, zerreißen Kleider
  und bemühen sich immer wieder um Selbstkontrolle. Die
  extreme Unruhe bricht immer wieder durch mit Furcht
  vor Geisteskrankheit, Tod und Spinnen. In der Vergangenheit können emotionale Erregungen, Kummer und
  Liebesentäuschungen vorausgegangen sein. Besonders
  schlecht vertragen sie Tadel und Strafen! Zuletzt endet
  alles in einem hysterischen Delirium.

8.2.15 traurig und schwermütig unter der Geburt

Rubrik: cimic, *ign*, lach, nat-m, puls, rhus-t, sulf, verat,
zinc

- Ignatia (2): seufzt wiederholt, schluckt oder ringt nach
  Luft, um ihren Kummer zu verdrängen. Sie will nicht darüber reden (Trost verschlechtert!).
- Zincum metallicum: ist eine „Streßarznei", das heißt jede
  längere Nervenbelastung beeinträchtigt bereits den Zink-
  stoffwechsel des Menschen. Führend sind Schlafmangel
  und nervöse Unruhe mit Zuckungen, Tics und Haut-
  störungen. Die Wehen sind zu schwach und hören auf.
  Krampfadern der Beine und der Vulvae passen zu Zinc.
  Die Persönlichkeiten sind entmutigt, traurig, furchtsam,
  auffällig nervös und erregbar und tun sich so schwer aus-

zuscheiden (alle Sekrete und auch das Kind). Es ist eine Arznei für Beschwerden durch Unterdrückungen vielfältigster Art.

8.2.16 schläfrig unter der Geburt
Rubrik: gels, op, ph-ac, *puls*
- Pulsatilla (2): hat schwache unregelmäßige Wehen und schläft häufig ein.

8.2.17 allgemeine Schwäche unter der Geburt
Rubrik: *ars*, calc, carb-v, *caul*, caust, chin, *ferr*, graph, jod, *kali-c*, lyc, lob, **mur-ac**, nux-v, sep, sulf, verat, *psor*, *puls*
- Muriaticum acidum (3): (die Salzsäure) hat die intensivste körperliche Schwäche. Sogar im Bett rutschen sie noch vom Kopfkissen. Sie sind blaß, muskelschwach, und ständig fallen ihr die Augen zu. Sie leiden unter chronischer Anämie und entwickeln die extremsten Hämorrhoiden (Heißanwendung bessert! Wenn Nat-m nicht hilft, kann an Mur-ac gedacht werden).

8.2.18 Hitzewellen unter der Geburt
Rubrik: *arn*, *bell*, *coff*, *ferr*, *gels*, *op*
- Ferrum: hat bei Erregungen Hitze- und Röteanfälle im Gesicht bei anämischer Grundsituation. Es kann geeignet sein für muskulöse oder sehr adipöse Frauen, insbesondere aus der Landwirtschaft.

8.2.19 Rückenschmerzen unter der Geburt
Rubrik: *caust*, cocc, coff, **gels**, **kali-c**, *nux-v*, *petr*, **puls**, sep
- steigen nach oben bei Wehen: **gels**, *petr*
- schneidend, lumbal, während Wehen: kali-c
- Dorsalregion, stechend bei Wehen: petr

- Petroleum: (Steinöl) hat Schwäche im Rücken und Schmerzen unter Wehen lumbal. Lange Hungerphasen und Auskühlung begünstigen Schwäche und Krisen. Sie leiden immer im Winter unter rissiger Haut der Hände. Ihre Schweiße riechen unangenehm, besonders von Achsel und Füßen. In der Schwangerschaft könnten sie Probleme mit Genitalherpes gehabt haben. Es sind eher schlanke bis magere, hellhäutige, blonde Frauen, zu denen Petroleum paßt.

8.2.20 unwillkürliches Urinieren unter der Geburt
Rubrik: *arn*, **ars**
- Arnika (2): hat Gewebezerreißungen und Überdehnungen im Blasenbereich erlitten.
- Arsenicum album (3): ist schwach und erschöpft und kann den Urin nicht mehr halten.

8.2.21 Übelkeit unter der Geburt
Rubrik: ant-t, caul, cham, *cocc*, **ip**, mag-m, *puls*, **sep**
- Ipecacuanha (3): hat immer Übelkeit, wenn es angezeigt ist.
- Sepia (3): hat Übelkeit und zusätzliche Geruchsüberempfindlichkeit.

8.2.22 weinerliche Stimmung unter der Geburt
Rubrik: ars, cham, coff, ign, kali-p, lob, lyc, plat, puls
- Arsenicum album: aus Angst
- Chamomilla: wegen Schmerzen
- Coffea: wegen der Übererregbarkeit
- Ignatia: wegen Enttäuschungen und Kummer
- Kalium phosphoricum: wegen Nervenerschöpfung
- Lobelia: wegen Übernervosität
- Lycopodium: wegen Feigheit
- Platinum: wegen Überempfindlichkeit
- Pulsatilla: wegen Hilflosigkeit

8.2.23 Verlassenheitsgefühl
(keine geburtsspezifische Rubrik!)

Rubrik: *anac, anh, arg-n*, ars, asar, **aur**, bar-c, calc, calc-s, camph, cann-i, carb-an, carb-v, carc, chin, coff, *cycl*, dros, hell, hura, ip, kali-br, kali-c, lac-d, *lach*, laur, lil-t, lyss, *mag-c, mag-m, meny, merc*, nat-c, *nat-m*, pall, p*lat*, **psor**, **puls**, rhus-t, sab, sars, sec, sep, spig, *stram*, *thuj*, valer, verat

· Gefühl der Isolation: *anac, anh, arg-n*, arist-cl, camph, cann-i, cann-s, coca, hura, *nat-m*, plat, *puls*, stram, *thuj*

Trotz guter Versorgung kann diese Vorstellung und Einbildung die Kreissende belasten. Führend sind **aur, psor, puls**.

* Psorinum (3): die Krätzenosode, hat Verzweiflung, Resignation, Mutlosigkeit, Schwäche und ständiges Frieren in ihrem Arzneibild. Es ist die Arznei der Leidenden, denen man nicht helfen kann, weil sie keine Hoffnung mehr haben. Aber ohne dieses Fünkchen Mut ist jede Hilfe zum Scheitern verurteilt. In dieser festgefahrenen Situation hilft Psor.

* Thuja occidentalis (2): hat das Gefühl von Isolation. Es sind gespaltene Persönlichkeiten, die zunächst offen und kommunikativ wirken, aber eine zweite Seite ihres „Ichs" verbergen, mit der sie selber nicht zurechtkommen. Diese treibt in ihnen ihr Unwesen mit unerklärlichen Sensationen und chronischen sykotischen Krankheitsprodukten (Warzen, gelber Ausfluß, Kondylome, Herpes; Chlamydieninfektionen sind sichere Hinweise für Thuj, Myome, Cysten, Organüberfunktionen u.a.). Thuja-Schwangere beschreiben seltsame innere Erlebnisse und Wahrnehmung, leiden unter den Kindsbewegungen und mißtrauen der Umgebung. Sie haben Sorge, daß man sie nicht ernst nimmt, daher wirken sie sehr unsicher und mißtrauisch.

8.2.24   Ohnmacht

Rubrik: acon, bry, camph, carb-v, *cham*, chin, *cimic*, *coff*, mag-m, nux-m, **nux-v**, **puls**, **sec**, sep, verat

- durch geringste Bewegung: bry, verat
- durch Blutverlust: *carb-v*, **chin**
- mit Erstickungsgefühlen: puls
- mit eiskaltem Körper: camph
- mit Schläfrigkeit: nux-m
- durch Schmerz: apis, asaf, *cham*, *cocc*, coloc, hep, *nux-m*, *nux-v*, phyt, *valer*, verat
- nach Schreck: **acon**, *coff*, *gels*, *ign*, *lach*, **op**, verat
- mit anhaltender Übelkeit: **ip**, mag-m

- Nux moschata: kann kein Blut sehen und war in der Schwangerschaft bereits auffällig. Sie hat nur gelitten, die ganze Schwangerschaft über. Blähungen, Verstopfung, Schlafsucht und Kälte verübelten ihr die Zeit. Nun kommen Ohnmachten bei geringfügigen Anlässen wie z.B. bei dem Entleeren von Stuhl. Sie ist schläfrig bei Wehen und überwiegend wie berauscht, im hilflosen Zustand wie von Trunkenheit.
- Secale cornutum (3): ist ausgezehrt und erschöpft und oft schon vor der Geburt. Die Geburt ist langsam und zieht sich dahin. Senkungsbeschwerden der Gebärmutter begleiten die quälenden Wehen, ein lange anhaltendes Nach-unten-Drängen!
- Veratrum album (2): kennt Kollaps auch außerhalb der Schwangerschaft. Zu schnelles Aufrichten vom Liegen, langes Stehen oder Bücken bringen sie in Kollapsnähe.

8.3 Diagnosen

Diagnosen sind nicht geeignet, direkt zu der homöopathischen Arznei zu führen. Aber deutliche Krankheitszustände können durchaus bevorzugt an gewisse Arzneien denken lassen, die Ähnliches in der Vergiftung (Toxikologie) hervorzubringen imstande sind. Vorweg, danach aber auch während dieser Zustände kann an die unter diesen Diagnosen aufgeführten Arzneien gedacht werden.

8.3.1 Hypotonie unter der Geburt
Rubrik: gels, mosch, verat
- Gelsemium: blaß, schwach, schläfrig, zittrig und (als „zarte Rankpflanze") instabil in den Aufrichtekräften. Erwartungsspannungen verschlechtern!
- Moschus: hat Hysterie, Hypochondrie, Anämie, Ohnmachtneigung, Schwäche und Kälte in seinem Arzneibild. Sie wirken labil in körperlichen und psychischen Symptomen. Ihre hysterischen Anwandlungen tragen Züge von „Verrücktheit".
- Veratrum album: hat das Verlangen, durch anhaltende Bewegung den niedrigen Blutdruck zu kompensieren. Für die Umgebung sind sie kaum zu ertragen, da sie keine Minute sich still verhalten können.

8.3.2 Hypertonie unter der Geburt
Rubrik: apis, bell, lach, merc, nat-m, ph-ac, plb, puls, sec, sep
- Apis mellifica: (die Honigbiene) ist eine führende Arznei für EPH-Gestose: Eiweißverluste über die Nieren, spärliche Urinausscheidung, Ödeme bevorzugt an Knöcheln und Augenlider und unter Wehenbelastung Blutdruckanstieg geben deutliche Hinweise. Sie vertragen keine Wärme, sind absolut durstlos, mögen sich nicht bewegen und sind in der Stimmung gereizt und ärgerbereit. Die Ödemneigung ist führend, das Mittel häufig angezeigt!

- Belladonna: entwickelt hypertone Spitzenwerte wie Spasmen mit heißem, rotem Gesicht, berstenden Kopfschmerzen und hochgradiger Berührungsempfindlichkeit. Die Kongestion und Röte sind führend.
- Lachesis: Gerät in Stauung und Enge mit zunehmend heftigen, in Bedrohlichkeit und Schmerzhaftigkeit gegenüber Belladonna ernsteren Symptomen, solange keine Ausscheidungen erfolgen. Ihr Empfinden ist wie von Druck vor einem Ventil, das eng und nur zu gering durchlässig ist.
- Mercurius solubilis: (Quecksilber) ist (wie Mercurius corrosivus und Cinnabaris) die wichtigste Arznei (so meine Erfahrung) bei Frühgestose, Praeeklampsie und komplizierender Hypertonie. Diese Frau fühlt sich dauerhaft unwohl, hat heftige Stauungsödeme am gesamten Körper, scheidet Eiweiß (und bisweilen Blut) über die Nieren aus, schläft schlecht und erholt sich nicht. Mundsymptome (Zungen- und Zahnfleischschwellungen, Speichelfluß, Zahnfleischbluten, übler Mundgeruch) und Magen-Darmbeschwerden (besonders nächtliches Sodbrennen, Darmkrämpfe und Durchfälle) intensivieren die notwendige Anzeige dieser Arznei. Hochpotenzen wirken sicher, wenn darüber hinaus Bestätigung durch Gemütssymptome gefunden werden kann wie die Idee von Verbrechen (im Traum oder/und in der Einbildung), von schwerer Enttäuschung bis zu Betrug.
- Natrium muriaticum: ist häufig ein chronisches Folgemittel von Apis. Allein die Gruppe der Salz-hypersensitiven Hypertonikerinnen (die durch weitere Symptome wie empfindlich für Meer, für Sonne und Licht-/UV-allergisch auffällt) würde von Nat-m-Potenzen profitieren. Die Persönlichkeit gerät bei Wärme und zwischenmenschlichen Kontakten innerlich unter Druck.
- Phosphoricum acidum: hat Eiweiß- (und Zucker-, Phosphat-) Ausscheidungen im Urin (der milchig trüb wird). Chronische Müdigkeit durch Kummer, Gefühl nie ausgeschlafen zu sein, ständiges Verlangen sich hinzulegen kehren sich durch Wehenaktivität in eine Gegenphase von Hypertonus.

- Plumbum: (Blei) wirkt toxisch mit Anämie, Vasokonstriktion und Hypertonie. Blasse Hypertonikerinnen mit zu kleinem Kind durch Plazentainsuffizienz infolge vorzeitiger Plazenta-Verkalkung (Arteriosklerose), die bei Wehen Krampfschmerzen mit Einziehungsempfindungen nach innen und Kribbeln und Taubheiten in den Extremitäten angeben, gelb-ikterisches Hautkolorit aufweisen und sich müde und bleischwer fühlen, benötigen Plumbum potenziert. (Secale sieht ausgezehrter, gewebeschlaffer aus, ist kalt und bevorzugt Kälte!) Oft ist der Thenar (Daumen-) Muskel schwach und atrophisch.
- Pulsatilla: kann im Rahmen von Gestose (Bewegung im Freien bessert!) durch Trockenheit und seelische Nöte („keiner steht mir bei!") bei fortgeschrittenen Geburten mit Hypertonie kompliziert werden.
- Secale cornutum: (muß gegen Plumbum abgegrenzt werden) ist für blasse Hypertonikerinnen mit latenter Gefährdung zur Atonie des Uterus, mit dunklen, tintenartigen Blutungen verbunden und leidet unter Elastizitätsverlusten mit Deszensus.
- Sepia: verkrampft und verspannt sich unter für sie ungünstige Bedingungen derart intensiv, daß nicht nur Wehenschmerzen sondern auch der Kreislauf unter Hochdruck geraten.

Es ist kein Widerspruch, wenn alle hier unter Hypertonie aufgeführten Arzneien zu anderen Zeiten bzw. Geburtsphasen mit Hypotonie auffallen können.

8.3.3 Eklampsie
Rubrik: **apis**, apoc, *ars*, ars-j, *aur-m*, benz-ac, berb, bry, cact, **canth**, **chin**, cinnb, **colch**, *crot-h*, *cupr-ac*, dig, dulc, ferr, **gels**, glon, hell, **helon**, ind, *kali-ars*, kali-br, *kali-c*, *kali-chl*, kalm, *lach*, led, *lyc*, merc, **merc-c**, *nat-m*, *ph-ac*, *phos*, rhus-t, sab, senec, *sep*, sulf, *ter*, thlasp, thyr, uran, *verat-v*

Die Diagnose „Eklampsie" ist ein historischer Sammelausdruck für fatale Entgleisungen gegen Ende der Schwangerschaft. Bezeichnenderweise wird das „Krampfen" („Konvulsionen") im Repertorium von diesem Begriff abgetrennt, was in der schulmedizinischen Bezeichnung hinzugehört. Für die homöopathischen Behandlungsbelange ist diese Ungenauigkeit unproblematisch, subsummieren wir hier doch die letzten Arzneien, mit denen wir Hilfestellungen geben können, nachdem bereits schulmedizinische Maßnahmen eingesetzt haben (wie Infusionen, Antikrampfmittel, Narkose, Kaiserschnitt, Intensivmedizin). Diese Rubrik ist weiter von Wert für Frauen, die in der Vorgeschichte bei anderen Geburten Entgleisungen nach Gestoseerkrankung durchgemacht haben. Im Repertorium, das zuerst im 19. Jahrhundert entstand, finden wir Symptome wie:

- Urin, Eiweiß im
- Urin, Zucker im
- Allgemein, Ödeme
- Extremitäten, Ödeme der
- Gesicht, Ödeme im
- Allgemein, Hypertonie
- Allgemein, Konvulsionen

unter den Stichworten „Schwangerschaft und/oder Geburt", aber nicht Begriffe wie Gestose, Praeeklampsie, Hellp-Syndrom oder Diabetes. Homöopathie als Vorwegmedizin sollte diese Entgleisungen durch konsequente Schwangerschaftsbetreuung früh verhindern helfen.

- Crotalus horridus (2) ist die vierte (Lach, Vip, Naja) in diesem Buch erwähnte Schlange, die nordamerikanische Klapperschlange, die mit Sepsis, blauschwarzer Hautverfärbung, schwarze Blutungen, Thrombose und Emboliegefahr mit brennenden Schmerzen auffällig wird. Die Symptome treten bevorzugt rechtsseitig auf, verschlechternd wirken Schlaf, Rechtsseitenlage, Wärme, geringe Anstrengungen und Erschütterungen. Die Patientin ist

sehr schwach, zittrig, in dumpfer Passivität mit Selbstge-
sprächen, sehr mit dem Tod beschäftigt und steht unter
einem toxischen Einfluß. (Lachesis hat linksseitige Symptome!)

- Cuprum aceticum (2): ist für die Cupr-ähnlichen Frauen,
  die in mehr Erschöpfung und vertieftere Cuprum-Sym-
  ptomatik geraten, Angst haben, die Kontrolle zu verlieren
  und Todesgewißheit äußern.
- Helonias (3): hat lumborenale Schmerzen, Eiweiß im
  Urin, Nieren-Blasen-Störungen, Deszensusbeschwerden,
  Anämie und schwere Erschöpfung. Sie sind reizbar, widerspruchsempfindlich, nörgeln viel und sind schwer für die
  Umgebung zu ertragen! Aber sie verfügen über eine Art
  Energiereserve, die sie von Zeit zu Zeit durch Ablenkung
  scheinbar „normal" erscheinen lassen, um nach kurzer
  unauffälliger Phase wieder in die Pathologie zu verfallen.
- Mercurius corrosivus (3): (Sublimat, HgCl) ist die chlo-
  rierte Quecksilberverbindung mit den aggressiveren Wirkungen auf die Schleimhäute, das Nervensystem und die
  Lebenskraft. Wundheit, Zerstörungen, Geschwüre,
  Eiweiß- und Blutabsonderungen und intensiveres Brennen und Schmerzen mit erheblich schlechterem Allge-
  meinzustand und höherer Bedrohung als Mercurius solubilis charakterisieren Mercurius corrosivus Es sind die
  frühen und schweren Gestosen, die vor der 28. Schwan-
  gerschaftswoche beginnen, die zeitig und oft mit dieser
  Arznei beruhigt werden können.

8.3.4 Konvulsionen

Rubrik: *acon*, aru, *bell*, canth, *cham*, *chin*, chin-s, *cic*, cimic,
cinum, coff, cocc, *cupr*, *cupr-ars*, gels, glou, **hyos**, *hydr-ac*,
ign, *ip*, **kali-br**, merc-c, mosch, oena, op, *plat*, *sec*, **stram,
verat-v**, *zinc*
Krämpfe sind für die Umgebung erschreckend und ernst, da
diese meistens Bewußtlosigkeiten mit aktiven Komplikationen beschreiben. Daß es sich hier um keine Arzneiaufzählung

für „bewährte therapeutische Maßnahmen" handelt, versteht jede(r) homöopathisch Versierte, sondern es sind Erfahrungswerte von Arzneibeziehungen für Vor- und Nachbehandlungen zusammengefaßt, von unterschiedlicher Krankheitstiefe und Prognose. Neben den krampfberuhigenden Akutmitteln der Schulmedizin kann dennoch zusätzlich das Homöopathikum von Drittpersonen gegeben werden und so für manchen Überraschungserfolg gut und ausreichend sein!

- Belladonna (2): steigert sich in Spasmus, Delir und klonische Krämpfe, ausgelöst von Licht, Lärm oder Berührung zusammen mit Hypertonie, Blutandrang zum Kopf, Hitze im Gesicht mit Kälte der Extremitäten.
- Chamomilla (2): krampft im Rahmen von Schmerz und ihrer Hysterie ohne ernste Komplikationen.
- Cicuta virosa (2): (der Wasserschierling) ist eines der wichtigsten Epilepsiemittel mit den heftigsten Krampfanfällen. Die Krämpfe entwickeln sich wie Spasmen aus dem Zentrum zur Peripherie, der Kopf wird in den Nacken gebohrt (Opisthotonus: bell, cupr, hyos, nux-v, op, stram, stry), der Blick starr und die Atmung schwer. Auslösend ist die Erschöpfung. Vor den Anfällen ist die Frau blaß und gleichgültig, lehnt Hilfe ab, nach den Anfällen auffällig freundlich, sanft und gefügig.
- Cocculus: aufgrund von Nervenerschöpfung und Schlafmangel nach aufopferungsvollen Pflegezeiten.
- Hyoscyamus (3): alle drei Nachtschattengewächse (Bell, Hyos, Stram) sind wieder bevorzugt zu bedenken aufgrund der tiefen Berührung bzw. Erregung des Unterbewußtseins. Zuerst erkennt man Gesichtsmuskelzuckungen, dann zucken der ganze Kopf und die Gliedmaßen. Nach den Krämpfen erfolgen Sehstörungen, tiefer Schlaf und Verwirrung. Auslösend wirken tiefe Gemütsbewegungen von vergangener oder gegenwärtiger Verletzung. Neben Ausdrucksformen von Infantilität (steckt Finger in den Mund) können Obszönität und Beissen auffallen.

- Ignatia (3): verkrampft sich komplett nach emotionaler Erregung. Die Prognose ist gut, die Erscheinungen sind oft paradox unlogisch.
- Ipecacuanha (2): hat Ähnlichkeit zu hypervagotonen Krisen mit Koliken innerer Organe, Erbrechen in Brechwürgen, anhaltende und durch nichts gebesserte Übelkeit und Kollapsigkeit. Hoher Blutverlust und Erschöpfung können im Krampfanfall mit extremer Blässe und Bewußtlosigkeit gipfeln.
- Moschus: zeigt Frösteln und Schaudern vor und bei Krämpfen, nervöse Vorspannungen wie Schluckauf, Kehlkopfkrämpfe, unkontrollierbares Lachen und Weinen und Ohnmachtsneigungen. Aufregungen und Kälte verschlechtern die Situation, Krämpfe mit Bewußtseinsverlust kommen im Höhepunkt.
- Stramonium (3) (siehe auch die Übersicht unter „Beissen" 8.2.13): krampft im Rahmen von Furcht, Lärm, bei Fieber und durch grelles oder reflektierendes Licht als Auslöser. Auffällig sind die Empfindlichkeiten für den Anblick oder das Geräusch von Wasser. Die Krämpfe sind heftig, aus dem Schlaf heraus, wechselnd klonisch und tonisch, mit Zungenbiß und kurzer Bewußtlosigkeit und intensivem Opisthotonus (Nach-hinten-Krümmen des Kopfes!). Danach kann die Sprache stotternd sein.
- Veratrum viride (3): der grüne Germer, krampft bei extremer Erschöpfung und Kreislaufschwäche, eventuell mit Fieber und kalten Schweißen. Es beginnt mit Zittern, dann Zuckungen und Verdrehen der Glieder und des Rumpfes, heftiges Herzklopfen, allgemeine arterielle Erregungszeichen, Blutandrang zum Kopfe, Röte und Völlegefühl, dann Krampf mit ständigem Nicken des Kopfes, Aufschreien und kurz aussetzender Atmung, danach wieder völlige Erschöpfung und ein Eindruck wie von Vasomotorenlähmung

9. Plazentaretention

Rubrik: *agn*, art-v, *ars*, *bell*, *caul*, **canth**, cimic, croc, cupr, gels, goss, ip, *nux-v*, *puls*, **sab**, sec, **sep**, sulf

Eine angewachsene Plazenta (Placenta accreta) wird nur durch Kunsthilfe in Betäubung, ein Plazenta adhaerens homöopathisch zu lösen sein. Im Hinblick auf die Arzneiwahl sind verschiedene Voraussetzungen zu bedenken, wie:

9.1 zu schwache Wehen und Erschöpfung
9.2 Verkrampfung des Gebärmutterhalses
9.3 Adhäsion nach vorausgegangenen Gebärmutter operationen oder Entzündungen

(Neben der homöopathischen Hilfestellung möchte ich wegen der einfachen Anwendung und den eindrucksvollen Erfolgen ermutigen, die Akupunktur zu erlernen. Durch Tonisierung lassen sich Wehen anregen, durch Sedierung Muttermundsverkrampfungen lösen.)

Die wichtigsten Mittel nach meinen Erfahrungen sind folgende C, die in C30 oder C200 Potenzen verabreicht werden sollten):

• Caulophyllum: für zu schwache Wehen mit Erschöpfung. Vorausgegangen war das Gegenteilige: extrem heftig, schmerzhafte kurze Krampfwehen mit innerer und äußerer Anspannung und Zittern. Auch bei verkrampftem Muttermund mit Wehenschwäche, Blutung und Zurückhaltung der Plazenta kann Caul bedacht werden.

• Sepia: ist führend bei bekanntem Abort oder Interruptio in der Vorgeschichte. Insbesondere die Verletzung der inneren Gebärmutter durch Ausschabung (Abrasio) führt häufig zum längeren Anhaften der Plazenta (Placenta adhaerens) und zur Verlängerung der Plazentageburtsphase.

• Sabina: ist angezeigt, wenn das Symptom Blutung im Vordergrund steht: eine helle gußartige Blutung geht einher mit der Bildung und Ausstoßung von großen festen und dunklen Blutklumpen. Ein bogenförmig von der unteren Lendenwir-

belsäule / Steißbein zum Schambein ziehender Schmerz und /
oder das subjektive Gefühl von Völle im Uterus unterstützen
diese Arzneiwahl. Die Blutung wird durch Bewegung zunehmen. Hitzewellen oder Wallungen zum Kopf können mit
Frösteln und kalten Extremitäten einhergehen.

- Cantharis: klagt über brennende Schmerzen im gesamten
  Unterleib, in dem Geburtsweg wie auch an den Harnwegen.
  Ein beständiger Harndrang, Erbrechen, eine aufgewühlte
  Psyche mit Erregung und Ängsten und einem Ausdruck von
  zu erleidenden Qualen unterstützen diese Arzneiwahl.

9.1. Zu schwache Wehen und Erschöpfung

- Pulsatilla: ruhelos, durstlos, hitzig, wechselhaft blutend mit
  unregelmäßigen und schwachen Wehen, primäre und sekundäre Wehenschwäche.
- Cimicifuga: allgemeine Zerschlagenheit, Muskelschmerzen
  und Wundheitsgefühl im Geburtsweg, keine Wehen mehr,
  statt dessen voller negativer Gedanken, Befürchtungen und
  Ängste.
- Gelsemium: lähmiges Erschöpfungsgefühl, wie berauscht,
  müdes Aussehen durch hängende Oberlider, schläfrig, gähnen, frieren.
- Secale: charakteristisch sind das intensive Deszensusgefühl,
  das beständige Abwärtsdrängen der Gebärmutter, nach langanhaltenden Kontraktionen folgen noch längere Phasen von
  Wehenlosigkeit und dazu eine dunkle, tintenartige, passive
  Blutung. Die Frau ist schwach und ausgezehrt. Sie lüftet wiederholt die Bettdecke oder schiebt sie gar beiseite wegen der
  Bauchempfindlichkeit. Obgleich sie sich äußerlich kalt
  anfühlt, meidet sie die Wärme.
- Sulfur: beklagt sich über zu viel Hitze und Wallungen, hat
  heiße feuchte Hände und Füße und Brennempfindungen. Sie
  wünscht Frischluft und Verwöhnung. Die Länge der Geburt
  hat sie entkräftet, auch wenn sie sonst eine sehr vitale Persönlichkeit ist. Unter der Geburt haben ihr Aconitum oder
  Belladonna gut geholfen. Wiederholt traten hellrote Blutungen auf.

9.2. Plazentaretention durch Verkrampfung des Gebärmutterhalses:

- Caul: wie oben erwähnt
- Belladonna: kann Spasmen beeinflussen, wenn die Kongestionszeichen lokal oder generalisiert vorliegen wie berührungsempfindlich, gestaut, blutinjizierte Konjunktiven, qualvolle oder pulsierende, pochende Schmerzen, Hitzegefühle und Trockenheit der Schleimhäute (wie auch des Mundes mit wenig Durst).
- Cuprum: Schlafentzug, Wärmeverluste und Versagensgefühle führen hier zu Kälte, Blässe und Krampfneigung – nicht nur am Muttermund sondern auch von Willkürmuskeln oder peripheren Extremitäten.

9.3. Plazentaretention nach Ausschabung, Abort oder Interruptio:

- Sepia: wie oben erwähnt
- Secale: nach einer Vorgeschichte von habituellem Abort oder Plazentainsuffizienz
- Gossypium: (Baumwolle) wenn neben Wehenschwäche auffällig wenig Schmerzen zu vernehmen waren

10. Das Neugeborene

10.1 Asphyxie

Rubrik: **acon, ant-t**, *arn, ars, bell*, **camph**, *carb-v*, chin, *cupr, lach*, **laur**, op

Im Kent sind hierzu folgende Arzneien aufgeführt: acon, **ant-t**, a*rn, bell*, **camph**, chin, laur, op. Ich möchte noch Lach hinzufügen. Wenn man die ersten 24 Stunden des Neugeborenen einbezieht, so sollten wir noch ars, carb-v und cupr bedenken. Nach meinen Erfahrungen werte ich die einzelnen Arzneien wie folgt: **acon**, *ant-t*, arn, *ars*, *bell*, camph, *carb-v*, chin, **cupr, lach, laur**, op.

Unter Asphyxie beschreiben wir Zustände kindlicher Atemnot bzw. Atemlosigkeit. Von entscheidender Bedeutung für das Kind wie für die Arzneiwahl ist die Kausa dieser Atemnot. Bedacht werden müssen:

- die Schwangerschaft (Blutgruppenunverträglichkeiten (AB0), fetale Erythroblastose, Hämolyse, kindliche Anämie, Plazentainsuffizienz, Infektionen, angeborene und erworbene Schäden)
- die Geburt und ihr Verlauf (Plazentalösung, hypertone Wehen, Betäubung, Amnioninfektion, Herzfehler, traumatische Kindesentwicklung (Zange, Vakuum), Nabelschnurkomplikationen (zu kurz, echter Knoten) sowie Bedingungen
- unmittelbar postpartal (Verletzungen, Nabel- oder Gehirnbluten, Verlegung der Atemwege/Aspirationen, Herzfehler, Unterkühlung, iatrogene Belastungen/Drogen).

Für jede der oben erwähnten Arzneien läßt sich mindestens eine der Bedingungen zuordnen. Abgesichert wird die Arzneiwahl durch die Körperzeichen, die das Kind im Zustand der Atemnot zeigt: der Gesamteindruck, die Hautfärbung, die Reaktionen auf Reizung bzw. die Stimulierbarkeit, die Atmung selbst. Die zeitliche Entwicklung der Problemsituation kann zu einer Abfolge einzelner Arzneien aus dieser Rubrik selbst erfolgen (z.B. Acon · Arn · Bell · Lach oder Laur · Ars · Carb-v oder Ant-t · Camph · Ars).

Die Hochpotenzen (und insbesondere die C 200 in Mohnsamengröße(!)) sollten von allen erwähnten Arzneien bei geburtshilflicher Begleitung vorrätig sein. Hier die klinischen Erfahrungen:

- Aconitum napellus (3): ist die häufigste Arznei in Anwendung. Das Kind wird in den heutigen Geburtseinrichtungen oft schockierend geboren: das grelle Licht (wo doch das Kind aus einem Dauerdunkel kommt), die Kälte (wo es 37°C - Konstanz gewohnt war), die Isolation (wo es Dauerkontakt und mütterlichen Herzrhythmus in Regelmäßigkeit kannte) und die Angst der Geburtshelfer (wo es in der Schwangerschaft doch nur selten mütterliche Angst – vielleicht bei den Vorsorgeuntersuchungen – erfuhr). Nur bei der Unterwassergeburt wird man ganz auf Acon verzichten können (wegen der gewährleisteten Konstanz der oben genannten Bedingungen). Das Kind sieht erschreckt aus, schreit evtl. panisch und atmet angestrengt stoßweise (Apgar 7-10). Der Energieverlust und die Störung der kindlichen Harmonie machen Acon insbesondere erforderlich, um die Prägungsphase und das Stillen in der ersten Stunde zu gewährleisten. Acon kann die Streßfolgen lindern, die eine spätere Neugeborenengelbsucht verschärfen.

- Antimonium tartaricum (2): für die Folgen von Fruchtwasser- (oder Mekonium-) Aspiration. Das Kind ist blaßgrau, völlig schlaff, atmet nur oberflächlich und erstickend. Die Lunge „brodelt" und das Kind ist zu kraftlos, um Sekret auszuwerfen. Das Herz schlägt nur noch schwach und das Kind erstickt am Lungeninhalt (Folgemittel: Camph, Ars).

- Arnika montana (2): für die Folgen von Quetschung, Traumatisierung mit Gefäßrissen und Blutungen. Bei jedem Neugeborenen kommt es unter der Geburt zu Gehirnblutungen. Abhängig von dem Ausmaß der Schädelquetschung (Vakuum/Zange) und der Geburtsdauer werden äußere (Kephalhämatom) und innere (intracerebrale) Blutungen bedrohlich zunehmen. Atmungsstörungen werden hier durch Gehirndrucksteigerungen und Beeinträchtigung der vegetativen, lebenserhaltenden Zentren ausgelöst. Der Einsatz von

Arnika bietet sich bereits unter den Wehen an, wenn die körperliche Überanstrengung und die mütterliche wie auch
kindliche Quetschung absehbar sind. Nach der Geburt war
das Kind zunächst rosig und wird dann ein tiefrotes heißes
Gesicht entwickeln. Der Körper ist kalt und die Glieder zittern. Die Atmung verändert sich und wird ruckartig, stöh-
nend, pressend.

- Belladonna (2): hat zentral in seinem Arzneibild die Kongestion, insbesondere des Kopfes und vorzüglich entzündlich
bedingt. Das Gesicht ist intensiv rot, gestaut, die Augenbulbi
stehen vor und sind blutinjiziert, die Pupillen können starr
und weit sein. Die Atmung ist wie unter Schmerzen spasmo-
disch-stöhnend. Das ganze Kind reagiert sofort und
überempfindlich auf jede Maßnahme und Berührung. Dabei
überstreckt es sich in ganzer Länge mit Opisthotonus und
Krampfbereitschaft. Diese Bedingungen sind im Gefolge
eines latenten Amnioninfektionssydroms, kompliziert durch
Nabelschnurumschlingungen am Hals vorzufinden. (Folge-
arznei ist Lachesis). Häufige Erreger sind heute die B-Strep-
tokokken.

- Camphora: wird allein von mir so gewertet, weil ich es nie
akut einsetzen und beobachten konnte. Es ist außerordentlich
erfreulich, daß die Hausgeburtshilfe für mich niemals Camph
erforderlich machte. Ich halte es aber in höchsten Potenzen
stets präsent, um es gemäß der Vorgabe homöopathischer
Literatur einzusetzen: für die absolute Atemlosigkeit (Apgar
0-3), ein Zustand wie Scheintod. Das Kind ist vollkommen
blaßgrau, die Augen starr, der Körper schlaff, eiskalt und
reaktionslos, Atmung und Herz erlahmen. Es gehört in die
Reihe der kindlichen „Erstmittel" (Acon Apgar 7-10; Laur
Apgar 4-6; Camph Apgar 0-3) unmittelbar postpartal, 2 Globuli in die Wangentasche neben die Zahnleiste und kurzfristig aufgelöst in Wasser weitergeben!

- China officinalis: ist unser großes Arzneimittel für die Folgen
von Flüssigkeitsverlusten. Es ist nicht nur das erste offizielle
Homöopathikum (Hahnemanns Selbstversuch), sondern

kann auch das erste Mittel für das Neugeborene werden. Wie bei der Malaria, für die es schulmedizinisch nach wie vor in Frage kommt, bietet das Kind Leber-/Milzanschwellungen mit aufgetriebenem Bauch. Es ist anämisch blaß, eingefallen („hippokratisch") im Gesicht und in allen Funktionen schwach, müde, träge. Es trinkt schlecht und entwickelt rasch den gefährlichen Frühikterus. Diese Bedingungen finden wir bei Zuständen intrauteriner Hämolyse wie fetale Erythroblastose (heute seltenst wegen der Vorsorgeuntersuchungen in der Schwangerschaft und Antikörper (Anti-D)-Gaben, bei AB0-Komplikationen oder infektiös-toxisch, sowie nach kindlichen Blutverlusten intrauterin wie bei Zwillingen mit steal-effect (einer raubt dem anderen das Blut!). Nach der Geburt können Blutverluste durch die Nabelschnur kindliche Anämie und Chinaverordnungen erforderlich machen. Es ist das aussichtsreichste Mittel für den gefährlichen Frühikterus (blaß, trinkfaul, schlaff und nächtliche Unruhe). Auch die Mutter sollte nach einer atonischen Blutung noch im Kreissaal China in Hochpotenz erhalten. Mit China beeinflussen wir dennoch bevorzugt chronische Probleme. (Folgemittel carb-v)

- Laurocerasus (3): ist vorzüglich geeignet für die graduell schweren Atemnotzustände (Apgar 4-7) hinter Aconitum. Das Kind präsentiert sich akut schwer asphyktisch. Die Atmung ist schnappend mit Stillständen, einzelne Muskeln und besonders im Gesicht zucken und Kältereize bewirken nichts. Charakteristisch für Laur ist eine blaugrau fleckige Haut. Je nach Tiefe der Krise sieht man eine schwach blaucyanotische Verfärbung mit grauen Inseln oder eine weißgraue Haut mit blauen Inseln. Es sieht aus, wie wenn man die Inseln mit Daumen- oder Fingerdruck bleibend ausgelöst hätte. Klinisch finden wir diese Erscheinung bei den oben genannten Apgar-Werten oder bei angeborenen schweren Herzfehlern. Es ist immer wieder eindrucksvoll, wie prompt die Lebenskraft reagiert auf Laur C200 bei diesem deprimierten Zustandsbild.

- Opium: ist die führende Arznei für schwere Gehirneinblutungen mit aufgedunsenem, roten Gesicht, engen Pupillen, gestauter Fontanelle und tief schnarchender, mühsamer Atmung mit Ausfällen einzelner Atemzüge (Cheyne-Stoke). Der Zustand der Betäubung zeigt sich in Reaktionslosigkeit auf äußere Reize. Opiate, schulmedizinisch unter der Geburt gegeben, lösen Atemdepressionen aus. Haben diese nach der Geburt noch Auswirkungen beim Kind, so kann (nach erfolglosem Einsatz von Nux vomica) Opium hoch potenziert überlegt werden. Opium sollte auch als Folgemittel von Acon bei chronischen Folgen von Panik und Schock nach der Geburt nicht vergessen werden (z.B. für Schlafstörungen, Harn- oder Stuhlverhalten durch Lähmungen).
Die Geburt ist ein „Endorphin-Ereignis" mit Todesnähe und Opium sollte daher immer in Erwägung gezogen werden, wenn nach der Geburt Reaktionslosigkeit (durch schockartige Erstarrung von Symptomen bedingt) anhält.

Aus eigener vorzüglicher Erfahrung ergänze ich:
- Lachesis muta (3): für Atemlosigkeit bei Infektionen mit (drohender) Sepsis. Insbesondere das pathologisch steckengebliebene Kind (intrapartaler Geburtsstillstand, Kopf eingetreten in das kleine Becken, nach Nabelschnurumschlingungen mit protrahierten Verläufen, nach vorzeitigem Blasensprung, infiziertes Fruchtwasser, Amnioninfektionssyndrom und erbsbreiartiges, übelriechendes mekoniumhaltiges Fruchtwasser) erfordert rasch Lachesis. Für das Kind lebenserhaltend ist hier Lachesis mit der akuten Folge einer Unterdrückung einer pathologisch belastenden „Absonderung" (das steckengebliebene infizierte Kind) als entscheidende Anzeige für diese Arznei. Hier gibt es einen schmalen Beobachtungsspielraum vor Verlegung in die Kinderklinik. Das Erscheinungsbild des Kindes ist bestimmt von der Strangulation, Stauung und Infektion, vergleichbar bei Bell, nur fortgeschrittener, avitaler und bedrohlicher. Die Mutter wärmt und beobachtet ihr Kind direkt an ihrem Körper, so daß ihr nichts entgeht!

- Arsenicum album (2): soll hier nur kurz erwähnt werden, für die lebensschwachen Frühchen, untergewichtige Kinder nach schwerer Plazentainsuffizienz, nach Toxikose, deren Lebensflamme nur noch „flackert". Die Haut ist trocken, pergamentartig, das Kind unterkühlt und nächtlich ruhelos. Flüssigkeit kann über die Magensonde (Schwäche!) nur in kleinsten Portionen verabreicht werden. – Es gibt aber auch die Arsenanzeige bei Niereninsuffizienz mit Hydrops, Schwellung um die Augen und schwärzlicher Hautverfärbung. In beiden Fällen ist Ursache der oberflächlichen Atmung die Lebens- und Kreislaufschwäche.

- Carbo vegetabilis (2): für die künstlich beatmeten Kinder (z.B. nach Sektio, Narkosegasbelastung, nach Reanimation, bei Infektionen), die ohne die Atemhilfe ersticken würden. Ein hoher CO_2-Partialdruck (oder niedrige arterielle O_2-Blutgaswerte) sollte immer diesen (Kohlen-)Stoff (des Köhlers) in Erinnerung bringen, der zu vollständiger Verbrennung Luft zugefächelt benötigt. Diesen Effekt leistet hier potenziertes Carb-v. für die Neugeborenen.

- Cuprum metallicum (3): Es sollte niemals übersehen werden, daß in der Schwangerschaft Kupferanreicherungen parallel mit den Östrogenen ansteigen. Zum Zeitpunkt der Geburt hat die fetale Leber sieben bis zehn mal mehr Kupfer gespeichert als vergleichbar ein Erwachsener im Verhältnis zum Organgewicht. Im Cuprum-Arzneibild treten hervor die Labilität in der Regulation von Temperatur, Atmung und Muskeltonus. Nach der Geburt kann geringe Unterkühlung zu Blässe mit cyanotischem Munddreieck, Apnoeanfällen oder gar Krämpfen führen. Die Krämpfe beginnen peripher mit Faustbildung unter Daumeneinschluß und steigen auf mit Flexionshaltung. Im Falle der Instabilität dieser zentralen Regulationen sollte das Kind rasch durch Cuprum metallicum (in hoher Potenz) einmalig beeinflußt werden. Diese Bedrohung sollte aber auch die Notwendigkeit unterstreichen, daß dann das Kind direkt auf oder an den Bauch der Mutter gehört: im direkten Körperkontakt als Garant für Wärmestabilität möglichst eine Woche lang.

10.2 Verletzungen

10.2.1 akutes Kephalhämatom

Rubrik: **arn**, bell-p, *calc-f*, chin, *merc*, sil

- Arnika (3): für Mutter und Kind nach anstrengenden langen Geburten (aber auch nach zu schnellen), wenn eine sichtbare Beeinträchtigung des Allgemeinbefindens und das Kephalhämatom als Blutungszeichen deutlich sind. Durch Kompression und Dekompression des Kindskopfes und evtl. zusätzlich durch externe Traumatisierung mit der Saugglocke oder Zange entstehen Arn-typische Indikationen.
- Bellis perennis: ist die „kleine" Arn, wenn das Allgemeinbefinden eher gering beeinträchtigt ist, aber das Hämatom eindrucksvoll erkennbar ist.

10.2.2 Nervenverletzung

Rubrik: hyper, nat-s

z.B. des Plexus brachialis

- Hypericum perforatum: (das Johanneskraut) ist die führende Arznei für akute Läsionen.

10.2.3 Distorsionen

Rubrik: rhus-t

- Rhus toxicodendron: bei Schulterluxation oder Halswirbelsäulenläsion durch Zug am Kopf des Kindes mit anschließender Unruhe, anhaltendem Schreien und Schonhaltung (Kiss-Syndrom).

10.2.4 Fraktur

Rubrik: ruta

- Ruta graveolens: (die Weinraute) für die altersgemäße Grünholzfraktur (erhaltener Knochenhautmantel als Hülle) z.B. des Schlüsselbeins.

10.3 Sonstiges

10.3.1 Frühchen

- Silicea: sollten alle vor der 37. Woche zu früh geborene Kinder bekommen, wenn diese Unreifezeichen zeigen. (Wegen der Immunschwäche und extremen Kälteempfindlichkeit, am besten 1 x C200.) Folgemittel kann Ars sein.

10.3.2 Sektio

- Carbo vegetabilis: für Säfteverlust und Schwäche postoperativ.
- Lachesis: für das „böse Erwachen".
- Nux vomica: für die durch die Narkose anhaltend schlaffen, inaktiven und dann mit Magen-Darmreaktionen auffällig werdenden Neugeborenen (zu träge oder auch zu aktiv).
- Opium: reaktionsarme, schlaffe Neugeborene, die in Schreck- und Schockfolge notfallmäßig geholt werden mußten

Übersicht

14.	Cocc	Cocculus indicus
		Kokkelskörner
15.	Coff	Coffea arabica
		Kaffeebaumfrucht
16.	Cupr	Cuprum metallicum
		Kupfer
17.	Gels	Gelsemium sempervirens
		Gelber Jasmin
18.	Hyos	Hyoscyamus niger
		schwarzes Bilsenkraut
19.	Ign	Ignatia amara
		Ignazbohne
20.	Ip	Radix Ipecacuanha
		Brechwurzel
21.	Kali-br	Kalium bromatum
		Kaliumbromid
22.	Kali-c	Kalium carbonicum
		Gewächslaugensalz
23.	Kali-j	Kalium jodatum
		Kaliumjodid
24.	Kali-m	Kalium muriaticum
		Kaliumchlorid
25.	Kali-p	Kalium phosphoricum
		Kaliumphosphat
26.	Kali-s	Kalium sulfuricum
		Kaliumsulfat
27.	Lach	Lachesis muta
		Gift der Buschmeisterschlange
28.	Lyc	Lycopodium clavatum
		Keulenbärlappsporen
29.	Lyss	Lyssinum
		Tollwutnosode
30.	Mag-c	Magnesium carbonicum
		Bittererde, Magnesiumcarbonat
31.	Mag-m	Magnesium muriaticum
		salzsaure Bittererde, $MgCl_2$

32. **Mosch** Moschus
    Bisamsekret des Moschusochsen
33. **Nat-m** Natrium muriaticum
    Meersalz
34. **Nux-m** Nux moschata
    Muskatnuß
35. **Nux-v** Nux vomica
    Brechnuß
36. **Op** Opium
    Saft der Schlafmohnkapsel
37. **Phos** Phosphorus
    elementarer Phosphor
38. **Plat** Platinum metallicum
    Platin
39. **Puls** Pulsatilla vulgaris
    Kühchenschelle
40. **Sec** Secale cornutum
    Sporen des Pilzes Claviceps purpurea
41. **Sep** Sepia officinalis
    Tinte der Sepien
42. **Staph** Delphinium staphisagria
    Stephanskörner
43. **Stram** Datura stramonium
    Stechapfelsamen
44. **Verat** Veratrum album
    weißer Germer
45. **vib** Viburnum opulus
    virginischer Schneeball

Meine Art der Arzneidarstellung wie nachfolgend umfaßt alle
für die Ähnlichkeitsbestimmung relevanten und für die Erken-
nung erleichternde Aspekte (vergleiche II.2, Kriterien der Ähnlichkeit):

Arznei • die Arznei/der Stoff selbst in seinem Erscheinungsbild, seiner
Toxikologie, seinen Eigenarten (physiko-chemisch), in
seiner (botanischen / animalischen / mineralischen und
metallischen) Herkunft, aber auch in seiner kulturellen
Bedeutung. Natürlich werden die Erfahrungen in

Klinik • klinischer Anwendung ergänzt.

Geburt • Die Beobachtungserfahrungen an der Frau, ihr Verhalten,
Aussehen, Gestik, ihre Äußerungen unter der Geburt

Symptome • Symptome der Arznei aus Prüfungen und Anwendungen
einschließlich

Modalitäten • den Modalitäten.

Hintergrund • Unter dem Stichwort „Hintergrund" beschreibe ich die über
Jahre gewonnenen Eindrücke von den zentralen Nöten, die
die Lebenskraft zu verstimmen und Krankheiten zu etablie-
ren vermochten. Es handelt sich um die Kernthemen, die die
Frau beschäftigen, die sie in Disharmonie halten, die Symptome und klinischen Probleme begründen. Es sind die immer
wieder sich bestätigenden Besonderheiten der Person und
der Arznei.

So kann die Übereinstimmung von Krankheit, Symptome
und Person zur Hochpotenztherapie (C30, 200 und höher)
und zu nachhaltigerem Erfolg führen.

1. Aconitum napellus

der blaue Eisenhut, Sturmhut. Ein Staudengewächs der Familie der Hahnenfußgewächse (Ranunculaceae) verwandt mit Rittersporn und Stefanskraut (Delphinium staphisagria), ursprünglich an hohen Standorten auf trockenen Böden gedeihend bringt diese Pflanze ein extremes Gift hervor, das Cyanose (Blausucht) und Erstickungstod bewirkt.

Es eine Kopffehleinstellung vorliegen, wie wenn die Kreissende **Klinik** spürt, daß sie nun geburtsunmöglichen Verhältnissen ausgesetzt ist. Sie steckt die Umgebung in Homöopathizität mit ihrer Unruhe und Angst an.

* hoher Gradstand
* Asynklizismus
* hypertone Wehen
* Schreck- / Schocksituationen
* plötzliche Tachycardien des Ungeborenen,
  auch plötzliche Bradycardien!
* Asphyxie des Neugeborenen

Wenn Aconit angezeigt ist, liegt plötzliche Hypersympathiko- **Geburt** tonie vor. Zuerst kommen Trockenheit der Schleimhäute und Haut und dann körperliche Unruhe. Die unvermittelte Heftigkeit der Veränderungen überrascht. Eben war noch alles regelrecht und gleichförmig und nun baut sich eine Erregung bis zur Todesangst auf, sie könne nicht entbinden, und sie (für Acon. charakteristisch!) prophezeit ihre Todesstunde.
Die Wehen sind nun häufig und qualvoll und sie wirft sich umher.

* Beschwerden von: **Symptome**
  · Schreck
  · Schock (3)
  · Abkühlung
* Plötzlichkeit der Symptome
* ruhelos, nervös bei Wehen (3)
* Todesangst, sagt Zeit voraus (3)

- Todesangst, mit Herzangst (3)
- qualvolle Angst um das Kind
- Verzweiflung durch Schmerz
- Vulva, Vagina trocken während Wehen
- Rigidität der Teile allgemein
- Wehenschmerz quälend
- Wehenschmerz zu schmerzhaft
- Schreien vor Schmerz (3)
- entmutigt mit Angst (2)
- Durstig, Verlangen nach kalten Getränken
- Gesicht blaß nach Aufrichten vom Liegen

Modalitäten < Kälte, Lärm, Licht, beim Aufrichten, nachts,
bes. Mitternacht
> im Freien, durch Schwitzen

Hintergrund Der heftigen, plötzlichen und umfassenden Giftigkeit dieser
Pflanze ähnlich sind die Zustände von unvermittelter Todes-
angst, unaushaltbaren Wehenschmerzen und Panikverhalten.
Die zentralen Besonderheiten von Aconitum sind die Plötzlich-
keit und generalisierte Hypersympathikotonie mit arterieller
Erregung.

2. Arnika montana

Bergwolferlei, Familie der Korbblütler (Compositae), sieht in der Blüte zerzaust und struppig aus, hingegen alle anderen Korbblütler wie die Kamille, die Kalendula oder das Gänseblümchen vollständig glatt und regelmäßig. Diese unregelmäßige Blüte erinnert an die Hauptanzeige von **Arnika, die Folgezustände von Traumatisierung** mit Quetschung, Faserriß und Blutung.

* protrahierte Geburt   **Klinik**
* Traumatisierung
* Plazentaretention
* Blutung
* postoperativ
* Überanstrengungssyndrom

Arnika - Geburtsverläufe sind lang, kräftezehrend und, obgleich **Geburt**
stetig fortschreitend, irgendwie wie gebremst! Die Wehen sind intensiv in der Länge, in der Schmerzhaftigkeit und in dem auslösenden Druck. Die gegebenen Widerstände im Beckenbereich geraten allmählich in Überanspannung und dann in faserweise Zerreißungen. Dabei fängt es langsam an zu bluten und steigert sich mit der Dauer. Die Gebärmutter, der Bauch und die ganze Frau vertragen keinerlei Berührung oder Untersuchung. Alles bekommt Wundschmerzcharakter. Um jeder Schmerzverstärkung von außen zu entfliehen, behauptet sie, es fehle ihr nichts, sie brauche nichts, man solle sie in Ruhe lassen. Doch ständiger Lagewechsel in Bett, die allgemeine Ruhelosigkeit und der gequälte Gesichtsausdruck sprechen eine andere Sprache.

* Beschwerden von: **Symptome**
  * Quetschung, Faserriß
  * Blutung (3)
* Blutung bei Wehen (2), bei Plazentaretention (2)
* Gefühl von Wundheit und Zerschlagenheit (3)
* sagt, es ginge ihr gut, schickt Hilfe weg
* gesamter Körper überempfindlich für Berührung (3)

- Ruhelosigkeit (2)
- ständiger Lagewechsel, Körperpartien, auf denen sie liegt, schmerzen bald
- kann nicht aufrecht gehen vor Wundschmerz im Bauch, muß den Bauch mit beiden Händen halten
- Hitzewellen zum Gesicht (2), Gesicht tiefrot, heiß, gedunsen, Körper und Extremitäten kalt
- Kindsbewegungen schmerzhaft
- Geburt lange und schmerzhaft
- Wehen:
  - krampfhaft, quälend, zu schmerzhaft, dann:
  - unregelmäßig, schwach, wirkungslos, hören auf
- Harnverlust unwillkürlich nach Wehen (2)
- Plazentaretention (2)

Modalitäten < Berührung, Liegen
  > Frischluft, Bewegen

Hintergrund Alles, was Arnika hervorbringt, ist geprägt von physischer Gewalteinwirkung mit den Folgen von zerreißenden Verletzungen. Wenn bei einer Geburt dieser Eindruck entsteht und die Symptome der Berührungsempfindlichkeiten auftreten, die Kreissende immer abweisender und zurückgezogener erscheint, ist diese Arznei angezeigt. Die Blutung ist hier dann Zeichen der Gefäßzerreißungen. Nach jeder Geburt ist dieses Verhalten mit dem Gefühl des „wie-gequetscht-worden-sein" zu beobachten. Fast jede Wöchnerin geht zunächst gekrümmt und hält sich den Bauch, wenn sie zum ersten mal das Kreisbett verläßt. Ohnmacht, Blutungen und Symptome von Zerschlagenheit können dann auftreten. So wird Arn C30 oder C200 eine häufig angezeigte Arznei am Ende und nach der Geburt – nicht prophylaktisch und nicht tagelang, sondern situationsgerecht, kurz und häufiger gegeben, maximal einen Tag!

Folgemittel im Wochenbett können sein:
- Rhus toxicodendron (Nachtunruhe, Fieber, > durch Tagesbewegungen), Muskelschmerzen und Immunschwäche durch Überanstrengung

- Ruta graveolens (Zerschlagenheitsgefühl tief in den Knochen und Bändern, Ermüdungsbruch)
- China officinalis (Folge von hohem Blutverlust, Schwäche)
- Carbo vegetabilis (anhaltende Schwäche nach Verletzungen und Blutverlusten!)
- Hypericum (für das Steißbeinsyndrom)
- Coffea (für die Schlaflosigkeit und Euphorie)

3. Arsenicum album

Arsenoxyd, das tödliche Gift, blockiert die Zellatmung in den Mitochondrien, ist karzinogen und wirkt in kleinen Dosen wie ein „Doping"-Mittel durch Stimulierung des Zellstoffwechsels.

- Zustand nach Flüssigkeitsverlusten   **Klinik**
- Schwächezustände
- Ohnmacht
- Erschöpfung
- Angst unter der Geburt
- lebensschwache Frühchen
- Eklampsie

Arsenzustände entsprechen sehr langwierigen, fortgeschrittenen **Geburt** und erschöpfenden Verläufen. Eine erhebliche Schwäche liegt immer vor, in der es leicht zu Ohnmachten kommt. Intensives Wärmeverlangen durch Zudecken aber auch die beständig gewünschten warmen Getränke lassen an Arsen denken. Haut und Schleimhäute sind sehr trocken, ebenso die ganze betroffene Persönlichkeit und die Situation: Viele rationale Gespräche und Erklärungen finden statt. Es erscheint wichtig, daß sie alle Vorgänge versteht, um sich in Sicherheit zu wiegen. Doch immer wieder brechen körperliche Ruhelosigkeit und Todesangst hervor. Beruhigt ist die Kreissende erst, wenn der diensthabende Arzt und/oder Chefarzt anwesend sind.

Symptome • Beschwerden von:
- · Mißbrauch von Eisen, Jod (2), Alkohol (2), Arzneien
- · Schlafmangel
- · Erwartungsspannung (3)
- · Sorgen, Ärger (2), Kummer, Kränkung
- · Flüssigkeitsverlusten (2)
- Todesangst (3), immanente Todesgedanken
- Verzweiflung während Wehenschmerz (3)
- Beissen (3)
- Angst:
  - · allein
  - · im Dunkeln, nachts, nach Mitternacht (bes. $0^{00} - 2^{00}$)
- wünscht mehr, als sie benötigt (2)
- Ruhelosigkeit im Bett (3), bei Schmerzen (2)
- plötzliche Ohnmachtzustände durch Geringfügigkeiten
- kleinlich, genau, pedantisch, mißtrauisch
- brennende Schmerzen
- Schwäche durch geringste Anstrengung (3)
- unstillbarer Durst beständig auf kleine Mengen
- äußere Kälte, inneres Brennen
- wünscht sich den Tod
- Suizidale Disposition von Schmerz
- Wehen quälend (3)
- Wundheit und Zerschlagenheit

Modalitäten < Kälte, nach Mitternacht, ganz allein, Anstrengung
> Wärme allgemein, lokal und an Getränken, leichte
Bewegung, Kopf erhöht

Hintergrund Die Modalität, daß eine Besserung durch Hochlagerung des Kopfes erfolgt, beschreibt bereits für Arsen Charakteristisches: immer muß sie noch den Überblick und die Kontrolle über das Geschehen behalten, selbst in kritischen und Schwächesituationen. So war ihr ganzes Leben bisher: Vertrauen ist gut, Kontrolle ist besser! Ihr Sicherheitsbedürfnis ist immens groß und wird durch Selbstverunsicherung immer weiter ausgedehnt. Daß etwas außerplanmäßig eintritt, versucht sie durch Detailplanung zu verhindern, denn im Fehler könnte bereits das Verderben liegen. Sie lebt in immanenter Unglücks- und Todesangst, und nur Perfektionismus und rationale Gewißheit können ihr etwas Ruhe und Entspannung geben. Eine rechtsseitige, trockene und Ärger-Arznei ist Arsen, in guten Tagen zu Höchstleistungen fähig. Sie kann nur einfach nicht spontan sein, geschehen lassen, sich der Vagotonie der Geburtswehen einfach hingeben. Sie sucht den Sicherheitsstandard der modernen Medizin, der ihre zwanghaften Ängste in diesem emotionalen Lebensabschnitt eher verschärfen als aufzulösen imstande ist. So bleibt sie anhaltend in sympathikotoner Kontrolle während der ganzen Geburtsdauer, so daß Wehen quälend und unerträglich sind. Es kann die moderne Geburtshilfe mit ihrer Medizintechnik, arzneilichen Wehensteuerung, Betäubung und Angsthaltung der Geburtshelfer ohne weiteres eine „arsenische" Atmosphäre im Kreissaal schaffen, die durch Rationalität, Trockenheit, Angst vor Gefühlen und Entscheidungen alle Beteiligten ansteckt und die Gebärende in Zustände nötigt, die zu ihrer Lösung potenziert Arsen erfordern – auch wenn sie sonst von ihrer Persönlichkeit diesem Arzneibild nicht entspräche. Man möchte fast meinen, hier müssen Arsenpotenzen im Kreissaal „vernebelt" werden! Denn aus derlei Geburtsverläufen kann nur die eine Konsequenz gezogen werden, daß alle Beteiligten dringliche Supervision oder/und eine Arzneiprüfung mit potenziertem Arsenicum album nötig haben, um ihren eigenen Anteil an Geburtsbehinderung zu erfahren.

4. Aurum metallicum

Gold wird durch Verreibung mit Milchzucker (in den ersten drei Verdünnungsstufen) und danach Weiterpotenzierung in Alkohol zu einer wirksamen homöopathischen Arznei. Der Wirkungsschwerpunkt liegt in destruktiven Krankheitskrisen mit Härte, Verzweiflung und Lebensmüdigkeit. Gold, das glänzende Edelmetall, genießt in vielen Kulturen höchste Wertschätzung und steht für Macht, Wohlstand und Führung.

Klinik
- Kongestion (Cervix, Kopf)
- Hypertonie
- Depression, Suizidalität
- erschwerte Geburt
- hypertone Wehen
- Myome

Geburt Zu Aurum gehört die fortgeschrittene Kongestion (z.B. hinter Bell) mit Stauungen im Cervix-/Muttermundsbereich und im Kopf. Das Aussehen ist daher intensiv rot im Gesicht und kann durch Bluthochdruck anhaltend sein und mit schweren Kopfschmerzen einhergehen. Die Kreißende ist sehr gefaßt, in sich gekehrt und schweigsam. Aber die Wehenschmerzen durchbrechen die Grenze ihrer Ertragbarkeit, bis daß sie Todeswünsche äußert. Lieber will sie auf der Stelle tot sein, als diese Schmerzen noch länger zu ertragen. Sie wirft sich in Verzweiflung zu Boden oder wünscht, aus dem Fenster zu springen. Ihre Atmung ist erschwert, wie wenn auf dem Brustkorb eine Schwere lastet.

Symptome
- schwierige Geburt (3)
- Beschwerden von:
  - Kummer (3), Enttäuschung (3), Gewissensangst (2)
  - sexuellen Mißbrauch
  - finanziellen Verlusten
  - Ärger (bezogen auf bestimmte Personen) (2)
  - Kritik, Kränkung (2), Versagen
  - Mißbrauch von Alkohol
- Wehen quälend

- Wehenschmerzen treiben zum Wahnsinn,
  zur Verzweiflung (3)
- suizidale Disposition unter Wehen (3),
  wünscht sich den Tod (3)
- Verlangen sich zu Boden oder aus dem Fenster zu stürzen
- Blutandrang zum Kopf
- Schwereempfindung im Körperlichen und in der Stimmung
- verlassenes Gefühl (3), Wahnidee, habe die Zuneigung
  von anderen verloren
- Wahnidee, sie mache nichts richtig
- Empfindung, als koche das Blut in den Adern
- Myoma uteri, Polypen, Hämorrhoiden (Kongestion!)

< in der Ruhe, nachts, Kälte, Dunkelheit, Kritik, Ablehnung   **Modalitäten**
> tags, bei Sonnenlicht, im Freien, Wärme, Anerkennung,
    durch Musik (beruhigend!)

Im Volksmund heißt es bereits: „Reden ist Silber, Schweigen ist **Hintergrund** Gold". Silber möchte sich mitteilen, und Gold will selbstverständlich unübertroffen und herrschend sein. Vor goldenen Altären verschlägt es dem Bewunderer oder Gläubigen die Sprache, in der katholischen Kirche wird geschwiegen. Gold strahlt wie die Sonne und blendet vergleichbar. Gold genießt bei Menschen höchste Wertschätzung, und mit Gold verbinden sich Macht und Überlegenheit, sowie Neid und Mißgunst. Aurum-Persönlichkeiten haben früh gelernt, daß Leistung Geld und Anerkennung bringt und in Gold aufgewogen wird. Sie entfalten größten Fleiß, lernen sich durchzusetzen und perfekt zu sein. Sie sind aber auf die Anerkennung angewiesen und reagieren empfindlich und gekränkt, wenn ihnen diese versagt wird und oft schon bei geringster Kritik. Sie gestatten sich kein Versagen. Es sei ihre Pflicht, stark zu sein, um immer führen zu können. Nun ist der Schmerz in der schwierigen Geburtsentwicklung für sie nicht mehr bewältigbar, und es droht ihnen das Scheitern! Das ist für sie das „Nichts", das „Aus" und mit dem weiteren Leben nicht mehr vereinbar! Daher wird die Verzweiflung durch den Wehenschmerz zum wahlanzeigenden Symptom und charakteristischer Weise kulminiert die Krise in den mitternächtlichen Stunden. Aus der Schwangerschaft können Informationen für Aurum gewonnen werden, wenn Depressionen bereits stattgefunden hatten. Die Kombination von vorher stattgehabten Hypermenorrhoen durch Myome und medizinischen Eingriffen bis hin zu der In-vitro-Fertilisation lassen an Aurum denken: eine erfolgreiche Manipulation des „Lebensglücks" muß nun ganzheitlich zum Erfolg gebracht werden. Es droht die „teuerste" Geburt, der Kaiserschnitt. Das resultierende Versagensgefühl kann dann wieder Inhalt der Wochenbettdepression von Aurum sein. In einem Aurum-Zustand kann eine Frau auch gelangen, wenn größtes „Glück" verlorengegangen ist z.B. durch Trennung oder Tod. Danach kommen die „Leere", der Tag ohne "Sonne" und Sinn, ohne Glück und Licht und disponieren sie zur Todessehnsucht mit Suizidalität.

5. (Atropa) Belladonna

die Tollkirsche aus der Familie der Nachtschattengewächse (Solanaceen - wie auch Hyos, Stram und Tab).

Die Hauptwirkstoffe dieser Pflanze sind Alkaloide mit parasympathikolytischer Wirkung, wie sie auch in Spasmolytika zum Einsatz kommen. Gut bekannt ist der Einzelwirkstoff Atropin, der die Herztätigkeit anregt und die peripheren Arteriolen verengt, so daß Aufstau (Kongestion) entsteht. Mit Schwellung, Röte, Hitzeabstrahlung und pochenden Schmerzen sind Belltypische Bedingungen gegeben.

Klinik
- Cervixdystokie, Cervixspasmus
- Weichteilrigidität
- hypertone Wehen
- Fieber, Entzündung
- Streptokokken- oder Staphylokokkeninfekte
- Schmerzdelirium
- protrahierter Geburtsverlauf
- Hypertonie

Wann immer ein Spasmolytikum gewünscht wird, ist zu prüfen,
ob nicht Bell - typische Indikationen vorliegen und damit vor-
teilhaftere Lösungen für die Kreissende möglich werden! Der
erste Eindruck ist die Heftigkeit aller Erscheinungen: im
Gesicht intensive Rötung, die Augen sind während der Wehen
weiter aufgerissen, das Gesicht etwas schweißig. Die Wehe
kommt unvermittelt plötzlich, ist in ihrer Qualität wie ein Spasmus, der dann plötzlich wieder aufhört. Der Schmerz ist entschieden zu intensiv und unaushaltbar. Die Kreissende brüllt
laut auf, stemmt die Fäuste in das Hohlkreuz oder begibt sich in
den Vierfüßlerstand. Sie hat die Empfindung, im Kreuz abzubrechen und/oder daß die Gebärmutter nach unten drängt. Die
ganze Szene hat etwas Animalisches im Ausdruck. Mit dem
plötzlichen Abbrechen der Wehe fällt die Frau zur Seite, bohrt
den Kopf in Überstreckung in das Kopfkissen, verdreht die
Augen nach oben und wimmert latent delirant vor sich her. Hier
nun könnten Visionen von tierischen Erscheinungen (vom
Wolf, von Insekten an der Wand u.a.) von der Frau geäußert
werden. Ansonsten redet sie nicht und drückt aus, daß sie eher
mit sich allein sein will. Denn jede Art von Berührung ist ihr
unerträglich. In ihrer Stimmung will sie diesen Absichten zuvorkommen. Im Schmerz fällt ihre Neigung zu beißen auf, in die
Bettwäsche, in helfende Personen oder auch in ein gewünschtes
Beißtuch! Alle Schleimhäute sind trocken, im Mund mit Durst-
losigkeit und vaginal mit Unerträglichkeit von Untersuchungen.

- schwierige Geburt
- Beschwerden von:
  - Schreck (2), Unfällen, Furcht (2)
  - Ärger, Kränkung
  - enttäuschter Liebe (2)
  - Mißbrauch von Jod
- rotes Gesicht bei ärgerlicher Stimmung (3)
- beißen (3), Raserei (2), bellen (2), Knurren wie ein Hund (2)
- wildes Delirium (3)
- sieht Tiere (3), Insekten (3)
- Furcht vor Hunden (3), vor eingebildeten Gegenständen (3)

Symptome
- bohrt den Kopf in das Kissen (3)
- schlägt mit dem Kopf gegen Gegenstände (3)
- halb bewußtlos (3)
- abwärtszerrender Schmerz; Uterus, als ob alles herauskommen wollte (3)
- Schmerzen im Uterus, ausstrahlend bis in die Waden und zugleich zum Nabel
- schreien vor Schmerz (3), weinen, ruhelos
- wünscht sich den Tod (2)
- Zusammenschnürender Schmerz im Uterus, Konstriktion (3)
- Wehen:
  - quälend, krampfend
  - kommen plötzlich, gehen plötzlich
- Cervix spasmodisch (3), rigide (2)
- Pochende Sensationen, Klopfen der Karotiden (3)
- Empfindlichkeit der Vulvae / Vagina (2)
- Genitale fühlt sich heiß an (2)

Modalitäten
< Berührung (3), Erschütterung (3), Zugluft
< Bewegung (3), Geräusche
> Ruhe, Reizabschirmung, Wärme, LWS-Entlastung/ Rückwärtsbeugung

Hintergrund Die Belladonna-ähnlichen Geburtsverläufe schleppen sich unergiebig dahin, da mit den Wehen Spasmus, Verkrampfung generell und wilde Raserei die Vagotonie durchbrechen. Die Cervix uteri, der Kopf, die ganze Frau sind kongestioniert, d.h. blutübervoll gestaut. Das Öffnen und Weitwerden im Beckenbereich gerät in Erstarrung, so daß nichts mehr ertragen wird und nichts mehr geht. Diese Heftigkeit bleibt der Umgebung niemals verborgen. Häufig sind es Erstgebärende, die aus mangelnder Erfahrung über die Eröffnungswehen erschrocken sind und dagegen anspannen! Dann können die Wehen sogar nachlassen und Krämpfe generalisiert erscheinen. Es können auch Sportlerinnen mit trainierten straffen Weichteilen im Beckenbereich zu diesen Bell.-ähnlichen Gegenspannungen kommen. Bell.-Persönlichkeiten sind sehr selbstbewußt, spontan und

empfindsam. Heftige Wutausbrüche mit Erregungen im Kreislauf und Hitze-Röteentwicklungen besonders im Gesichtsbe-
reich sind aus der Vorgeschichte oft bekannt. Bell kann aber
auch das häufig hilfreiche „Akutmittel" für Tuberkulinum-
/Sulfur- oder Calcium- Persönlichkeiten sein:

- Tuberkulinum: hat immer Recht, weil sie keine Zeit und
keinen Nerv hat, dieses anderen zuzugestehen. Sie braucht
generelle Freiheit und Unabhängigkeit und könnte sich etwas
Besseres vorstellen, als jetzt gerade hier ihr Kind zu bekommen, z.B. zu feiern oder auf Reisen zu gehen. Aber das fällt
wohl vorerst lange aus. Über ihre Schwangerschaft berichtet
sie sehr romantisch und verträumt. Es könnte sein, daß der
werdende Vater schon längst über alle Berge ist, aber die
Beziehung war/ist leidenschaftlich tief. Sie ist eher schmal,
feingliedrig, sehr erregbar, schmerzempfindlich und künstlerisch sensibel.

- Sulfur ist egozentrisch eigensinnig in Wünschen und Ansprüchen. Alles erscheint selbstverständlich, was gerade für
ihr Wohlbefinden notwendig ist. Immer wieder ist ihr schnell
alles zu heiß, was eben noch zur Kühlung gedient hat. Sie zu
berühren, ist zunächst etwas unangenehm, weil ihr Schweiß
„riecht", die Haut etwas entzündlich unrein und wund ist.
Die Wäsche könnte schon etwas älter sein. Es gibt Wichtige-
res im Leben, als sich täglich zu waschen. Sie beschäftigt sich
viel mit Ökologie, Umweltschutz, Lebensphilosophie und
daß möglichst alles natürlich sein muß, was zur Geburt eingesetzt werden soll.

- Calcium carbonicum: ist in allem etwas unsicher im Sinne
von furchtsam besorgt. Sie ist bereit, einen langen anstrengenden Weg bis zur Geburt mitzugehen. Sie traut sich inzwi-
schen einiges zu. Aber schnell sind die latenten Ängste wieder
da, ob alles gut gehen wird, ob sie alles richtig macht, was die
anderen wohl von ihr denken, wenn sie sich so „gehen läßt"?
Ob die Kraft wohl reichen wird? Was hat das zu bedeuten,
wenn das CTG jetzt so komisch ausschlägt oder Arzt und
Hebamme tuscheln? Wenn ihr so die Gewißheit bei
Erschöpfung nach großen Anstrengungen schwindet, fühlt

sie sich so schwach und so verwundbar wie eine Auster, der der Kalk aus der schützenden Schale abhanden kommt. Sie liebt den Aufenthalt in der Badewanne und die Unterstützung durch Beteiligte.

Wenn Bell ähnliche Zustände nach nur kurzem Erfolg in Schwäche, Erschöpfungen und protrahierten Geburtsverlauf übergehen, kann bevorzugt an eine dieser drei Folgearzneien gedacht werden. Abgrenzungen zu Hyos und Stram siehe IV 8.2.13. hier.

6. Calcium carbonicum H.

ist Hahnemanns Austernschalenkalk, der Baustoff der form- und schutzgebenden Hülle der Auster. Dieses Wassertier, eine Molluske, ist ein extremitäten- und kopfloses „Bauchtier", welches sich in großen Verbänden gut züchten läßt und in seinem Inneren bisweilen eine Perle formt.

Klinik
- primäre und sekundäre Wehenschwäche
- Erschöpfung
- Myome

Geburt Calc könnte als Folgemittel (z.B. nach Bell oder Rhus-t) oder nach der Voranamnese infrage kommen. Führend sind Erschöpfung und Schwäche nach großen Anstrengungen, so daß Geburtsstillstand, Schläfrigkeit und Verzweiflung aufkommen. Sie hat Neigung zu Übergewicht, Trägheit und Verstopfung (auch bezogen auf Geburt und Wehen!). Bei Anstrengungen schwitzt sie im Gesicht, am Nacken, unter und zwischen den Brüsten und in den Achseln. Sie ist sehr kooperativ, genügsam, bescheiden, positiv, offen und ehrlich. Sie leidet unter furchtsamer Besorgnis bei Ungewißheiten. Entscheidungen aus dem „Bauch" heraus liegen ihr eher, als mit dem „Kopf" abzuwägen und zu bedenken. So ist sie auch eher eine gewissenhafte „Hand- als Kopfarbeiterin". Sie liebt die Wärme und die Schwerelosigkeit im wohligen Badewasser. Sie möchte es sich immer gern „gemütlich" machen. Die Geburt zieht sich in die Länge, aber grundsätzlich ist sie bereit, mit „Fleiß" jede Aufgabe zu lösen.

- Beschwerden von:
  - Sorgen (2), Gefühlserregung (2)
  - Grobheit anderer
  - Schreck, schlechten Nachrichten (3)
  - Schlafmangel
- Beschwerden von Überanstrengung
- Furcht vor Krankheit, verrückt zu werden
- Verzweiflung um die Genesung, um den Ausgang der Geburt
- Verzweiflung durch Schmerz
- wünscht sich den Tod
- Wehen:
  - falsche (3)
  - schwach, hören auf
  - erstrecken sich nach oben
  - krampfhaft abwärts gehend
- Uterus – Myome
- Krampfadern der Vulvae
- Atemnot beim Treppensteigen, bei jeder körperlichen Anstrengung
- kalte feuchte Extremitäten
- Visionen unheimlicher Natur beim Schließen der Augen
- Zittern nach Anstrengung oder Erregung

< Kälte, Kaltbaden, Anstrengung, Steigen, Fasten,
  Schlafmangel
> Wärme, Warmbaden, Ruhe, leichte Bewegung, Schlaf

Die Gewohnheiten, Lebensbedingungen und Wesenhaftigkeit
der Auster geben Erinnerungshilfen an die Symptome der Calcium-Frauen: nur in der Wärme, rhythmischen Regelmäßigkeit, Gewohnheit, Ortverbundenheit und in Gesellschaft (besser Familie) fühlt sie sich stabil und wohl. Das jeweils Gegenteilige

verlangt ihr Kraft, Zuversicht, Mut und Entscheidungsfreude ab, und daran mangelt es, wenn sie dieser Arznei bedarf. So ist sie ständig besorgt um ihren Schutz (Schale), ihre Leistungsfähigkeit und um ihr Selbstvertrauen. Kälte, kalte Bedingungen, schlechte Nachrichten, ungewöhnliche Verläufe und Anstrengungen destabilisieren sie schnell. Sie versucht, mit viel Fleiß und Motivation alles gut und zur Zufriedenheit der anderen zu machen, doch sieht sie sich schnell überfordert und nicht in der Lage zu leisten. Sehr besorgt zeigt sie sich über den Umstand, daß andere ihren Zustand bemerken, ihr gewissermaßen hinter die Schale schauen, wo sie so schutzlos und ausgeliefert ist. Wenn nichts mehr geht, verweigert sie sich in Trotz (Schale zu!).

7. Calcium phosphoricum

ist Calciumphosphat, der Stoff, aus dem Knochen und Zähne beschaffen sind. Im sauren Milieu löst sich diese Verbindung leicht auf, was klinisch Osteoporose oder Karies heißt.

Klinik
- Erschöpfung
- Wehenschwäche
- protrahierte Geburt

Geburt Calc-p ist eine tuberkulinische Arznei, das heißt, diese ist geeignet für hagere, schlanke und schnell erschöpfbare Persönlichkeiten mit ständiger Unruhe, Bewegungsdrang und Anfälligkeiten für Lungenerkrankungen.

Die Geburt als Anstrengung kann sie überfordern. Sie seufzt wiederholt aus Entkräftung, klagt über Taubheit und Kribbeln in den Händen und Fingern, oder diese schlafen leicht ein. Sie friert schnell und besonders von den Knien abwärts. Sie ist sehr kommunikativ und kooperativ und abhängig von den Menschen, die sie braucht. Ihre Probleme hat sie mit der Gleichförmigkeit und anhaltenden Dauer von unbequemen Zuständen (wie Wehen), die sie in einer schwer beeinflußbaren Dauerunzufriedenheit halten. Verweigert man ihr aber die Zuwendung, wird sie schnell wütend und eifersüchtig. Ihre Körperzeichen sind feingliedrige, lange Finger, feine seidige Haare, schlanker und zu schwacher Hals, rachitische Folgeschäden (z.B. im Beckenbereich), Zahnkaries, krumme Wirbelsäule, Symphyseolyse in der Schwangerschaft und schlaffe Körperhaltung. Es können Anstrengungen (Geburten) und kräftezehrende Stillzeiten vorausgegangen sein. Sie mag es gar nicht, wenn man mit ihr „sauer", d.h. böse und unzufrieden ist.

- Beschwerden von: **Symptome**
  - · Flüssigkeitsverlusten (3)
  - · geistiger Arbeit
  - · Gefühlserregungen, Ärger (2)
  - · enttäuschter Liebe (2)
  - · Mißbrauch von Eisen
  - · sexuellem Mißbrauch
  - · physischen Entkräftungen
  - · Mißbrauch von Tabak, Eisen
- Seufzen von Anstrengungen
- leichtes Einschlafen von Armen und Beinen bei gleichbleibender Position
- Verlangen zu reisen (3)

< Kälte, Zugluft, Anstrengung   **Modalitäten**
> Wärme, Wechsel von Zuständen, intensive Zuwendung

Calc-p ist der Baustoff des Knochen- (und Zahn-) gerüstes.   **Hintergrund**
Daher ist diese Arznei häufig in Wachstums- (auch Abbau-) zeiten und bei rachitischen Bedingungen angezeigt. Entsprechend sind die Modalitäten des Arzneibildes mit Verschlechterung in den Übergangsjahreszeiten und besonders am Ende des Winters, wenn die Schneeschmelze einsetzt und die erste warme Frühlingssonne nach langer Dunkelheit wachsende Menschen überfordert. Es häufen sich dann Infekte, Gelenke-, Knochen- und Gewebeinstabilitäten und charakteristisch eine anhaltend unzufriedene Stimmung und Lustlosigkeit. Jede weitere körper-

liche und/oder geistige Anstrengung erschöpfen zunehmend. Vorausgegangene Geburten und lange Stillzeiten führen ebenso häufig in dieses Arzneibild (wie auch Calc, Phos und Acid-p). Im Gegensatz zu Calc sind Calc-p-Persönlichkeiten nicht nur schlanker und beweglicher, sondern auch interessierter, motivierbarer und künstlerisch begabt. Das herausragende Leitsymptome ist das Verlangen zu verreisen. Es ist das tuberkulinische Bedürfnis nach ständigem Wechsel aus grundsätzlichem Bedürfnis wie auch als ständiger Stimulus zur Überwindung von Schwäche und Lethargie. Daher ertragen sie keine Routine, gleichbleibende Positionen oder Lebenssituation und lassen jede Ausdauer vermissen. Anders als Tuberkulinum, die egoistisch, rücksichtslos und aggressiv werden, wenn man sie zu etwas nötigen will, zeigt Calc-p die Schwäche des ganzen Systems, einer Herausforderung wie die Geburt nicht lange ertragen zu können. Beiden Arzneien, Tuberkulinum und Calc-p, ist gemein die idealisierende Emotionalität, die romantische Lebensvorstellung und die kreative Begabung. Das „Tuberkulinische" ist die körperliche Schwäche bei nervöser Unruhe. Bei Ärger läuft Calc-p am liebsten weg, um positivere Anregungen zu finden.

8. Carbo vegetabilis

die Holzkohle, ist der schwarze Kohlenstoffkörper, der nach Austreibung von Wasser aus Birken- oder Buchenholz durch erstickende Verbrennung (Köhlerhaufen) gewonnen wird. Holzkohle hat den wesentlichen Brennwert von biologischen Materialien und hohe Absorptionsqualitäten.

Klinik
- Atmungsstörungen
- Blutverluste, Hypotonie, Kollaps
- Schwächezustände
- Asphyxie des Neugeborenen
- Operations- und Narkosefolgen
- Zustand nach Hellp-Syndrom

Wenn Holzkohle angezeigt ist, dann liegen kritische bzw. ernste   **Geburt**
und lebensbedrohliche Verhältnisse vor. Blutungen sind massiv
erfolgt, der Körper eiskalt und blaß, kollaptisch und das Bewußtsein getrübt. Carb-v ist häufig angezeigt als Folgemittel von Ars
(wenn die Schwäche nicht weicht und die Atmung insuffizient
geworden ist), von China (wenn der Blutverlust zu groß war und
China nur ungenügend wirkt) und von Arnika. (wenn die
Schwäche durch die Verletzungen nicht weicht). Die Extremitäten sind blaß bis bläulich, eiskalt in der Peripherie, die Venen
gestaut, der Bauch aufgetrieben. Zwerchfellhochstand mit
Herz- und Lungenfunktionsbehinderungen, Gesichtblässe mit
bläulichen Lippen und Bewußtseinstrübungen demonstrieren
die Not von Carb-v.-Ähnlichkeit.

- Beschwerden von: **Symptome**
  - Schlafmangel
  - Flüssigkeitsverlusten (3) (Chin)
  - Verletzungen mit Schwäche und
    venöser Stauung (3) (Ham)
  - Narkosen, Operationen, erschöpfenden Geburten (Arn)
  - Mißbrauch von Arzneien, Alkohol, Salz
- Angst beim Augenschließen (2)
- Schwäche mit Gleichgültigkeit / Teilnahmslosigkeit (Op)
- wünscht sich den Tod
- Abneigung gegen die Enge von Kleidern (Lach)
- Oberbauchvölle, eingeschränkte Atmung
- Beissen
- Ohnmacht durch Flüssigkeitsverluste
- Gefühl von innerem Brennen bei äußerer Kälte,
  Körper eiskalt
- Plazentaretention, aufgrund von Blutungen (2)
- verlangen Frischluft, Zufächeln von Luft

< Wärme, Kleiderdruck   **Modalitäten**
> Aufstoßen, Frischluft, Liegen, Kleiderlockern

Bei Carb-v ist die „Luft bzw. das Wasser heraus", nur noch wenig „Leben" (Wasser!) in dem Körper. Der Geburtsverlauf und die Komplikationen wie die Blutungen haben den Lebenssaft und die Kraft genommen. Daher ist Carb-v immer ein wunderbares Reservemittel für Krisen, die schon längst schulmedizinische Intervention erfahren haben. Niemals sollte eine homöopathische Unterstützung fehlen, um immer noch Selbsthilfe zu aktivieren! Die von den Geburtskomplikationen gezeichnete Kranke lebt nur noch auf „Sparflamme". Die Funktion des Blasebalgs, mit dem ein ermattendes Grillfeuer wieder aktiviert wird, erfüllen hier Carb-v-Potenzen. Postoperative, posttraumatische oder postpartale Komatöse, die beatmet und nicht mehr wach werden, benötigen diese Arznei!

9. Caulophyllum thalictroides

heißt blauer Kohosch, Familie der Berberidaceae, die „Geburtspflanze" der nordostamerikanischen Indianer. Diese können sich eine Geburt ohne die Mithilfe dieser Pflanze („zur Tonisierung des Uterus") nicht vorstellen. Nach ihrer Vorstellung verhüte Caul langdauernde und schmerzvolle Geburten.

Klinik
- protrahierte Geburt
- Wehenschwäche primär und sekundär
- hypertone Wehen
- Cervixdystokie
- Lageanomalie
- Uterusatonie
- Plazentaretention

Geburt Unser Wissen von Caulophyllum beruht überwiegend auf klinischer Erfahrung. Wehenschwäche kann bei Geburtsreife mit Caulophyllum beeinflußt werden wie:
- nach vorzeitigem Blasensprung
- bei sekundärer Wehenschwäche
- bei Cervixdystokie mit quälenden aber unergiebigen Wehen.

Der Erregungszustand von Caul gibt deutliche Hinweise für diese Arzneianzeige: Die Kreissende leidet unter extremen Wehen, krampfhaft und quälend. Charakteristisch sind die Wehen

- zu kurz in der Dauer
- zu scharf im Schmerz
- zu rasch erschöpfend (schon nach einer Stunde)

Das Erscheinungsbild dieser Frau in dieser Qual ist dementsprechend: Sie sieht blaß und elend aus, wirft den Kopf im Sitzen nach hinten, stemmt die Fäuste in den Rücken, geht in Hyperlordosehaltung in Gegenwehr zu dem Schmerz, stöhnt, zittert, klagt über Übelkeit, reagiert gereizt und schaudert zusammen nach jeder Wehe. Am ganzen Körper ist sie muskulär verspannt. Die dann entstehende Schwäche führt zum Rückgang der Wehen. Später wird die Plazenta durch Cervixspasmus zurückgehalten. Die Kontraktilität des Uterus ist aber insgesamt zu schwach, die Plazenta auszustoßen. Die ganze Frau ist erschöpft. Fiebrigkeit mit Durst kann sich einstellen.

- pathologische Kindslage, Kopffehleinstellung   **Symptome**
- Wehen:
  - krampfhaft (3), quälend (2)
  - werden schwach (3), hören auf (2)
  - wirkungslos (3)
  - falsche (3)
  - ziehen in die Leiste
- Geburt zu langsam (3)
- Cervix rigide (3)
- Muttermund spastisch kontrahiert (3)
- nadelartiger Schmerz die Cervix aufwärts (Sep)
- Reizbarkeit (2)
- Zittern, zittrige Schwäche
- zu schwach für normale Wehen
- Erschöpfung durch Wehen (2)
- dunkle Blutung bei schwachen Wehen
- Uterusatonie (2), Uterusschweregefühl (2)

- Fiebrigkeit mit Durst
- Plazentaretention (2)
  - · mit Blutung
  - · mit Erschöpfung
  - · fehlende Uteruskontraktion
  - · mit spastisch kontrahiertem Muttermund
- braune Pigmentflecken auf der Stirn (Sep)

Hintergrund Caul ist anders als Puls und Cimic ein Sauerdorngewächs der Familie Berberidaceingewächse. Auch die Wirkstoffe dieser Pflanze haben Einflüsse auf Uteruskontraktilität und Wehen. Die zunehmende Empfindlichkeit für diese 3 Arzneien ist bei Schwangeren um die Geburt herum eindrucksvoll. Caul ist eine durstige Arznei und bekannt für Rheuma der kleinen Fingergelenke. Hier deutet sich ein Einfluß auf die Prostaglandine als Entzündungs- und Wehenmediatoren an. Spezifische Konflikte für Caul sind noch nicht bekannt. Alle bekannten Gemütssymptome bis zu hysterischen Reaktionen entsprechen der physischen Schmerz- und Notlage. Sie wollen Helfende um sich haben, weil sie deren Zuwendung benötigen.

10. Causticum Hahnemannii

ist ein Destillat von den Ausgangsstoffen Marmor und Kaliumsulfat, von Hahnemann konzipiert, um eine Laugenarznei zu finden. Diese wirkt auf der Zunge zusammenziehend, macht wund und verletzt durchgreifend Schleimhäute mit dem Gefühl von Schrumpfung und Brennen.

Klinik
- protrahierte Geburt
- Wehenschwäche
- Harninkontinenz
- Lähmungen

Geburt Causticum-Frauen wirken in sich ruhend, sind selbstbewußt und auffallend bemüht, gerecht zu sein. Sie leiden still mit den Wehen, wie wenn es ihre auszuhaltende Aufgabe sei. Die

Wehen sind sehr krampfhaft, schmerzen intensiv im Rücken und fordern ihre Kraft. Mit der Dauer stellt sich Schwäche ein, die Augenlider hängen schwer, die Beine können schon mal versagen und die Tränen fließen immer leichter. Die Wehen werden schwach, bewirken immer weniger und können aufhören. Ihre stoische Haltung bei Schwäche durch Leiden und ohne Geburtsfortschritt aber mit zunehmenden Ängsten vor drohenden Gefahren und gar vor dem Tod lassen allmählich vermuten, daß sie Vorbelastendes, Kummervolles zurückhält und eine Verzweiflung mit Geburtsstillstand und drohender Sektio entwickelt. Ihr Äußeres ist betont unauffällig, ihre Kleidung dezent und dunkel. Die Haut ist eher trocken und aus der Vorgeschichte sind Ekzeme oder Neurodermitis/Psoriasis bekannt. Einzelne größere Warzen mit besonderer Lokalisation können auf Caust aufmerksam machen wie auf der Nasenspitze oder dem rechten Nasenflügel, am Augenlid, an der Fingernagelbasis, oder auf der Brust große, körnige im Aussehen wie Alterswarzen. Ihre Harnblase war schon immer ein Schwachpunkt und tendenziell inkontinent wie die Tränendrüse. Eine Multiple Sklerose-Erkrankung kann bereits diagnostiziert sein mit peripheren Mißempfindungen, Taubheiten und Blasenschwäche.

- Beschwerden von: **Symptome**
  - Kummer (3), Tod einer nahen Angehörigen oder Freundin (3)
  - langem, hingebungsvollem Pflegen Schwerkranker oder Behinderter
  - unterdrückten Gefühlsausbrüchen (2)
  - Enttäuschung, enttäuschter Liebe (2), unglücklicher Liebe
  - Kränkung, sexuellem Mißbrauch (2), Ungerechtigkeit   (3)
- Todesangst (2), Angst allein (2), Verzweiflung (2)
- Gefühl von Wundheit und Zerschlagenheit (2)
- Schwäche unter der Geburt (2)
- schwere Augenlider (Ptosis)

- Wehen:
  - krampfhaft (3), mit Rückenschmerzen (2)
  - dann: unregelmäßig, schwach (2), wirkungslos (2)
  - hören auf (2)
- Harnverhaltung nach der Geburt mit Gefühllosigkeit der Blase
- überempfindlich für homöopathische Hochpotenzen

Modalitäten < rechte Seite, Kälte, Zugluft, Trockenheit, abends
> Wärme, Bettwärme, sanfte Bewegungen, warme feuchte Luft

Hintergrund Das besondere einer Laugenverletzung ist seine unbegrenzte durchdringende Wirkung an den Schleimhäuten (z.B. der Speiseröhre) nach versehentlichem Trinken, während Säuren sich durch Nekrosen in der Tiefenwirkung begrenzen. Caust-Frauen sind durch Kummerereignisse ausgelaugt. Diese graben sich in ihnen ein, und sie setzen diesen Wirkungen nichts entgegen. Sie sind dem Leiden ausgeliefert! Diesen Zustand tragen sie in die Geburt, behalten die näheren Umstände und diese Art durchgreifenden Leidens für sich und nehmen widerstandslos weiteres Leiden auf sich. Es ist früh erkennbar, daß sie nicht mehr können und kein Fortschritt in der Geburtsentwicklung erfolgt.

Beruflich engagierten sie sich mit der „Hilfe am Nächsten", beim Roten Kreuz, in der Sozialarbeit, der Krankenpflege, mit Behinderten oder in irgendeiner vergleichbaren Einrichtung. Sie haben sich der Stützung schwacher Menschen verschrieben, weil sie deren schicksalhaftem Unrecht oder Leiden nicht tatenlos zusehen können. Jede Gewalt gegen Menschen ist ihnen zuwider! Aber in jüngeren Jahren konnten sie als Zeuge von Mißhandlungen gegenüber den Tätern sich selbst vergessen und angreifen. Oft sind es sehr gläubige oder humanistisch glaubensfeste Menschen. Keiner Fliege, keinem Tier könnten sie Leid zufügen. Ihnen selbst ist häufig großes Leid angetan worden, und dieses kann ihre Persönlichkeit radikal geprägt haben. Es kann durchlittener sexueller Mißbrauch gewesen sein. Dem Täter hat sie früh verziehen, aber jeden anderen Missetäter könnte sie vernichten! Sie kann das Leiden anderer Menschen gerade in jüngster Zeit hautnah begleitet haben. Die kranke gelähmte Großmutter oder die krebskranke Freundin könnte sie jahrelang gepflegt haben. Sie konnte mit deren Leiden nur umgehen, indem sie sich radikal der Pflege dieser Kranken gewidmet hat und das bis in den Tod. Solange sie pflegerisch tätig war, ging es ihr gesundheitlich den Umständen entsprechend. Seitdem die Pflegeaufgabe beendet ist, fällt sie in ein tiefes schwarzes seelisches Loch! Sie kann keine Grenze der Leidensfähigkeit ziehen! Dann erscheint sie in ernster Stimmung, den Tränen aus Erschöpfung und Verzweiflung nah. Sie kann diesen Zustand nicht verbergen, aber sie ist bemüht, ihn forciert zu verdrängen, was weitere Schwächungen und Lähmungen begünstigt. Die Einsicht, nichts mehr tun zu können, ist mit der Gefahr von Lähmungen und Resignation verbunden.

11. Chamomilla matricaria

die Kamille aus der Familie der Korbblütler enthält ätherische Öle (die entzündungshemmende Wirkung haben), Glykoside (die die glatte Muskulatur z.B. von Darm oder Uterus lähmen), Salicylsäureverbindungen (Prostaglandinantagonisten) und andere Substanzen, die die Gallesekretion steigern und den Blutdruck senken. Cham reizt vegetative Nervenenden wie auch sensible der Schmerzwahrnehmung.

- Verzweiflung durch unerträglichen Wehenschmerz   **Klinik**
- hypertone Wehen (so empfunden)
- Cervixdystokie
- protrahierter Geburtsverlauf
- Hysterie
- Neuralgien
- Entzündungen

Cham kann nicht leiden, lieber will sie sterben! Bereits früh in   **Geburt** der Wehenentwicklung ist ihr alles unerträglich, sie erregt sich und demonstriert Unaushaltbarkeit. Die Probleme beginnen, nachdem sie warm geworden ist im Bett, wenn allmählich Vagotonie eintritt. Dann sperrt sie sich sofort dagegen und wird widersprüchlich – so wie oft auch ihr Aussehen: eine Wange rot, eine blaß! In Ärgerstimmung wirft sie sich im Bett hin und her. Alle Sinne sind dann erregt und schnell überempfindlich (Hören, Schmecken, Berühren, Sehen) bezogen auf das Schmerzerlebnis. Alles ist intensiv, ihre Gestik, ihre Sprache, ihre ganze Persönlichkeit und der wahrgenommene Schmerz. Ihre Stimmung wird zunehmend verdrießlich, gereizt und übellaunig. Sie kann sich auf nichts mehr freuen. Jede helfende Hand wird lästig. Einerseits benötigt sie Hilfe, andererseits behandelt sie diese Personen barsch und lehnt sie rigoros ab. Sie will mal dieses, mal jenes und weiß nicht so recht, was sie eigentlich will! Der Schmerz bringt sie in diese verzweifelnde Situation. Nur aus Vernunft besinnt sie sich kurz und vorübergehend auf Kooperation. Der Geburtsverlauf ist schon früh durch Krampfwehen und Cervixspasmus behindert! Schnell wird sie mit periduraler Anästhesie ruhiggestellt und um ihr Geburtserlebnis betrogen.

Symptome
- Beschwerden durch:
  - Mißbrauch von Kaffee, Arzneien
  - Schlafmangel
  - verletztes Ehrgefühl, Verachtung (3)
  - Widerspruch
  - Zorn (3), Ärger (3)
- Verzweiflung durch Wehenschmerz (2), Schreien (3)
- Hysterie, Verlangen nach Wechsel, entflieht laufend in Reizbarkeit
- Wehen:
  - überempfindlich gegen die Wehen (3)
  - falsche (2), schwache (2), unregelmäßige (2)
  - laufen aufwärts nach oben (3)
  - oder vom Rücken zum Oberschenkel innen
  - krampfhaft (3), quälend (3)
  - mit Übelkeit, Erbrechen (2)
- Blutung während Geburt (2)
- Wehen hören auf (2) und Konvulsionen setzen ein
- Ohnmacht (2) durch Wehen, Schmerz (2)

- Ruhelosigkeit (2), Unfreundlichkeit (3) Reizbarkeit (3), Neigung zum Schimpfen (3), beleidigt, Zorn (3), Weinen
- lehnt angebotene Hilfe ab, erträgt niemanden in ihrer Nähe – und verlangt doch wieder!
- großer Durst auf kaltes Wasser oder Saures
- bitterer Mundgeschmack, gelber Zungenbelag, galliges Erbrechen
- überempfindlich für Arzneien

< Warmwerden im Bett, Hitze, kalter Wind, Ärger,   **Modalitäten**
  Widerspruch, nachts, Opiate und Narkosemittel,
  Berührung, Lärm, Gerüche
> umfassende Fürsorge, kühle Anwendungen, Schwitzen

Cham-Frauen sind exaltiert, emotional heftig und reizempfind-   **Hintergrund**
lich. Ihre (geringe) Leidensfähigkeit ist beeinträchtigt durch
hohen Kaffeekonsum oder durch Ärgererlebnisse. Schnell reagiert sie „gallig", mit Koliken, „eingeklemmten" Blähungen
oder offen mit Wut und Zorn. In einer zivilisierten Gesellschaft
wird Beherrschung der Emotionen verlangt. Diese Unterdrückung belastet Cham chronisch im Vegetativen, im Abdomi-
nalraum. Daher waren auch Mensesschmerzen schon früh
unaushaltbar und schnell Anlaß von Schmerzmitteleinnahmen.
Emotionen wirkten sich schnell auf den Magen mit Krämpfen
aus, das „Schlucken" war schmerzhaft.

Eine Abgrenzung zu Ignatia ist notwendig, welche sich eher
tief enttäuscht zeigt entgegen ihrer romantischen und idealisierenden Lebenseinstellung und danach Verkrampfungen und
paradoxe Symptome entwickelt, weil sie eigentlich lieber allein
mit sich sein will. Daher ist stiller Kummer ein Ign-Thema,
Cham führt offen Streit mit Zorn und bekommt Gallen- und
Darmkoliken und kann mit der Schmerzsituation nicht umgehen.

Nux vomica ist ebenfalls reizbar, aber überreizt durch Le-
bensumstände, die sie im Rahmen von Beruf und Leistungsanspruch bewußt eingegangen ist.

Cham-Frauen tragen häufig eine erhebliche Frustration über ihre Frauenrolle in sich, die durch Berufsentscheidungen des Mannes ihr aufgenötigt wurde. Mit der Partnerschaft steht es daher nicht zum Besten.

12. China officinalis

die Chinarinde, Fam. Rubiaceae, ist die Rinde des Chinabaumes, der wie jeder andere Baum mit dem Rindenverlust nicht überleben kann. China ist historisch als das wichtige Anti-Malariamittel bekannt geworden. Hahnemann beschreibt seine Entdeckung der Ähnlichkeitsregel mit dem Chinarinden-Selbstversuch.

Klinik
- Schwächezustände durch Flüssigkeitsverluste
- Hypotonie, Ohnmacht
- Tinnitus, Schwindel
- Leber-, Milzerkrankungen
- Ikterus neonatorum
- intrapartal erworbene Anämie
- Zustand nach Malaria, nach Malaria-Prophylaxe
- Zustand nach Infusionstherapie
- Eklampsie

Geburt China ist kein Akutmittel, unter der Geburt nur insoweit angezeigt, als die Anamnese vor der Geburt China ergeben hat und/oder bei Schwäche und Blutungen im Geburtsverlauf angezeigt sein kann. Bei Blutverlusten unter oder nach der Geburt hören die Wehen auf und Ohnmachten können vorkommen. China ist die erste Verordnung nach atonischer Blutung. Die bewährte Anzeige ist die Erfahrung, daß, ganz gleich welcher Flüssigkeitsverlust eingetreten ist, die erste Anpassung danach mit China ähnlich ist.

- Beschwerden durch:
  - · Flüssigkeitsverluste
  - · Mißbrauch von Eisen (2), Jod, Tabak
  - · Schlafmangel
  - · sexuellen Mißbrauch
  - · schlechte Nachrichten
  - · geistige Arbeit
- Ohnmacht durch Blutverluste (3)
- Kälte-, Zugluftempfindlichkeit
- Geräusch-, Berührungsempfindlichkeit
- in sich gekehrt, mag nicht reden
- schlafgestört, nachts gedankenaktiv
- aufgetriebener Bauch, Völlegefühl, nach wenigen Bissen satt!
- Verzweiflung durch Schmerz (2)
- wünscht sich den Tod (2)
- bitterer Mundgeschmack (3)
- Anämie, Schwäche, Schwindel, Hypotonie, Ohrgeräusche, Ohnmacht
- periodische Beschwerden (Stunden bis Tage)
- Völlegefühl im gesamten Bauch, keine Erleichterung durch Luftabgang
- überempfindlich für Arzneien

Symptome

< Berührung, Lärm, nachts, Bewegung, Zugluft
> fester Druck, Liegen, Kleider lockern, Fasten

Modalitäten

Die führende Kausa ist der Blutverlust. Die Frau wird kalt, blaß und überempfindlich, ist in sich zurückgezogen, angepaßt und resigniert mit schlechter Laune. Jeder oberflächlichen Kommunikation weicht sie aus, nur intensive Beschäftigung mit ihr und tiefes Eingehen ermöglichen Kontakt. In völliger Abhängigkeit erfüllt sie trotz ihrer Schwäche die biologischen Aufgaben.

Hintergrund

158

13. Cimicifuga racemosa

das Wanzenkraut oder die Silberkerze, ein Hahnenfußgewächs (Ranunculaceae), ursprünglich aus Nordostamerika und ebenfalls aus dem geburtserleichternden Arzneischatz der heimischen Indianer. Phytotherapeutisch bekannt für Wirkungen bei Rheuma (Muskelrheumatismus), bei klimakterischen Beschwerden und bei psychischen Krisen in Zusammenhang mit der Menses und der Geburt.

Klinik
- Cervixdystokie
- Krampfwehen
- protrahierter Geburtsverlauf
- Neuralgien
- Veränderungen der Psyche
- Angstzustände

Geburt Cimicifuga muß in 2 Phasen bekannt sein: die erste frühe Eröffnungsphase und die 2. Phase von Wehenintensität.

In der ersten Phase erleben wir sie theatralisch überdreht, exaltiert, mit Rededrang (wie Lachesis), mit nervösem Schaudern und Frösteln, mit einzelnen Seufzern, mit plötzlicher Ohnmacht, geradezu hysterische Zustände. Sie zeigt sich sehr geräuschempfindlich und ruhelos. Die Wehen, im Bauch umherziehend, sind unergiebig, schwach, und die Cervix bleibt rigide und unentwickelt.

In der zweiten Phase vollzieht sich eine entscheidende Veränderung: mit Intensiverwerden der Wehen hört die Theatralik auf bzw. gipfelt in den Statements, sie wolle jetzt aufhören, das mache sie nicht länger mit, sie möchte jetzt nach hause gehen, sie halte das nicht länger aus!

Und die Wehen hören tatsächlich auf! Statt dessen beginnen Rückenschmerzen, Kopfschmerzen (mit Druck auf den Augen) oder andere, gebärmutterferne Beschwerden. Danach können die Wehen wieder einsetzen, quälend, krampfhaft, und die Geburt wird immer schwieriger. Psychisch ist sie jetzt jammernd, mißtrauisch, ängstlich und geistesverwirrt.

- Beschwerden von:
  - Schlafmangel (2)
  - Angst, Schreck
  - geschäftlichem Mißerfolg
  - enttäuschter Liebe (2)
  - Ärger, Zorn
- prophetische Angst eines Zusammenbruchs (3)
- Todesangst (3)
- Angst, den Verstand zu verlieren (2)
- behauptet, den Verstand zu verlieren
- Mißtrauen
- geräuschempfindlich unter Wehen
- Frösteln, nervös, unruhig, Ohnmacht (2) durch/unter Wehen
- Wehen:
  - schwache (3), falsche (2), wirkungslose
  - erstrecken sich zum Herzen, quer über den Bauch,
    zur Hüfte, zur Leiste
  - rigide, spastisch kontrahierte Cervix
  - krampfhaft (3), übermäßig stark (2), quälend
  - hören auf (3), statt dessen:
- Kopfschmerzen, Herzneuralgie, Rückenschmerzen
  (vom Sakrum zur Hüfte), konvulsivische Zuckungen
- Schwermut während Wehen

< kalt, Zugluft, Erregung, Bewegung
> warme Kompressen, Massage, Ruhe

Eine Wahnidee aus der Prüfung beschreibt ihre Not unter der Geburt: „Wahnidee, sie sei eingewickelt in Draht", wie eingeschnürt, starr und gefangen! Was ist ihr Gefängnis? Hier klärt eine andere Wahnidee: „wie wenn sie von einer dunklen, schwarzen Wolke eingehüllt ist, die auf ihr lastet und die Sicht trübt". Cimic hat die Angst, daß eine „schwarze Entwicklung", eine Katastrophe drohe. Sie ist fixiert auf diese Angst, schon die ganze Schwangerschaft über (daher ist die homöopathische Behandlung früh vor der Geburt so wichtig!) und konnte sich deswegen nicht mehr richtig freuen und wohlfühlen. Sie kann

diese Katastrophenvorstellung nicht konkretisieren, kann diese
nicht mitteilen, verschweigt und entwickelt depressive Phasen,
Schlafstörungen, chronische Nackenschmerzen („wie wenn die
Muskeln zu kurz seien"), Übelkeit und Erbrechen die ganze
Schwangerschaft über. In Träumen tauchten Katastrophen-
Szenarien auf, aber wer fragt sie schon danach! Und nun – ge-
fangen in der Angst – geht sie in die Geburt. Ihre extrovertierte
Theatralik ist als Verdrängungsversuch zu verstehen und der
Wehenstillstand mit der Abbruchidee als Unfähigkeit und
Panik, mit konkreterer Wirksamkeit der Wehen sich noch
weiter in die geahnte Gefahr hineinzubegeben. Wie in der
Schwangerschaft wandelt sich die Symptomatik (Konversion)
intensiv zu Beginn der 2. Phase. Danach verliert sie die Kontrolle und droht den Verstand zu verlieren! Ihre Katastrophenvorstellung ist konkret die Angst vor dem Tod, für ihr Kind oder
für sich. Das gesamte Symptomenbild erlaubt, Cimic rechtzeitig
zu erkennen, mit C30- und/oder C200-Potenzen, aber nur
wenn es angezeigt ist – und nie prophylaktisch!

14. Cocculus indicus

die Kokkelskörner des in Indien vorkommenden Schlingstrau-
ches „anamirta cocculus" (Familie Menispermaceae) wurden als
Fischköder wegen der betäubenden Wirkung eingesetzt. In der
Medizin ist diese Arznei gegen Seekrankheit, Schwindel und
Nervenerkrankungen gerühmt worden.

Klinik
- Wehenschwäche
- Erbrechen
- Erschöpfungssyndrom
- Schlaflosigkeit

Geburt Führend ist die ungewöhnliche Schwäche mit Schwindel, Übelkeit, Erbrechen und drohender Ohnmacht. Sie kann kaum ertragen, wenn um sie herum Bewegung ist. Dann muß sie sich hinlegen und die Augen schließen. Die allgemeine Erschöpfung

steigert unter den Wehen die nervöse Empfindlichkeit für Stimmen und Geräusche. Zunächst erschreckt sie noch bei Geringfügigkeiten wie auch bei Berührung, dann nimmt die Benommenheit zu, die Sprache wird langsamer und Antworten kommen erst nach langem Zögern. Ein deutliches Cocc-Zeichen wird dann die lähmungsartige Schwäche der unteren Extremitäten, die von der Lendenwirbelsäule ausgeht. Die Hände zittern bei Bewegungen, Taubheiten stellen sich ein, ein Gefühl, als ob Körperteile einschlafen. Die Wehen sind zunächst krampfhaft bis kolikartig. Blähungen spannen den Bauch an, Nabel- oder Leistenbrüche können in der Schwangerschaft entstanden sein oder das Empfinden vorherrschen, diese seien im Entstehen begriffen. Eine charakteristische Cocc-Empfindung im Bauchraum beschreibt, als ob scharfe Steine gegeneinander reiben. Muskelkrämpfe, Kontrakturen und Spasmen wie elektrische Schocks können diese Erregungsphase begleiten. Mit der früh einsetzenden Schwäche lassen die Wehen nach, der Kopf muß abgelegt werden und Empfindungen von Leere und Hohlheit in Kopf, Brust oder Bauch stellen sich ein. Sie verträgt keine kalte Luft, kein Essen und Trinken und zuletzt fast nichts mehr, ohne daß Übelkeit, Erbrechen und andere neurovegetative Symptome ausgelöst werden.

- Beschwerden von:　　　　　　　　　　　　**Symptome**
  - · Schlafmangel (3) (bereits vor den Geburtswehen)
  - · Kummer (3), Ärger (2) mit stillem Kummer (3), Erregung (3) und/oder Enttäuschung (3)
  - · Grobheit anderer
  - · Mißbrauch von Alkohol
- Todesangst (2), Verzweiflung (2)
- verträgt keinen Lärm, Übelkeit und Angst durch Geräusche
- Gefühl von Leere, Hohlheit
- Anfälle von lähmiger Schwäche der Beine und Rückenschmerzen bei Wehen (3)
- Übelkeit, Erbrechen, Schwindel bei Wehen
- Ohnmacht durch Schmerz (2)
- Empfindung, als ob der Bauch voll von scharfen Steinen sei

- Empfindung, als ob eine Hernie von Nabel oder Leiste entstehen will, Blähungen und Koliken
- Blutung während der Geburt
- Wehen:
  - krampfhaft (2)
  - dann: schwach und hören auf

Modalitäten < Bewegung, Kälte, Lärm, geringe Reize, Schlafmangel, Essen und Trinken
> ruhig liegen, Augenschließen, Wärme

Hintergrund Cocc-Frauen sind erschöpft durch Schlafverluste und entwickeln darauf die vegetativen Überreizungszustände. Der Schlafmangel ist bedingt durch emotionale Belastungen im Rahmen der Betreuung von (kranken) Angehörigen in jüngster Zeit (eigene Kinder, Familienmitglieder)! Sie grübelt nun viel über diese Personen, Kummervolles belastet sie anhaltend. Es ist die Kombination von physischen Belastungen mit der psychischen Betroffenheit, die anhaltend schwächt. Die vegetative Unordnung kann auch von geistiger Auseinandersetzung mit tiefer psychischer Betroffenheit herrühren. Es berührt sie die Rücksichtslosigkeit, Härte und Roheit anderer Menschen bei ihrem Engagement. In ihrem Einsatz sind sie empfindlich für Kritik und sehr nachtragend!

15. Coffea arabica

(Cruda = Rohkaffee oder tosta = gerösteter Kaffee) der Kaffeebaum (Fam. Rubiaceae), der ausschließlich in Dauerwarmregionen (Tropengürtel) wächst. Arzneilich verwendet werden die Früchte, die geröstet und gemahlen zum Kaffeeauszug angesetzt werden. Der Kaffee ist zur häufigsten legitimierten Droge der Gegenwart geworden. Der Hauptwirkstoff Koffein steigert die Reflexerregbarkeit, die Sinnesorganempfindlichkeit und die Herz-/Kreislaufaktivität. Lebenslust bis zur Euphorie, Wärmeverlangen und Geselligkeit versinnbildlichen die gewachsenen Kaffeehäuser auf der ganzen Welt. Kaum eine Arznei ist in ihren Prüfungssymptomen so gut bekannt wie der Kaffee, weil er – zur falschen Zeit oder in Mengen genossen – quälende Schlaflosigkeit, Herzerregung, Asthma und Angstzustände auslösen kann. Chronischer Kaffeekonsum im Übermaß (über 100 mg /Tag) verkürzt Schwangerschaften, steigert die Abortrate, senkt das Geburtsgewicht und kann Bluthochdruck auslösen. Daher sollte jede Schwangere konsequent auch auf **Kaffee** verzichten. (Koffeingehalt orientierend in 1 Tasse Kaffee = 100 mg; 1 Tasse Schwarztee = 30mg; 1 Liter Cola = 120 mg)

* Austreibungsphase   **Klinik**
* Einschneiden im Introitus
* Schlaflosigkeit nach den Wehen
* unerträglicher Wehenschmerz
* Hyperexzitationssyndrom

Coffea ist für die Zustände und die Folgen von Ekstase geeignet,   **Geburt**
wenn allgemeine Erregung ihren Höhepunkt erreicht und in Todesangst umschlägt. Schmerzüberempfindlichkeit, heftige schnelle Reaktionen, Überanspannung, Rededrang und exaltierte Erregungen mit Hitze und Röte im Gesicht beschreiben die Gebärende in der Austreibungsphase. Der Kopf bzw. der vorangehende kindliche Teil dehnt die Weichteile bis zur Unaushaltbarkeit und die Kreissende drückt in allem den wahnsinnig machenden Schmerz aus. Hier spricht sie dann unablässig von Todesideen und fleht um Erlösung. Die Todesangst in

der Wehenpause wechselt mit der Extremerregung unter den Wehen, die quälend scharf sind. Sie klagt und weint erbärmlich. Zähneknirschen und Muskelkrämpfe können diesen Zustand begleiten.

Symptome
- Beschwerden von:
  - Ärger (2), Übererregung (3), Schreck (2)
  - extremer Freude (2), erfreulicher Überraschung (3)
  - Mißbrauch von Jod, Arzneien
  - Schlafmangel (2)
- Wehen zu quälend, zu schmerzhaft (3)
- Schreien vor Wehenschmerz (3)
- Verzweiflung während der Geburt (2), weinen (2)
- Todesangst (3) und Todesgewißheit (2) bei Wehen
- extreme Erregung während Wehen
- verlangt getötet zu werden bei Wehen (2)
- geräuschüberempfindlich während Wehen (2)
- Rigidität der Vulva während der Austreibung
- Erschöpfung mit Schlaflosigkeit
- Ohnmacht durch Wehen (2), nach Schreck
- überempfindlich für Arzneien

Modalitäten
< Berührung, Kälte, Frischluft, Lärm, nachts
> Liegen, Ruhe, Wärme

Hintergrund
Coffea ist die Hauptarznei (neben Opium) für die „Endorphinphasen" im Leben, das sind Geburt, Tod, Todesangst, Schreck, Schock, Orgasmus und Ekstase. In der Übertreibung dieser Zustände ist Coffea ebenso geeignet wie für deren Folgen. Die vagotone Muttermunderöffnungsphase geht über in die sympathikotone Austreibungsphase. Die krankhaften Entgleisungen sind mit Coffea harmonisierbar, so daß die Kreissende erreichbar bleibt, den Zurufen der Hebamme folgen kann und effektiver Dammschutz möglich wird. Coffea-Potenzen können im warmen Wasser aufgelöst und für die Vorlagen auf den Damm verwendet werden. In den ersten drei Tagen nach der Geburt ist Coffea sehr oft notwendig, um Schlaflosigkeit, Wehenschmerzen und fiebrige Erregungszustände zu lösen.

16. Cuprum metallicum

(Vergleiche hier in III die Gegenüberstellung von Cuprum und Ferrum!) In der Toxikologie gibt es für Kupfer keine akuten, nur chronische Vergiftungsbilder durch Kumulation dieses Metalles. Ziemlich bald (nach Tagen) zeigt sich die Vagotonie, die Nervus-vagus-Reizung mit Übelkeit, Erbrechen, Magen-Darm-Krämpfen, Durchfall und bald blutdurchmischt. Dem folgen die Nervensymptome mit Cyanose, Schwindel, Muskelkrämpfe und dann generalisierte Krämpfe. Am Ende sind Schlaflosigkeit, krampfende Anfälle der Muskeln in kurzen Intervallen, der Eingeweide, der Bronchien bis zur schweren Atemnot, Kälte und Bewußtlosigkeit. In homöopathischer Anwendungserfahrung ist Cuprum erfolgreich:

- bei Cholera (Krämpfe herrschen vor)   **Klinik**
- bei Epilepsie (besonders nachts, klonisch
  mit ansteigender Aura)
- bei Keuchhusten (Apnoen im Anfall und blau - kalt)
- bei Asthma (3^{00}, erstickend)
- bei Koliken (Bauch hart wie Stein und grüner Stuhl)
- bei Atemlosigkeit/Asphyxie-Anfälle des Neugeborenen
  (Krämpfe, Kälte und Anziehen der Extremitäten an den
  Körper)
- in der Schwangerschaft, Geburt und Wochenbett:
  · Muskelkrämpfe, Herz-, Magenkrämpfe (unter Wehen),
    viel Übelkeit
  · hypertone Wehen
  · Konvulsionen während der Geburt
  · protrahierter Geburtsverlauf, Schlafmangel- und
    Erschöpfungszustände
  · Depression

Cuprum ist kein Anfangsmittel, sondern drängt sich auf als **Geburt** Reservemittel bei langanhaltenden und hartnäckigen Krisen, die eine unerträgliche Intensität entwickelt haben.

Die Wehen schmerzen messerscharf, kommen plötzlich und gehen plötzlich und rauben der Kreissenden derartig die Kraft, daß sie kalt, blaß, matt wird und nur noch flüsternd reden kann.

Der Bauch bzw. die Gebärmutter spannt an hart wie (Empfindung von) „Stein". In dieser Situation können Sehstörungen bis zur vorübergehenden Blindheit, Übelkeit, Erbrechen und Schwindel auftreten. An den Händen, Füßen und Waden verkrampfen sich Muskeln. Krampfanfälle generalisiert sind hier eine Hauptanzeige. Sie empfindet Kälte, die Haut ist marmoriert, sie will zugedeckt sein aber verlangt ausschließlich und durstig nur kalte Getränke. Die Krise wird eindrücklich mit qualvoller Angst vor diesen Wehen, vor Unglück und Tod unterlegt. Bedenken Sie die Effekte von zunehmendem Schlafmangel, Entkräftung und emotionaler Enttäuschung, besonders über ihr eigenes Versagen.

Symptome • Beschwerden von:
- · Schlafmangel (2), von Nachtwachen
- · Kälte, Kaltwerden, von „kalter" Behandlung, Grobheit anderer
- · Schreck, schlechten Nachrichten (z.B. drohende Sektio!)
- · Unterdrückung von Emotionen
• Angst zu versagen, verrückt zu werden!
• Schmerzen, Krämpfe in Muskeln mit Verlangen sich zu strecken
• Schmerzen wie Messerstiche, die den Atem nehmen, Schreien vor Schmerzen
• eisige Kälte des Körpers, blaue Verfärbung (3)
• Zucken von Muskeln (2), äußerliches Zittern (2)
• ruhelos im Bett (3), besonderes zwischen den Wehen
• beissen (2)
• Wehen:
- · qualvolle (3)
- · mit Erbrechen
- · mit Schreien
- · mit Krämpfen
- · unregelmäßig
- · mit Kopf in den Nacken (Opisthotonus) werfen, Gliederspreizen und Mund öffnen, grimassieren
• intensiver Durst auf kalte Getränke

- geräuschvolles Gurgeln beim Trinken,
  laute Darmgeräusche
- legt den Daumen in die Hand und umschließt diesen
  mit den Fingern zur Faust
- Krämpfe beginnen peripher, zieht die Extremitäten
  an den Körper
- überempfindlich für Arzneien
- Delirium mit Kollaps

< abends, nachts, Kälte, Laufen, Berührung **Modalitäten**
> zugedeckt, Liegen, Wärme, Massage

Deutliche Hinweise ergaben die Arzneiprüfungen **Hintergrund**
mit Symptomen wie Einbildung,
- „als ob sie sich ständig strecken müsse,
- als werde kaltes Wasser über den Kopf gegossen,
- Angst, sie sei eines Verbrechens schuldig"

Cuprum-Frauen möchten Kontakt, Wärme und eine schöne Atmosphäre schaffen. Sie achten, daß sie niemanden verletzen, zeigen sich überempfindlich und rücksichtsvoll. Sie sind liebebedürftig und erkranken bzw. erleben Zunahme pathologischer Wehen in kalter unfreundlicher Atmosphäre. Ihr ständiges Bemühen (... das Strecken) wird dann verletzt (... kaltes Wasser) und ihre Erlebniswelt schockiert. Da es um ihre Gebärabsichten geht, können sie nicht locker lassen in diesem Verlangen und erleben ihr Versagen. Warum bekommt sie nicht, was sie braucht (Wärme, Liebe, Massage)? Hat sie etwas falsch gemacht (...Verbrechen begangen)? Sie ist genötigt, ihre Emotionen zu unterdrücken und krampft!

Für diese Frauen, diese Lebenssituation, für diesen Start ins Leben sollten Geburtshelfer zu Supervision verpflichtet werden – und zumindest eine geräumige Badewanne für die Unterwassergeburt vorhanden sein. Wenn das eigene Verhalten in der Begleitung gut reflektiert ist, wird Cuprum potenziert segensreiche Konfliktlösungen und Krisenbewältigungen ermöglichen.

17. Gelsemium sempervirens

der gelbe Jasmin, eine zarte Rankpflanze aus der Familie der Loganaceae. Gels ist strychninhaltig und bewirkt die Senkung der Reizschwelle für Nerven- und Muskelerregung, im Vergiftungsfalle den Tetanus. Eine weitere Pflanze aus dem Arzneischatz der nordostamerikanischen Indianer.

Klinik
- Cervixdystokie
- Krampfwehen
- Rückenschmerzen bei Wehen
- sekundäre Wehenschwäche
- Neurasthenie
- Hypotonie
- Eklampsie

Geburt Bei Gels sind beide Phasen, die Erregungsphase und die Erschöpfungsphase gut erkennbar. Es ist ein sehr häufiges Arzneimittel in der Geburtshilfe von Kliniken. Sie begegnen einer zarten, unsicheren, kooperativen, liebevollen und recht sympathischen Frau. Sie verhält sich so entgegenkommend, weil sie Sympathien für sich fördern möchte. In der ersten Begegnung wird schon ihre Erwartungsangst deutlich. Aufmerksam verfolgt sie jeden Handgriff des Personals, jeden Ausschlag im CTG und jeden Kommentar. Sie ist innerlich angespannt, fahrig und zittrig in ihren Bewegungen, was als Ungeschicklichkeit sichtbar werden kann: Sie stolpert beim Gehen, die Knie zittern, sie wirft Gegenstände um oder sie verschluckt sich beim Trinken. Ihre Nervosität kann in Fröstelanfällen und hypotonen Reaktionen zum Ausdruck kommen. Die Wehen verlaufen zunächst sehr ungeordnet, nach oben gerichtet, so daß das Kind immer wieder aus dem Beckeneingang zurückweicht oder das Köpfchen sich häufig dreht. Dabei äußert sie wiederholt und auffällig häufig Harndrang. Mit zunehmender Wehenintensität kommt immer mehr Unerträglichkeit im Sinne von Qual und Krampf. Die Wehen können in ihrer Ausbreitung bis in den Kopf empfunden werden. Die Wehen schmerzen besonders im Rücken und steigen die Wirbelsäule hoch. Ihre Nervosität steigert sich bei jeder

Untersuchung, da die Enttäuschung anhaltend groß bleibt. Nur zögerlich verstreicht die Cervix und nur gering weitet sich der Muttermund, bis daß er nach langer Qual bei 4 – 6 cm Weite unveränderlich bleibt. Die Geburtsdauer hat 12 Stunden meistens überschritten, die Kräfte lassen nach und die Wehen werden immer schwächer und wirkungsloser. In diesem Erschöpfungszustand wird sie immer schläfriger, die Augenlider hängen schwer, das Gesicht sieht berauscht, wie betrunken, dumpf und dunkel gerötet aus. Sie fühlt sich schwach wie gelähmt. Nacken-, Lendenwirbelsäulen- und Kopfschmerzen in der Stirn können das Schlafen behindern, wie auch die vereinzelt auftretenden Wehen. Hier ist über Jahrzehnte die Opiatverordnung erfolgt, die durch Gels C30 und/oder C200 weitgehend überflüssig wird. Einer der ersten großen Erfolge im Kreissaal. Denn Opiate trüben das Bewußtsein und beeinträchtigen die Atmung des Neugeborenen und behindern somit erheblich das Geburtserlebnis und den Start in das Leben.

- Erwartungsangst (3), Lampenfieber (3)   **Symptome**
- Beschwerden von:
  - schlechten Nachrichten (3)
  - Tadel, Kränkung
  - Mißbrauch von Tabak (2)
  - Schreck (3) und Furcht (2), seelischem Schock, Kummer
  - geistiger Arbeit (2)
- Todesangst (3), Verzweiflung
- Gefühl von hilflos (2)
- Schreien vor Schmerz
- nervöse Erregung (2), Ungeschicklichkeit (3)
- häufiger Harndrang (3)
- Rückenschmerzen bei Wehen (3), die aufwärts laufen/ nach oben ausstrahlen
- Wehen:
  - krampfhaft (3), quälend (3), falsche (2)
  - wirkungslos
  - werden schwach (3), hören auf (1)
- Muttermund rigide (3), teileröffnet (2)

- Kind scheint aufzusteigen bei jeder Wehe (2)
- Zittern der Knie, möchte gehalten werden (3)
- schläfrig-dumpf (2)
- Lidsenkung (Ptosis) (3)
- Gesicht wie berauscht, gerötet (2)
- Hitzewellen bei Wehen (2)
- Uterusatonie (2)
- Plazentaretention

Modalitäten < Erregung, schlechte Nachrichten (!), beim Denken daran, Unruhe der Umgebung

> Harnlassen, Schwitzen, Ruhe, Augenschließen, Betäubungsmittel, Umsorgung, Berührung / Ablenkung

Hintergrund Anders als Nux vomica, der kräftige fest verwurzelte Baum und als Ignatia amara, die bis zu oberarmdicke Rankpflanze ist Gelsemium eine sehr zarte, stammlose Rankpflanze, deren feine Blätter bei geringem Luftzug vibrieren. Ohne Fremdhilfe ist keine Aufrichtung möglich. So sind auch die Gelsemium-Patientinnen: zart, fein, zittern leicht, hypoton, schnell schwindelig, schnell nervös und erregbar und haben immer wieder Probleme und Beschwerden mit dem Rücken, den Aufrichtekräften. Die Wehenschmerzen werden besonders in der Lendenwirbelsäule schmerzhaft aufsteigend empfunden, und der Nacken macht immer wieder Beschwerden mit Kopfschmerzen, die bis zur Stirn ziehen. In ihrer Fragilität sind sie um jeden nächsten „Schritt" besorgt, die charakteristische Erwartungsangst und das Lampenfieber. Sie sind sehr schüchtern, scheuen sich, ihre Meinung zu sagen und machen den Eindruck von Willensschwäche. Alles Fremde und Unbekannte verspannt, und sie stehen dem hilflos und ausgeliefert gegenüber. Auch wenn schon eine Kreissaalführung vorausgegangen war, jetzt ist alles wieder anders und neu. Unwillkürlich hat sie einen gesteigerten Muskeltonus, eine Daueranspannung, Erregung mit erhöhter Wachsamkeit und Reizschwellensenkung, so daß einzelne Bewegungsimpulse überschießend und Bewegungen damit ungeschickt werden können. Ihr helfen Betäubungsmittel gut, diese unkontrollierbare lästige Anspannung einzudämmen. (Vor Prüfungen wäre es schnell ein Glas Schnaps.) Konsequent gerät sie in die vorzeitige Erschöpfung mit dem typisch teileröffneten Muttermund, der in Rigidität erstarrt. Es kehrt sich das Bild um in völlige Leere und Lähmigkeit, ein Zustand wie berauscht. Dann geht nichts mehr.

18. Hyoscyamus niger

Ein weiteres Nachtschattengewächs, das schwarze Bilsenkraut, hat seinen deutschen Namen aus dem germanischen (Wortstamm bhel = Phantasie) Phantasiekraut bekommen wegen seiner bekannten psychogenen Wirkung. Die verwendete Bohnenfrucht (kyamos (griech.) = Bohne) sollte für Schweine (hys (griech.) = Schwein) ungiftig sein, was aber nicht richtig ist. Die Alkaloide (bes. Atropin, Hyoscyamin, Skopolamin u.a.) wirken wieder parasympatikolytisch mit Aufstaueffekten, hier nun differenziert deliranter, was besonders der Skopolaminwirkung zuzuschreiben ist: zunächst Betäubung, dann Dämmerzustand mit Apathie, auf Fragen werden noch benommen Antworten gegeben und danach retrograde Amnesie („das Wahrheitsserum"). Neben den Nervus vagus-lähmenden Wirkungen treten Muskelerregungssymptome mit Zittern, Zucken und Dyskoordination auf.

• Krampfwehen   **Klinik**
• Cervixdystokie
• Muskelzuckungen
• Erstickungsanfälle
• protrahierte Geburt
• Blutungen
• Krampfanfälle
• latente Psychose

In der fortgeschrittenen Eröffnungsphase zeigen sich bei man- **Geburt** gelnder Muttermundsweitung Erregungszustände, die hier psychotische Züge bekommen. Die Frau ist beständig am Reden und sehr oft nur zu sich selbst. Albernes Verhalten, unangemessen lautes Lachen, Irrereden und dann auch unter der Wirkung der krampfend quälenden Wehen unbändige Kraft und beleidigende Wut preßt sie heraus anstelle von Geburtsfortschritt.

Die Inhalte ihres Schwatzens, Fluchens und Streitens drehen sich um sexuelle Themen. Bilder von vergangenen Traumatisierungen tauchen auf, von dem „Schwein" (!), oder der „geilen Sau", von Ekel! Sie verkrampft sich vollends, Muskel zucken und besonders im Gesicht, in der Mimik und an den Augen. Die Augenbewegungen sind sehr unruhig, der Blick manchmal „stierig" und das Sehen gestört wie von Doppelbildern. Das Gesicht ist eher blaß oder gering gerötet. Der Mund ist trocken, die Zunge klebt bisweilen am Gaumen oder zittert beim Vorstrecken (Lach). Bei dem Versuch zu trinken bekommt sie es in den „falschen Hals": ein erstickender Hustenanfall treibt das Getränk wieder aus der Nase heraus. Immer wieder wirft sie die Decke von sich und klagt über die empfindliche Haut. Mit zunehmender Verwirrung intensivieren sich die genitalen und sexuellen Komponenten in ihrem Verhalten und Ausdruck. Impulse zu flüchten und von allem wegzulaufen können auffallen.

Symptome
- schwierige Geburt (2)
- Beschwerden von:
  - · enttäuschter Liebe (3)
  - · der Grobheit anderer
  - · sexuellem Mißbrauch (2)
  - · Schreck (2), Unfällen, Kummer (2)
- Mißtrauen (2), Angst vergiftet zu werden
- Eifersucht (3)
- Versucht zu entfliehen; Wahnidee, von Feinden verfolgt zu werden
- Beißen (2), in Gegenstände
- schwatzt schamloses und verliebtes „Zeug",
  unzüchtige Reden, beleidigt (2)
- beklagt sich über angebliches Unrecht (2)
- macht lächerliche Gebärden wie „ein tanzender Narr"

- faßt sich fortwährend an das Genitale,
wirft die Bettdecke weg, exponiert das Genitale
- trockener krampfiger Husten < durch Husten,
durch Trinken (Erstickungsangst!)
- Trockenheit im Mund / Rachen mit Zusammen-
schnürungsgefühl im Hals
- Wehen:
  · quälend (2)
  · krampfend
- Cervixspasmus
- hellrote Blutungen während/nach den Wehen
- Wehen mit
  · Sehstörungen, Schielen
  · Muskelzuckungen
  · Krämpfen
- nach den intensiven Wehen Harninkontinenz,
kein Gefühl für die Blase!
- Delirium von Schmerzen (3), will nackt sein (2), hysterisch (2)

< Berührung (3), nach trinken, in Ruhe, im Liegen,
abends / nachts
> allgemeine Wärme, Aufsitzen

„Hyoscyamus läßt die Sau heraus", bringen gut merkbar der
lateinische Pflanzenname und die Arzneiwirkung in der Prüfung
und klinischen Erfahrung auf den Punkt: Die Vorgeschichte und
die zu behandelnde Gegenwart sind von heftigen zerebralen
Erregungszuständen charakterisiert, in denen die hierarchische
Hirnordnung mit führender Großhirnrinde (Vernunft kontrol-
liert die älteren animalischen Zentren) derart gestört wurde/
wird, daß hier das Sexualzentrum dominiert. Ein zurückliegen-
der sexueller Mißbrauch oder eine schmerzliche Liebesenttäu-
schung bemächtigen sich dieser Frau, bis daß sie im Schlaf, in
Entspannungszeiten oder unter der Geburt diesen unterbewuß-
ten, negativ getönten, emotionalen Kräften ausgeliefert ist. Ihr
Selbstverständnis zu leben ist seither ein anderes. Ihr Vertrauen
in die positive Seite der Liebe ist mißbraucht worden, und es

kommen Ekel, Mißtrauen, Streit- und Mordimpulse, Irrereden, kindlich alberne Verhaltens- und Redensarten und unkontrollierbare, zuckende Muskel- und Bewegungsstörungen. An den Sexualpartnern läßt sie kein „gutes Haar": mit sexuellen Flüchen, genitalen Redensarten bricht die belastete Emotion aus ihr heraus und sich selbst verurteilt sie als „Hure" gleich mit. Dann will sie Allem entfliehen, setzt sich auf und will das Bett verlassen!

Abgrenzungen zu Bell und Stram siehe hier in Abschnitt IV, 8.2.13.

19. Ignatia amara

die Ignazbohne, benannt nach dem Begründer des Jesuitenordens, dem heiligen Ignatius von Loyola, ist eine weitere strychninhaltige Arznei. Von Missionaren im 17. Jahrhundert von Philippineninseln nach Europa gebracht, wurde Ignatia bekannt wegen ihrer Wirkung bei Krampfanfällen und Krämpfen durch emotionale Erregungszustände. Diese Pflanze rankt weit hinauf an hohen Bäumen und erreicht im Grundtrieb Oberarmstärke. Ihr Strychningehalt bestimmt die tetanusähnliche Vergiftungswirkung.

Klinik
- Krämpfe
- Krampfanfälle
- Ohnmacht
- Cervixspasmus, protrahierte Geburt
- Krampfwehen
- Hysterie
- Plazentaretention
- Neuralgien

Geburt Ignatia ist eine häufig zu bedenkende Arznei bei Krampfwehen, Krampfzuständen und besonders bei Gemütskrisen, die zu Symptomen führen. Auffällig wird die Unnahbarkeit: die Ignatia-Frau ist in sich zurückgezogen, schweigsam und vermeidet jeden konzentrierten Wortwechsel. In dem anteilnehmenden, stillen Dabeisitzen erfüllt man ihr den größten Wunsch. In die Stille hinein fallen oft langgezogene Seufzer, angestrengtes tiefes Luftholen, stilles Weinen, Traurigkeit oder Zittern. Sie ist eine hyperemotionale Frau und zeigt so indirekt, daß sie etwas belastet, ihr etwas auf der Seele liegt. Mit den krampfend-quälenden Wehen, dem spastisch-kontrahierten Muttermund und dem langen Geburtsverlauf mit nachlassenden Wehen fällt irgendwann die Frage nach möglichem Kummer! Direkt angesprochen bricht es aus ihr unhaltbar heraus, das junge Kummerleiden, das sie kürzlich erfaßt hat. In Wein- oder Muskelkrämpfen, in hysterischen Reaktionen gibt sie kurz Einblick in ihre Not, um rasch wieder Selbstkontrolle und Schweigen und damit Fortsetzung des leidensvollen Geburtsweges aufrechtzuerhalten. Dann hilft ihr Ign. C30 (oder C200) zur inneren Entspannung, um effektive vagotone Eröffnungswehen zu entwickeln.

- durch Darandenken!   **Symptome**
  Durch Ansprache, durch Erinnert werden!
- Beschwerden von:
  - Schlafmangel
  - (Liebes-) Enttäuschung (3), Kummer (3),
    Grobheit anderer
  - Ärger (3), Heimweh (3),
  - Eifersucht (2), von Kränkung (3),
    offenen Angriffen (2), Zurückweisung (2), Sorgen (3)
  - Mißbrauch von Tabak (2)
- Verzweiflung (3), Todesangst, hysterisches Delirium
- Wechsel von Gemüt- und physischen Symptomen (2)
- Seufzen bei Wehen (3)
- Weinen, Traurigkeit bei Wehen (2)
- Mitfühlend (2)
- Ohnmacht durch Schreck (2)
- überempfindlich für Arzneien (2)
- intensive Geruchsempfindlichkeit (2)
- Zuckungen um den Mund herum (2)
- beißt sich auf die Wangen beim Reden oder beim Kauen (3)

- aufsteigendes Klumpengefühl im Hals,
  wenn nicht schluckt (3), kurze Besserung durch Schlucken
- Konstriktion von Rektum, von Muttermund,
  des inneren Halses!
- Wehen:
  - krampfen
  - hören auf
  - Ohnmacht durch Wehen

Modalitäten   <   Berührung (ganzheitlich!), Gerüche (bes. Tabak), Kaffee, Trost! Frischluft, Kälte, Kritik
        >   Wechsel (von Lage, Ort, Stimmung), allein, fester Druck, Wärme, Schlucken! (aber hilft nur kurz)

Hintergrund   Zunächst kann jeder in einen Ignatia - Zustand geraten, wenn unfaßbarer Kummer durch unerwartete und plötzliche Todesfälle in der Familie einbricht. Diese Traumatas sind rational nicht faßbar und berühren tief in der Seele. Ign-charakteristisch ist das Verhalten, die Unbewältigbarkeit des Kummers still zu „schlucken", zu verbergen und allein zu leiden. Es ist das Verhalten vieler Nordeuropäer, die zu extensiver Trauerarbeit in den ersten Tagen nach dem Todeserlebnis nicht fähig sind. Trost und Gespräche wärmen nur wieder auf, was ohnehin unfaßbar war und ist. Der Ausbruch und die Überwältigung durch die Gefühle setzen wieder ein wie am 1. Tag nach der Todeskonfrontation. Chronische Ign-Frauen leben diese Reaktionsweise in allen Belangen emotionaler Traumatisierung, sei es durch Ärger, Schreck, Enttäuschung, Kränkung oder oft nur durch die geringste Kritik. Es sind überemotional veranlagte Frauen, die zu voreiligen Entscheidungen aus dem Gefühl heraus (aus dem „Bauch" heraus) neigen, sozusagen vorbei am „Kopf"-Bewußtsein. Sie sind spontan, liebenswert, mitfühlend und schnell verletzt. Alle Aktivitäten sind getragen von einer idealisierenden Motivation, mit ganzer emotionaler Hingabe angegangen und ausgeführt. Sie ist immer 100%-ig engagiert und bei Geringfügigkeiten 100%-ig enttäuscht. Dieser Stimmungswechsel zeichnet sie aus, kann unvermittelt auftreten und für die

Umgebung völlig unverstanden bleiben. Sie ist rational nicht faßbar, man kann mit ihr nicht sachlich werden. Diese Disposition wird, wenn sie (oft geringe) Belastungen in die Wehen mitbringt, unter den Intensivierungen von vagotonen „Bauch"-/ Wehenaktivitäten rasch zu örtlichen oder generalisierten Verkrampfungszuständen führen. Die innere Ordnung wird umfassend und oft schwer nachvollziehbar gestört. Die auftretenden Symptome haben schnell widersprüchlichen bis paradoxen Charakter.

20. (Radix) Ipecacuanha

die Brechwurzel, Familie der Rubiaceae, die Wurzel eines brasilianischen Busches, ist wegen ihrer vagotonisierenden Wirkung beliebt als Brechmittel für Kinder, sofern diese etwas Unverdauliches geschluckt haben.

- Hypervagotonie   **Klinik**
- Krampfwehen
- Blutungen
- Plazentaretention

Wenn Ipecacuanha angezeigt ist, liegt immer Übelkeit vor! **Geburt** Diese kann sich in Erbrechen, in Brechwürgen steigern. Im Rahmen der Vagotonie kann auch der Wehenschmerz kolikartig werden. Dann geht dieser vom Nabel aus, ist schneidend, stechend und/oder scharf und zieht zum Uterus. Es kann auch ein Oberbauchschmerz für Ip hinweisend sein, dann beginnt dieser auf der linken Seite und zieht nach rechts. Die Frau sieht blaß und elend aus, ist ärgerlich und gereizt und verlangt Frischluft Sie ist kaum zufriedenzustellen und hat immer wieder neue, ausgefallene Wünsche. Die typische Ip-Blutung ist die helle, rote im Guß wie aus dem Wasserhahn. Diese kann beobachtet werden nach erschöpfender Wehentätigkeit und intensiver sympathikotoner Austreibung als hypervagotone Gegenregulation, eine Sofortreaktion unmittelbar nach Kindesgeburt. Symptome werden sofort wahlanzeigend in typischer Abfolge:

1. die plötzliche helle, rote Blutung wie
   aus dem Wasserhahn
2. die sofort geäußerte Übelkeit („mir wird schlecht")
3. die Luftenge (vagale Bronchospastik) („ich bekomme
   keine Luft mehr")
4. und die Ohnmacht bzw. Hypotonie-bedingte Bewußtlosigkeit.

Symptome
- Beschwerden von:
  - Schlafmangel
  - Ärger (3) unterdrücktem Ärger (3)
  - Kränkung
  - Mißbrauch von Eisen, Alkohol, Tabak (2)
- Blutung:
  - aktiv (3), hellrot (3)
  - anhaltend (3)
  - reichlich mit Kollaps
- Übelkeit bei Wehen (3)
- Erbrechen, Brechwürgen bei Wehen
- Todesangst, Verlassenheitsgefühl
- Verlangen nach Delikatessen!
  (d.h. hat unerfüllbare Wünsche)
- durstlos! (3)
- Abdominalschmerzen:
  - von links nach rechts im Oberbauch (Lyc umgekehrt!)
  - während der Wehen vom Nabel schneidend, stechend,
    scharf zum Uterus (Nux vom)
- Wehen: krampfhaft (2)
- Plazentaretention (2): aufgrund von Blutungen (2)

Modalitäten
< Wärme, warme feuchte Räume, Kälte, Bewegung
> Frischluft

Hintergrund Bei Ip ist alles „übel hoch drei": Sie sieht übel aus, ihr ist immer
übel und ihre Laune ist extrem übel! Und das quälende an dieser
Situation: nichts hilft, nichts kann bessern! Die Übelkeit bleibt
beständig, ein Erbrechen ändert nichts an diesem Zustand,
ebenso verhält es sich mit ihrer Stimmung und ihrem Aussehen.

Diese quälende vagotone Belastungssituation ist eindrucksvoll mit Ip-Potenzen besserbar. Für die atonische Blutung rate ich zu sehr hohen Potenzen (C1000 und höher), die (neben den sofort eingeleiteten schulmedizinischen Maßnahmen mit Volumensubstitution) sehr schnell und kurz wiederholt (je nach Erfolg) verabreicht und gesteigert werden können! Aus der Vorgeschichte können Belastungen durch emotionale Traumen (wie Eifersucht, Kummer, Angst oder sexueller Mißbrauch) gegeben sein und erschöpfen!

21. – 26. Die Kalium-Salze

22. Kalium carbonicum

Verwendet wird die Pottasche, der Ascherückstand von verbrannten Pflanzen. Dieses hygroskopische (wasserbindende, Gewächslaugensalz!) Salz ist in Wasser sehr gut löslich. Die Kationen K+ und Na+ spielen durch ihre leichte Bindungsfähigkeit eine herausragende Rolle in lebenden Systemen! Die Anbindung von Wassermolekülen sorgt für Quellung und osmotische Druckgradienten. In der Pflanze überwiegt noch Kalium (K : Na = 10 : 1), im Tier- und Menschenreich hingegen Natrium (K : Na = 1 : 40). Mit der Lebensentwicklung wurde die Zelle geschaffen. Beim Menschen finden sich Kalium zu 96% ausschließlich in den Zellen und Natrium umgekehrt extrazellulär. Kalium sorgt für die Quellung und das Wachstum der Zelle. Als ein zellähnlicher, geschlossener Raum im Menschen kann die Fruchtblase angesehen werden, in der sich die höchste Kalium-Konzentration findet. So erstaunt es nicht, daß Störungen der Schwangerschaft homöopathisch sehr häufige Kaliumsalze zur Behandlung erfordern.

- protrahierte Geburt
- Folge von Blasensprung
- fragliches Mißverhältnis
- wirkungslose Wehen
- Rückenschmerzen
- Eklampsie

Klinik

Geburt Kalium-carbonicum-Frauen sind nett und höflich, aber reden nur das Notwendigste. Ihre Geburten sind sehr beschwerlich, weil häufig das Fruchtwasser schon abgegangen ist. Ein fester Kindskopf weitet ungleich schmerzhafter den Muttermund als die prallelastische Fruchtblase. Ihre Wehen sind quälend und scharf im Schmerz und wirken sich stechend bevorzugt in der Lendenwirbelsäule im Bereich L4, L5 und S1 aus. Der intensive Rückenschmerz verläuft beidseits über die Gesäßbacken dorsal in die Oberschenkel bis in die Kniekehle. Beim Stehen können ihnen schon mal die Beine versagen. Sie wünschen feste Massage und Gegendruck an den schmerzhaften Rückenpartien. Auffallend wird die Kälte- und Zugluftempfindlichkeit und besonders wieder im Lendenwirbelsäulenbereich. Immer wieder Frieren und Frösteln sie nach Wehen, suchen Wärme und Bedeckung. Weiterhin erfolgt häufiges Aufstoßen, welches den Wehenschmerz etwas zu lindern vermag. Sonderbar ist das Zusammenzucken wie von Schreck, wenn sie einmal unvorbereitet von der Hebamme oder anderen berührt werden. Die Geburt zieht sich in die Länge, und der vorangehende kindliche Teil bleibt hartnäckig auf dem Beckeneingang stehen. Der Verdacht eines Mißverhältnisses zwischen Kindesteil und Beckenweite drängt sich auf. Sektio droht, weil die Wehen wirkungslos und schwach scheinen, und künstliche Wehenverstärkung bald Notzeichen produziert. Die Kreissende teilt weiterhin wenig von sich mit. Dann sollte an Kalium carbonicum gedacht werden, weil hier die charakteristische forcierte Selbstkontrolle vorliegen kann.

Symptome • schwierige Geburt (2), allgemeine Schwäche (2)
• Verlangen nach Selbstkontrolle (2)
• Furcht vor den Wehen und vor der Geburt
• Beschwerden von:
  · Erwartung
  · schlechten Nachrichten
• Angst und Gefühl, vollkommen hilflos zu sein,
  Verlassenheitsgefühl
• Furcht vor Unheil, vor dem Alleinsein, vor dem Sterben,
  vor Krankheiten (3)

- Furcht im Magen gespürt und aufsteigend,
  aufstoßen bessert
- leichtes Zusammenzucken wie von Schreck
- weiß nicht, wie sie sagen soll, was sie will oder
  was sie plagt!
- Ruhelosigkeit
- Rückenschmerzen bei Wehen (3), stechend, dorsal bis
  in die Kniekehle ziehend, Verlangen nach Gegendruck
- Weinen bei Schmerzen
- Frösteln nach Wehen (2)
- Wehen:
  · krampfhaft, quälend (3), anfallsweise im Rücken
  · dann: schwach (3), wirkungslos (3), hören auf (3)
- Plazentaretention (2), aufgrund von Blutung
- Folge von Flüssigkeitsverlusten (2) (Fruchtwasser!)

< Kälte, Zugluft, Berührung, alles Unerwartete,   **Modalitäten**
  nach Blasensprung, nach Geburt
> Wärme, Warmwerden, fester Druck/Massagen, Aufstoßen

Kalium carbonicum wird in der Zelle zurückgehalten, ist in **Hintergrund**
gewisser Weise „in sich" eingesperrt. In der Arzneiprüfung
bestätigten wiederholte Traumthemen diese Not: „befinde mich
in einem Gefängnis ohne Fenster, mir geht es schlecht, habe
Schmerzen, aber ich weiß nicht, wie ich aus dieser Situation
mich befreien soll und niemand hört meine Hilferufe" und ähnliche Träume beschreiben, mit Schmerz und Verzweiflung aus-
weglos in sich eingesperrt zu sein. Kalium reizt sensible Ner-
venfasern, wenn es bei Verletzung unkontrolliert herausgeraten
sollte. Man kann sagen, Schmerz ist ein Kalium-Phänomen.
Und wenn Kalium-Salze homöopathisch angezeigt sind, dann
erleidet jemand Schmerz und Verzweiflung und hat keine Vorstellung, wie da herausgefunden werden kann. Sie ist deswegen
unzufrieden und gereizt, aber in erster Linie mit sich selbst, daß
sie keine Lösung findet. Sie hat schon immer gelernt, alles mit
sich alleine auszumachen, ihren Verstand zu nutzen für die Kontrolle über die Gefühle. Was sie an „Schmerzhaftem" in sich ein-

sperrt, teilt sie nicht mit! Sie ist sogar angestrengt bemüht, die Selbstkontrolle fortlaufend aufrecht zu erhalten, so daß Wehen unerträglich werden und das Kind von dieser Intensität am Tiefertreten gehindert wird. Zunächst sind es Ängste vor der Zukunft, vor drohenden Gefahren, ob das Kind gesund ist, bis zur Todesangst. Unerträglich wird es ihr dann, wenn sie alleingelassen wird. Denn für die Helfenden ist sie nicht sehr kommunikativ sondern betont distanziert. Es können sie Unvereinbarkeiten, Unstimmigkeiten oder gar schwere Dispute und Kontroversen mit ihrer Familie beschäftigen. Vielleicht verheimlichte sie bisher ihre Schwangerschaft ihren Eltern oder der zukünftige Vater ist in ihrer Familie nicht akzeptiert. Mit der Geburt muß sie endlich Stellung beziehen. Die Familie spielt bei allen Kaliumsalzen eine zentrale Rolle. Kalium-Persönlichkeiten sind Positivisten, denn sie haben Schutz und familiären Zusammenhalt erfahren. Aber die Erziehung war streng und dogmatisch. Es wurde gut versorgt, aber Umarmung, Zärtlichkeit und Berührung waren zu kurz gekommen, das „machte man nicht"! Die Prägung war so intensiv, daß es in dieser Frau eine verinnerlichte Instanz gibt, die weiterhin Rechenschaft und Mitverantwortung fordert, bei Kalium carbonicum ist es der Vater (bei Kalium muriaticum die Mutter!). Diese Emotionen toben hinter der „Zellmembran", nach außen gibt sie sich abgeklärt, überkorrekt, starr bis zur Unbeugsamkeit, gefühlsarm und angespannt! Allen Kalium-Salzen ist dieses familiengebundene Element eigen. Die Errichtung einer neuen Keimzelle, einer eigenen Familie mit Mann und Kindern ist größte Verpflichtung und Selbstverständlichkeit. In der Fruchtblase konzentriert sich dieses Thema und in der hohen Kalium-Konzentration bzw. der häufigen und erfolgreichen Anwendung für homöopathische Kalium-Arzneien bestätigt es sich. Mit dem Blasensprung setzt ein Verlustereignis ein, welches sofort in dieser Frau mit Ängsten und Sorgen um die Zukunft und um das Kind verbunden ist. Nun muß sie für alles sorgen, ist sie die Verantwortliche. Daß ihr dieser Schritt gelingt, die Wehen erträglich und produktiv werden und sie die Kontrolle fallen lassen kann, erleichtert ihr die ähnlichste potenzierte Kalium-Verbindung. Diese sollte genau gewählt werden:

21. Kalium bromatum:

ist psychisch auffällig und labil. Herausragend ist die Neigung zu und Folge von Lampenfieber. Sie sind häufig vorbelastet durch einen für sie schweren Konflikt, in einer besonderen Angelegenheit unmoralisch gehandelt zu haben. Ein Schuldthema raubt ihnen die Energie für die Geburtswehen und die Aufrechterhaltung der Selbstkontrolle. So fällt ihre Nervosität auf und das beständige Händeringen! Ihre Finger und Hände können keinen Moment unbeschäftigt sein. In intensiveren Wehenphasen kann ein schlechtes Gewissen hervorbrechen. Mißtrauisch wird die Umgebung wiederholt geprüft. Sie hat Angst vor Unheil, daß ihr Leben bedroht ist und daß sich mit diesem Leiden jemand (Gott?) an ihr rächen möchte. Nach emotionalen Erregungen folgt öfter mal Erbrechen. Kalium bromatum ist eine hitzige Kaliumverbindung.

• wünscht sich den Tod

22. Kalium carbonicum:

hat die Vaterinstanz, die rationalsten Konflikte, die intensivste Starrköpfigkeit. Angst vor Armut und um die Existenz. Kali-c ist frostig und zugluftempfindlich.

23. Kalium jodatum:

ist eine weitere hitzige Kalium-Verbindung. Hier moduliert der Jod-Anteil das Kalium-Thema. Die Frau ist mager, straff, hektisch-unruhig und muß öfter was essen und sich bewegen. In der Vorgeschichte sind Kropf und/oder Schilddrüsenprobleme bekannt. Ihre Lebenseinstellung ist von Selbstlosigkeit und hohem Arbeitswillen und -einsatz bestimmt. Auch ihre Kraft kann von vorangegangener geistiger oder körperlicher Überarbeitung reduziert sein. Sie ist zäh und hart zu sich und anderen.

• Beschwerden von Mißbrauch von Arzneien

24. Kalium muriaticum:

hat die Mutterinstanz, die emotionalsten Konflikte, die intensivste Emotionalität aller Kaliumsalze, aber ist verschlossen(!), kann keinen Streit ertragen, Beschwerden von Streit in der Familie. Intensive Gefühle sind eingesperrt und aufgestaut.

25. Kalium phosphoricum:

ist durch den Phosphor-Anteil wesentlich mitteilsamer, aber auch ängstlicher, beeindruckbarer und insbesondere nervenerschöpft (Neurasthenie!). Hier ist eine intensive geistige Arbeit vorausgegangen und hat sie bereits vor der Geburt erschöpft. Sie sind unter den Wehen sehr nervös und empfindlich. Die Wehen werden schnell schwach und wirkungslos, besonders nach Abgang des Fruchtwassers. Ihr Süßverlangen kann auffällig werden.

* weinen unter der Geburt
* Beschwerden von Schlafmangel

26. Kalium sulfuricum:

ist hitzig, für Frischluft und Bewegung bedürftig und sehr durstig. Durch den Sulfur-Anteil werden sie eigenwilliger, selbständiger aber auch eigensinniger. Das Ego hat einen größeren Stellenwert. Was den anderen wichtig erscheint, muß noch lange nicht ihre Meinung sein. Sie wurden geprägt durch schwere Kämpfe in der Pubertät und danach, gegen die Ansprüche der Familie sich durchzusetzen und abzunabeln. Und nun tragen sie beide Qualitäten in Spannung in sich: das Freiheitsverlangen und den Wunsch nach einer eigenen Familie. Es sind sehr selbstbewußte Frauen, die immer die Oberhand und Entscheidungsbefugnis für sich verlangen. Eine lange Vorgeschichte von Sinusitis, Bronchitis, Geschlechtskrankheiten, Hauterkrankungen und eventuell Drogenkonsum sind bekannt.

27. Lachesis muta

ist das von Konstantin Hering im 19. Jahrhundert geprüfte Speicheldrüsensekret der stummen (mutus (lat.) = stumm) klapperlosen Klapperschlange Surinams. Das Gift dieser aggressiven Buschmeisterschlange zerstört Leben umfassend. Diese desintegrative, auflösende Wirkung findet in potenzierter Gabe Ähnlichkeitsanwendung bei zerstörerischen Erkrankungen oder deren Folgen wie Sepsis, Krebs, Psychose und Sucht.

- Blutungen
- Hypertonie
- Eklampsie
- Thrombose
- Embolie
- Geburtsstillstand
- intrapartale Hypoxie
- Amnioninfektionssyndrom
- (drohende) Sepsis

Klinik

Lachesis gerät in Druck- und Spannungszustände allgemein **Geburt** (Blutdruckanstieg, Stauungsempfindungen im Brust-, Kopf-, Halsbereich) wie auch lokal (Steckenbleiben des Kindes, Cervixspasmus) und psychisch („die nach einem Ausweg suchende Überreizung"). Sie vertragen keine Enge, Einschnürung (z.B. CTG-Gurt), Berührung oberflächlich (z.B. Kopfhaut) und Wärme (z.B. Badewanne) und können nicht links auf der Herzseite liegen. Schnell äußern sie Erstickungsgefühle, Verzweiflung und Impulse zur Selbstbefreiung. Jede Absonderung bessert ihr Befinden (psychisch: extremer Rededrang; physisch: Blutung entlastet), jede Behinderung wirkt sich krisenhaft aus (z.B. mangelnder Geburtsfortschritt) im Sinne einer bedrohlichen Spannungssteigerung. Etwas „Einschnürendes" aus ihrer Vorgeschichte mag komplizierend die Situation verschärfen wie Suchterkrankungen, schwerer Kummer, Liebesenttäuschungen oder Ärger- und Zornerlebnisse. Der Körper ist heiß, das Gesicht gestaut, der Muttermund spastisch kontrahiert, die Wehen sind einschnürend und verzweifelnd. Ein vorausgegangener vor-

oder frühzeitiger Blasensprung verschärft die Schmerzen und Infektionsgefahr. Nabelschnurumschlingungen strangulieren das Kind bedrohlich. Nach der Geburt verfällt das Kind rasch. Übelriechendes Fruchtwasser läßt Sepsisgefahr vermuten. Die Gebärende hat dennoch ein erstaunlich positives Verhältnis zu ihrem „Schicksal".

Symptome
- schwierige Geburt
- Verlangen nach Selbstkontrolle
- Beschwerden von:
  - Kummer (3), enttäuschter Liebe (2); Eifersucht (3)
  - Schicksalsschlägen, schlechten Nachrichten, Geltungsbedürfnis
  - Mißbrauch von Alkohol (2)
- Rededrang (3)
- Mißtrauen gegenüber der Umgebung
- Furcht vor:
  - Geisteskrankheit, Unheil, Tod
  - dem Wasser
- Wahnidee, sei unter einer höheren Kontrolle
- Furcht vor Narkosen („das böse Erwachen")
- Verlassenheitsgefühl (2)
- Verzweiflung durch Schmerz
- Suizidale Disposition von Schmerz
- wünscht sich den Tod
- Weinen bei Schmerzen (2)
- Krampfadern, Hämorrhoiden (3)
- empfindlich für Berührung und Einengung, besonders am Hals (3)
- Ohnmacht nach Schreck (2)
- Schwermut bei Wehen
- Muttermund spastisch kontrahiert
- Wehen:
  - hören auf
  - krampfhaft abwärtsgehend
  - einschnürend, erträgt keine Berührung

< durch Berührung, Wärme, Hitze jeder Art!, in der Ruhe, vor/nach Schlaf, vor 0°°, linke Seite

> Kälte, durch Absonderungen jeder Art!, durch Bewegung

Modalitäten

Die Schlange als Reptil ist in der Evolution um vieles reduziert worden bis zu dem wurmartigen Aussehen, um im Gegenzug eine extreme Differenzierung seiner Verdauungssekrete zu erfahren, welche arzneilich potenziert eingesetzt werden. Die Verdauung und damit die Zerstörung sind perfektioniert, die Auflösung von Opferstrukturen durch die Verdauungssäfte. In Ähnlichkeit beeinflussen Homöopathen mit Lachesis die Auswirkungen von in den Menschen eingebrachten oder sich zu dieser Qualität entwickelnden Zerstörungsfaktoren: wie Toxine, die septische Entwicklungen bedrohen oder Psychotraumen (Schicksalsschläge, Tod, Trennungen), die vergleichbar die Lebenskraft gefährden. Für Lachesis wird es „eng". Es soll oder muß etwas ausgeschieden werden (wie auch das Kind), was zunehmend unter Spannung und Einengung gerät. Dann wirkt sich dieser Zustand schnell lebensbedrohlich aus. Daher werden jede weitere Berührung, Enge, Wärme und Spannung strikt abgelehnt. Die tödliche Bedrohung kommt oft aus der Ruhe oder dem Schlaf heraus (z.B. als Embolie, bei Narkosezwischenfällen), so daß Angst vor dem „bösen Erwachen" besteht. Ängste vor dem Einschlafen, vor der Narkose, vor Unheil und Tod durch Ersticken sind charakteristisch. In diesem Sinne ist die Nabelschnurumschlingung mit ihren Auswirkungen symbolhaft von „Schlangennatur". Eine für Enge überempfindliche Halsregion ist ein Leitsymptom von Lachesis. Eine Hyperemotionalität, die unter Druck gerät, bewirkt Herzsymptome und Linkslateralität der Beschwerden.

Hintergrund

28. Lycopodium clavatum

der Keulenbärlapp, eine Uraltpflanze aus der Familie der Moose und Farne. Verwendet werden die Sporen, die als gelbes Pulver von außergewöhnlicher Trockenheit von Apothekern schon zu Hahnemanns Zeiten sehr geschätzt wurden. Diese Samen benötigen viele Jahre zur Keimung, und bis eine neue Pflanze entsteht, können gar 20 Jahre vergangen sein. Lyc heißt auch Schlangenmoos, da die Pflanze einen schlangenförmigen, über den Boden kriechenden Grundtrieb entwickelt, der nur schwach verwurzelt ist. Von diesem wachsen einseitig kleine tannenähnliche („Bodenfichte") Triebe hervor, die gerade die Höhe von Heidelbeeren erreichen.

Klinik
- protrahierte Geburt (großköpfige Kinder)
- Krampfwehen
- Schwäche
- (drohende) Sepsis

Geburt Lycopodium zeichnet sich aus durch intensive Trockenheit generalisiert: die Haut ist trocken (schon immer benutzt sie regelmäßig Feuchtigkeitscreme), die Handflächen sind rauh und oft ekzematös, die Haare sind trocken, schuppend und zu früh grau, der Mund ist trocken (viel Durst!), die Verdauung erschwert und der Bauch oft aufgetrieben von Blähungen (Erleichterung bei Luftabgang). Die Leber ist belastet durch Trockenheit (Gallensteine, rechtsseitige Oberbauchschmerzen), und dadurch ist betonte Rechtsseitigkeit von Symptomen gegeben. Sie liegt besonders gern auf der rechten Seite und klagt über Wehenschmerzen, die rechts beginnen und nach links ziehen. Die rechte Hüfte kann schmerzen, das rechte Schultergelenk, und rechts können deutlich vermehrt Krampfadern sichtbar sein. Isolierte rechtsseitige Vulvavarizen oder Leistenbruch rechts, in der Schwangerschaft erworben, rechtsseitige Nierenstauungen und/oder rechtsseitige Nierensteine sind klare Hinweise für Lycopodium. Trockenheit kann bei der vaginalen Untersuchung hinderlich sein und auffallen. Ihre Haut ist dunkelpigmentiert, Leberflecken sind vermehrt sichtbar, die Skleren können gelbstichig imponieren. Mundgeruch, Parodontose, häufiges Stirnrunzeln, halbgeschlossene Augenlider und allgemeine Ruhelosigkeit mit Bewegungsdrang fallen auf. Die Wehen sind krampfhaft, quälend und ohne sonderlichen Effekt auf den Muttermund, oft in Ausbreitung nach oben beschrieben. Mit viel Jammern und Weinen kündigen sich Schwäche und Erschöpfung an.

Auf diesem Weg fällt die Notwendigkeit für Lyc auf durch den übertriebenen Ehrgeiz, in einer vorgeplanten Weise gebären zu wollen. Die Trockenheit ihres Gemütes bzw. die Dominanz der sachlichen Intellektualität hält Diskussionen im Kreissaal im Gange. Die Hebamme sollte an Lyc denken, wenn sie mehr zu aufklärenden Vorträgen über die jeweilige Geburtsphase gedrängt wird, als einfach still nahe an der Frau zu sein. Diese hinderliche rationale Stimmung kann auch von einer männlichen Begleitperson diktatorisch unterhalten werden und die Gebärende in Lyc-Nöte drängen. (Dann könnten beide diese Arznei bekommen).

- schwierige Geburt (2), Schwäche allgemein   **Symptome**
- Beschwerden von:
  - · Angst, Erwartungsspannung (3), Schreck (3)
  - · Enttäuschung (3), Kränkung (3),
    enttäuschtem Ehrgeiz (2)
  - · Grobheit anderer (3), sexuellem Mißbrauch
  - · Geltungsbedürfnis (3)
- Furcht:
  - · zu versagen (3)
  - · vor Schmerzen
- Ehrgeiz (3)
- Mangel an Selbstvertrauen (3)
- Verlangen nach Selbstkontrolle
- Gefühl von Hilflosigkeit und Feigheit (3)
- Ungeduld, Reizbarkeit (3)
- Blähungen, aufgetriebenes Abdomen
- Krampfadern (2), Hämorrhoiden (3)
- Symptome rechtsseitig (3), breiten sich aus nach links (3)

- Ruhelosigkeit im Raum, beim Sitzen, im Bett (3),
  bei Schmerzen
- ein Fuß kälter als der andere
- Trockenheit generalisiert
- Wehen:
  - laufen aufwärts
  - krampfhaft, quälend
  - Jammern (3), Weinen (2) bei Wehen
  - hören auf
- Schwäche
- graue Kopfhaare in jungen Jahren
- überempfindlich für Arzneien, für homöopathische
  Hochpotenzen

Modalitäten < Ruhe, Kälte, Tadel, Kritik
           > Frischluft, Bewegung, örtlich Wärme

Hintergrund Die zum Leiden erwachsende Trockenheit von Lyc ist die chronische Folge von intellektueller Präsenz: eine körperliche Minderausstattung, ein Komplex nicht zu können, zu klein zu sein, unterlegen zu sein werden kompensiert durch Ehrgeiz, Überlegenheitstraining und geistige Wachheit bezüglich Rechtsnormen. „Lycos" der Wolf („podos" = die Pfote, weil die tannenähnlichen Triebe das Aussehen behaarter Wolfspfoten haben) spielt eine große Rolle in ihrer Lebenseinstellung: „Du bist ein Wolf unter Wölfen, wenn du dich nicht durchsetzt, gehst du unter". In jeder Lebensangelegenheit steckt daher eine Herausforderung, eine Konkurrenz, die es zu besiegen und zu dominieren gilt. Gelingt dieses nicht, folgt der tiefe Sturz, die potentielle Vernichtung. Folglich zeigen sie nur Größe und fürchten die Kleinheit. Ihr Problem ist die Unfähigkeit, Schwäche zu zeigen (Furcht vor dem Zahnarzt, Furcht vor Schmerzen!). Es fehlt ihnen die Mitte, der Großmut für Niederlagen, das Eingeständnis von Fehlbarkeit. Daher ist ihre Vernunft- (rechte) Seite so dominant und die emotionale (linke) Seite so unterrepräsentiert. Ihre Stärken entwickeln sie in „Rechts" berufen, in der Juristerei, in der Politik, in der Tätigkeit von Vorsitzenden. Probleme lösen sie sachlich und rechtlich abgesichert. Aber in den emotionalen, vagotonen Phasen bedrohen sie Kleinheit, Feigheit und Schmerzunerträglichkeit. Mit gewohnter sachlicher Kompetenz verwickeln sie die Geburtsbegleiter in aufklärende Gespräche. Bezüglich des Ergebnisses (Geburt) wächst nur die Ungeduld mit Unruhe, hartnäckiger Trockenheit und Verkrampfung, so daß der Kaiserschnitt droht. Lyc-Gaben bewirken schnell Übellaunigkeit der Kreissenden, mit Abneigung weiter zu reden. Damit verprellt sie ihre Diskutanten, die dann leicht in die Rolle der Lyc-Hilflosigkeit geraten, nicht mehr zu wissen, wie sie ihr weiter helfen können. Die zwanglose Nähe zu der stützenden Hebamme ist damit schnell gegeben – aber auch die Verpflichtung, kein weiteres, rational „weckendes" Wort mehr fallen zu lassen!

29. Lyssinum

die Tollwutnosode wurde hergestellt aus dem Speichel eines tollwütigen Hundes. Die Viruserkrankung Tollwut (Lyssa) zeichnet sich aus durch extrem lange Inkubationszeiten (10 Tage bis 1 Jahr nach Biß) und führt **immer zum Tode**! Zuerst treten Sensibilitätsstörungen im Wundbereich auf, vegetative Störungen, dann akustische und optische Überempfindlichkeiten, dann Kopfschmerzen und Schlafstörungen. Schlagartig beginnt das zweite Krankheitsstadium, ein Erregungsstadium mit schmerzhaft spastischen Schluckkrämpfen, allein durch den Anblick oder das Geräusch von fließendem Wasser ausgelöst. Im letzten, dritten Stadium treten meningitische Symptome und dann Lähmungen auf.

Tollwut wird nicht nur von Hunden, sondern auch von Wild (Rotwild, Füchse, Luchse, Katzen u.a.) und von Fledermäusen übertragen.

Klinik
- Krämpfe
- hydrophobische Reaktionen
- Angstzustände
- protrahierte Geburt
- Herpes genitalis

Geburt Lyssinum ähnelt Stram in seinem wilden und ängstlichen Verhalten und in der Verkrampfungsreaktion auf optische und akustische Reize. Aber Lyss fleht nicht um Hilfe, versucht nicht zu fliehen, sondern stellt sich der Herausforderung mit dem Mut der Verzweiflung. Bei Überempfindlichkeiten gegenüber Umgebungseinflüssen ist die bewußte Wahrnehmung beeinträchtigt: Sie spürt keinen Schmerz mehr, fühlt sich wie gelähmt, bei der Austreibung wie ohne Gefühl. Sie zeigt sich überreizt und in der Herausforderung fast bösartig. In ihrer unterdrückenden Selbstkontrolle beißt sie innig in alles, was ihr zwischen die Zähne kommt. Sie äußert die Angst, den Verstand zu verlieren und daß etwas Schreckliches passieren wird. Ihre Stimmung ist heftig, sie schlägt um sich, redet schnell und ungeduldig und ist verkrampft. Alles macht den Eindruck von Unaushaltbarkeit. In Wehenpausen äußert sie Entschuldigungen.

Symptome
- Beschwerden von:
  - sexuellem Mißbrauch
  - Schreck, Schock, schweren Unfällen (!)
  - Hundebiß
- Verlassenes Gefühl
- Angst:
  - den Verstand zu verlieren
  - daß etwas Schreckliches passiert
  - allein
- Furcht:
  - vor dem Ersticken (3)
  - vor Hunden, vor dem Bösen
  - vor dem Spiegel, vor Wasser, in der Enge!

- Wahnidee:
  - · die Umgebung sei mitschuldig an ihrem Zustand
  - · sie werde ungerechtfertigt gequält
  - · sie sei ein Hund!
  - · sie werde geschlagen
- Beissen (2), im Delirium (2), auf Gegenstände (Löffel, Kissen u.a.), sich selbst
- Seufzen, häufiges Gähnen
- Knurren wie ein Hund
- Krämpfe vom Denken an / Hören von Wassergeräuschen (3)

< leichte Berührung, Luftzug, fließendes Wasser, passive Bewegung, nachts, Enge

> durch Reiben, warmes Bad(!), lokale Hitzeanwendung, Kopf nach hinten werfen

Modalitäten

Lyss hat die Lebenserfahrung, schon einmal einer bösen, rücksichtslosen und zerstörenden Gewalt ausgesetzt worden zu sein mit der geringsten Chance zur Gegenwehr. Insbesondere ist die Kindheitserfahrung wahlanzeigend, von Familienangehörigen über längere Zeit mißbraucht und gequält worden zu sein. Für Lyssinum ist dieses Spannungsverhältnis verheerend, einerseits emotional abhängig zu sein und andererseits von diesen Personen gepeinigt zu werden. Lyssinum-Persönlichkeiten sind hyperemotional, hellwach bezüglich den irgendwie lauernden Gefahren. Ständig sind sie präsent, auf angenommene Bedrohungen (Berührung, blendendes Licht, Wasser u.a.), verletzend heftig mit dem Mut der Verzweiflung, mit Schlagen und Beißen zu reagieren. Schwierig war für sie bisher jede gynäkologische Untersuchung, nach der sie den männlichen Untersucher verwünschten und/oder anschließend Genitalherpes entwickelten, bisweilen nach jeder Untersuchung!

Hintergrund

In der Schwangerschaft war sie voller Ängste, daß etwas Böses passiert. Sie entwickelte seltsame Vorstellungen, die ihr den Gedanken, vielleicht geistig krank zu sein oder zu werden aufdrängten, und nun zur Geburt kann sie sich ihrer Vagotonie nicht hingeben, da sie über negative Erfahrungen mit dem Ausgeliefertsein verfügt. So behält sie die Oberaufsicht über jede Situation und über sich angestrengt oder unbewußt aufrecht. Es ıst die Totalität der Krankheit Tollwut mit der 100%-igen Tödlichkeit, die hier ihrem Empfinden von Bedrohung bis zu der Einbildung, „eine Hündin zu sein", homöopathisch ähnlich ist. (Stram in Abgrenzung ist entsetzt, kämpft nicht sondern sucht unbedingte Hilfe. Lyss ist übererregt in allen Sinnen abwehrend und geradezu wasserphobisch!)

30. Magnesium carbonicum

Magnesium ist ein häufiges Kation in Enzymen des Energiestoffwechsels und damit bevorzugt in der Leber. Magnesium carbonicum ist die Bittererde. Das Leichtmetall Magnesium heißt auch Lichtmetall als Hinweis auf die in der Photosynthese übernommene Funktion, Sonnenlichtenergie in pflanzliche Stärke umzuwandeln, und weil Magnesium bei Verbrennung ein sehr intensives Licht abgibt.

Klinik
- Krampfwehen
- sekundäre Wehenschwäche
- Neuralgien
- protrahierte Geburt

Geburt Mag-c benötigt eine vom Leben gestreßte, von Sorgen belastete und von Überforderung erschöpfte Frau, deren Wehen zu schwach sind und aufhören. Sie wirkt gereizt, nervenschwach, selbstbewußt und selbständig aber freudlos. Ihr Hautkolorit ist gelblich-braun, die Haut trocken mit entzündlich gereizten Stellen. Muskelkrämpfe, blitzartig schießende Neuralgien und reißende Zahnschmerzen können aufflackern, wenn sie in der Ruhe und Wärme des Bettes liegt. Sie ist sonst eine sehr aktive Frau, die ihre Beschwerden durch Aktivität im Freien beruhigen kann.

- Beschwerden von:
  - Sorgen und Nervenanspannung
  - Kummer, betrogener Freundschaft, Zorn und Ärger
  - Verletzung, Unfällen
- Furcht abends im Bett, daß sich ein Unglück ereignen könnte
- Verlassenheitsgefühl (2)
- Verzweiflung durch Schmerz
- Schreien durch Schmerz
- Beißen
- Wehen:
  - zu schmerzhaft
  - schwach, hören auf
- die Nerven sind verbraucht
- Reizbarkeit beim Schwitzen
- Weinen während der Schwangersc
  (apis, ign, nat-m, puls, stram)
- Abneigung Milch
- Verlangen Brot, saure Getränke!, Obst!, Kaffee

< in der Ruhe, in der Bettwärme, im Zimmer, nachts,
  nach 2^{00} Uhr, massieren, nach dem Essen
> durch Bewegung, im Freien, warme Luft, Sonne

Mag-c soll erinnern an die Funktion des Magnesium zentral im
Chlorophyll-Molekül der Pflanzen, verantwortlich für die Ma-
terialisierung der Sonnenlichtenergie zu Stärke. Diese Aufbau-
und Energiefunktion ist in der Evolution in die Leber von Säu-
getieren zentriert worden.

Magnesium wird das Lichtmetall genannt aufgrund des
intensiven Lichtes, das es bei seiner Verbrennung abgibt. Es
beschreibt aber auch die allgemeine, stoffwechselbezogene
Bedürftigkeit für das Sonnen- und Tageslicht, welche durch das
intrazelluläre Magnesium repräsentiert wird! Entsprechend sind
die Modalitäten zu verstehen: besser im Freien bei warmer Luft
und in Bewegung. Der Mensch braucht (Sonnen-)Licht wie Luft
zum Atmen. Mag-c-bedürftige Frauen sind diejenigen, die zu
viele Sorgen existentieller oder partner- (freund-) schaftlicher

Art haben, so daß sie zu viel allein erledigen müssen und zu wenig Zeit für Sonne, Licht, Freizeit, Freude und Lebensglück haben. Es ist die abgenutzte, verbrauchte und glücklose Frau, die in Gemütsgegensätze gerät wie das Licht mit Tag und Nacht: abends wird sie aktiver, selbstbewußter und leistungsstärker (sofern sie am Licht sein konnte), ab 2^{oo} nehmen Krisen zu und morgens ist sie passiv, unsicher, zweifelnd und entschlußlos. Sie macht sich eher vom Mann unabhängig und geht von Alleinerziehung aus.

Die vielen und langen Einnahmezeiten von Magnesiumpräparaten in der Schwangerschaft sind qualitativ im gleichen „Lichte" zu sehen, als Symptom jedoch mit einer eigenen Rubrik beschrieben (siehe Repertorium: Beschwerden von Mißbrauch von Magnesium) und nicht isopathisch zu behandeln! Es geht bei Magnesium um Licht, Glück und Geld und dessen Gefährdung – so beschreiben es eindrucksvoll die vielen Träume dieser Arznei in den Prüfungen.

31. Magnesium muriaticum

ist $MgCl_2$, salzsaure Bittererde, zum Teil im Meerwasser gelöst!

Klinik
- Krampfwehen
- Wehenschwäche
- protrahierte Geburt
- Muskelkrämpfe

Geburt   Mag-m ist eine nerven- und leberbelastete Frau wie Mag-c mit Besserung bei Bewegung im Freien. Aber Mag-m hat mehr Probleme mit Trockenheit und emotionaler Last: Sie fühlen sich in Krisen wie ohne Freunde, verlassen und allein. Sie will dann nicht angefaßt, nicht angesprochen werden und wirkt abweisend, eigensinnig und will durch ihren Rückzug niemandem zur Last fallen.

Ihre Wehen sind unterbrochen von Krämpfen einzelner Muskel. Vor Schmerzen schreit sie auf und Weinen lindert ihren Zustand. Auffällig ist die anhaltend geklagte Übelkeit bei Wehen und bisweilen mit Ohnmacht.

- Beschwerden von:
  - betrogener Freundschaft
  - Zorn, Ärger, Streit
  - Heimweh
  - Grobheit anderer
  - Flüssigkeitsverlusten
- Überempfindlich für Geräusche, Stimmen
- Verlassenheitsgefühl
- Wahnidee:
  - sie sei ohne Freunde
  - sie befinde sich auf einer Reise
- Übelkeit bei Wehen
- Ohnmacht mit anhaltender Übelkeit
- Schreien vor Schmerz
- Wehen:
  - unterbrochen durch Muskelkrämpfe
  - hören auf
- Abneigung und Unverträglichkeit von Milch
- Verlangen nach Bitterem, Tee, Süß
- Schmerzen in der Lebergegend, zum rechten Rücken
  ausstrahlend

< im warmen geschlossenen Zimmer und Bett,
  in Rechtsseitenlage
> durch Bewegung im Freien, durch Aufstehen
  und Umhergehen

Gegenüber Mag-c ist Mag-m emotional abhängiger und betrof- **Hintergrund** fener mit Auswirkungen von Trockenheit, Verstopfung (auch der Geburt) und innerem Rückzug. Jeder Mensch benötigt Licht (siehe Mag-c), noch mehr das „emotionale positive Licht", die Liebe, Fürsorge, Versorgung und das Mutter- und Familienglück. Mag-m hat bittere Erfahrungen von Streit, Trennung, Freundschaftsbetrug und erzwungenem Glücksverzicht! Daher sind sie schnell in der Einbildung, verlassen zu sein. Ihr Verhalten ist entsprechend: jeden Streit vermeiden, Unfrieden schlichten, niemals selbst zum Inhalt von Streit oder Mißstimmung zu werden. Daher können sie sich nicht einfach hinlegen und der Vagotonie überlassen. Hier liegt der Unterschied zu Mag-c in der emotionalen Abhängigkeit von der Umgebung. Mag-c ist „sauer", Mag-m ist verbittert.

32. Moschus

Bisam, das Drüsensekret eines Moschusochsen.
Häufiger Duftstoff in Parfums und Kosmetika.

Klinik
- Konvulsionen unter der Geburt
- Hysterie
- Hypochondrie
- Angstzustände
- Wehenschwäche, protrahierte Geburt
- Ohnmacht

Geburt Moschus ist für sehr nervöse, kreislauflabile, zu Ohnmachten mit Schwäche, Kälte und extremer Blässe – (Anämie in der Schwangerschaft) – neigende Gebärende geeignet. Sie äußern Todesahnungen, hypochondrische Ängste mit Herzklopfen, Schreckhaftigkeit und nervöse Symptome wie Zuckungen, Krämpfe und epileptiforme Starre, dann wieder unwillkürliches Weinen oder unkontrollierbares Gelächter als Ausdruck ihrer Stimmungslabilität. Unter der nervösen Anspannung lassen die Wehen nach.

Symptome
- Beschwerden von:
  - · Erwartungsspannung
  - · Flüssigkeitsverlusten
- Ohnmacht:
  - · durch Anämie, durch Schwäche
  - · bei Hysterie, schreien sich bewußtlos
- Kälte und extreme Blässe
- Gesicht, eine Wange blaß und eine Wange rot und kalt (Cham)

- Angst hypochondrisch mit Herzklopfen
- Furcht:
  - · vor dem Ersticken im Liegen
  - · sich hinzulegen, fürchtet dann zu sterben
  - · vor Geisteskrankheit, vor Unheil, vor dem Tod
- macht Gebärden, unfreiwillige Handbewegungen, legt die Hände übereinander
- leicht erschreckt mit Ängstlichkeit
- hastiges Sprechen, Eile, Ungeschicklichkeit
- Wahnideen:
  - · sie sei blind oder taub ·
  - · Finger oder Zehen seien abgeschnitten
  - · gewohnte Dinge erscheinen fremd
- epileptiforme Krämpfe bei Hysterie
- Weinen bei Schmerzen
- Wehen hören auf
- Schmerzen mit Beklemmungsgefühl
- Zerschlagenheits- und Verrenkungsschmerzen im gesamten Körper

< Kälte, Druck, Bewegung, Kaltwerden, rechte Seite   **Modalitäten**
> Wärme, im Freien, durch Riechen (an Moschus), Warmwerden

Moschus ist heute ein sehr häufig verwendeter Duftstoff. Es **Hintergrund** müssen unfreiwillige Sensibilisierungen bedacht werden. Im Vordergrund stehen nervöse Irritationen und Affektlabilität. Unter Schmerzen intensiviert sich das Symptomenbild in gesteigerte Erregbarkeit, Schreckhaftigkeit, Unheil- und Todesideen bis zu Versagenserlebnissen. Zuerst fallen Kreislaufdepressionen mit Kälte, Blässe und dann Ohnmachten auf. Das Bild steigert sich in Todesängste, Einbildungen verrückt zu werden, Verwirrungen und Krämpfe. Die Wehentätigkeit erschöpft sich mit Verdunklung der Psyche. Die uralte Sinnesfunktion „Riechen" ist nicht unterdrückbar, direkt mit der Sexualität verknüpft und dadurch sofort emotionalisierend.

33. Natrium muriaticum

das Meeressalz, gewonnen in gefluteten großen Wannen, die von Muren (Wällen) begrenzt sind, bis daß die Sonne das Wasser zur Verdunstung gebracht hat, und das kristalline, unter anderem mit Jod verunreinigte Rohsalz geschürft werden kann. Ohne Salz kein Leben! Durch zu viel Salz Erstarrung und Tod.

Klinik
- protrahierte Geburt
- Wehenschwäche
- psychische Krisen unter der Geburt
- Angst
- Schwermut
- Gestose, Eklampsie, Hypertonie
- Hyperthyreose
- Anämie

Geburt Natrium-muriaticum-Frauen sollten gut bekannt sein, um ihnen rechtzeitig helfen zu können: Trockenheit ist ein führendes Symptom. Die Mundwinkel können eingerissen sein, in der Mitte der Unter-(aber auch Ober-)lippe ist oft ein tiefer Riß zu sehen, die Haut ekzematös schuppend verändert (wie bei Neurodermitis oder Psoriasis) besonders an Ellbogen- und Kniegelenk. Sie ist eher schmal und lang und besonders im Halsbereich. Eine Schilddrüsenproblematik kann bekannt sein. Schon in der Frühphase der Geburt fällt auf, daß sie dazu neigt, alles zurückzuhalten: Stuhl, Urin, Gefühle und das Ungeborene. Sollte eine Gefühls-, Urin- oder Stuhl-„Äußerung" ihr einfach geschehen, fällt schnell das Wort, daß es ihr „peinlich" sei. Sie entschuldigt sich fortlaufend, daß sie so viele Scherereien mache. Sie will „ordentlich und gut" sein. Ihr Auftreten, ihr Verhalten und ihre Kleidung wie auch ihr Hygienebewußtsein haben Züge von Perfektionsverlangen. Mit Vorsicht und betonter Höflichkeit versucht sie, die Hebamme für sich zu gewinnen. Mehrere Personen verschließen sie rasch. Nat-m-Frauen sind diejenigen, die vom Hebammenschichtwechsel betroffen sind: danach ändert sich häufig entschieden die Lage. Ging vorher gar nichts mit ihr, klappt es plötzlich mit der neuen Persönlichkeit oder auch umgekehrt. Nur einer Hebamme kann sie sich vollständig anvertrauen und mit dieser kann ihr alles gelingen.

Symptome

- Verlassenheitsgefühl (2), Gefühl der Isolation (2)
- Beschwerden von:
  - chronischem Kummer, stiller Kummer, der heute noch in ihr lebendig ist! (3)
  - Grobheit anderer (2)
  - Angriffen, von Kränkung (2)
  - sexuellem Mißbrauch
  - enttäuschter Liebe (3)
  - Sonnenbestrahlung (3), Flüssigkeitsverlusten
  - Mißbrauch von Arzneien, von Salz
- Todesangst (2), Angst während Wehen
- Verzweiflung (2), wünscht sich den Tod (2)
- Beissen (3)
- Schwermut während Wehen
- traurige Gefühle und Vorahnungen
- Wehen schwach (3), hören auf (2)
- langsame Geburt (3)
- Trockenheit im Scheidenbereich
- Herpes labialis, Herpes genitalis
- überempfindlich für homöopathisch Hochpotenzen

Modalitäten

< Hitze, Anstrengung, Liegen auf der linken Seite
> Frischluft, Schwitzen, Massagen, Kühlung

Hintergrund

Natrium muriaticum hat eine außerordentlich hohe Verletzungsempfindlichkeit. Über ihre Gefühle ist in der Vergangenheit oft grob hinweggegangen worden. Es spielte häufig die Mutter eine gefühllose kalte Rolle in ihrer Erinnerung. So lernte sie, keine Gefühle mehr zu zeigen, um nicht weiter verletzbar zu sein. Aufwendige Rücksichtnahme gegenüber nahestehenden Personen schützte sie selbst. Aber ihre Anliegen konnten so kaum zur Entwicklung kommen. Entweder introvertierte sie als

Einzelgängerin oder bewältigte die vorsichtige Öffnung zu einem einzigen Lebenspartner, dem sie völlig ergeben ist. Dieser Partner ist auffällig häufig der „Lebemann" (z.B. Sulfur), der ihr hilft, wieder in den Lebensfluß zu kommen. Die alten Wunden kann sie nicht vergessen, sie schmerzen immer wieder. In gewisser Weise braucht sie diese Erinnerung in einer Art masochistischem Selbstmitleid, um Schuld zu erhalten, um ihr Verhalten immer wieder zu rechtfertigen und um bei der nahestehenden Umgebung ein schlechtes Gewissen auszulösen. So wird verständlich, daß Vertrauensbildung zur Hebamme für sie eine mühselige Angelegenheit, aber auch ein sehnsüchtiges Anliegen zur erfolgreichen Lösung der eigenen Not ist. Sie gibt sich alle umsichtige Mühe, um nur nicht schlecht aufzufallen, und sie steht nun in der Herausforderung ihres Lebens, etwas freizugeben, was sie selbst zur Mutter macht. Schon in der Schwangerschaft tauchte die bange Frage als Depression, Traumthema und Angst auf, ob sie selbst jemals eine gute Mutter werden kann. Der Anspruch ist heute bereits zu hoch. Die inneren Widerstände können die Wehen entscheidend schwächen. Zuletzt droht die alte Erfahrung, daß sie alleine ihre Nöte lösen muß, und von niemandem Hilfe zu erwarten hat!

34. Nux moschata

oder Myristica frangans aus der Familie der Myristicaceae ist die bekannte Muskatnuß. Arzneilich verwendet wird die Nuß, der Samen des im tropischen Asien vorkommenden Muskatnußbaumes. Dieses Küchengewürz hatte Drogenbedeutung im Mittelalter. Es reizt die Schleimhäute, steigert die Verdauungssäfte, narkotisiert und führt zu Zuständen ähnlich dem alkoholischen Delirium.

Klinik
- Primäre und sekundäre Wehenschwäche
- Kreislaufstörungen
- Kollapsneigung
- Schwäche
- Blutungen

Zunächst ist zu erfahren, daß sie eine miserable Schwangerschaft durchlitten hatte mit Blutungen, Brechzuständen, Kreislaufstörungen, Ohnmachtanfällen und Zuständen von Schläfrigkeit. Ihre Verdauung war chronisch gestört mit Verstopfung und Blähungen. Sie sieht blaß, elend und müde aus, friert beständig und ist paradox durstlos bei extrem trockenen Schleimhäuten im Mund. Die Wehen sind zunächst unregelmäßig, werden krampfhaft um dann bald wieder nachzulassen. Dann erscheint wieder diese quälende Schläfrigkeit mit Schwäche und Ohnmachtneigung.

- Beschwerden von:
  - Zorn, Ärger
  - geistiger Arbeit
  - seelischem Schock, Kummer, enttäuschter Liebe
- fehlender Durst bei extremer Trockenheit der Mundschleimhaut, die Zunge klebt am Gaumen (3)
- Schläfrig bei Wehen (1)
- Wehen:
  - unregelmäßig (2), falsche (2)
  - schwache (2), hören auf
  - krampfhafte (2)
- Blutungen, anhaltend (3)
- Ohnmacht:
  - durch den Anblick von Blut
  - durch Schmerz (2)
  - bei schwachen Wehen
  - mit Schläfrigkeit (2)
- Haut kalt, trocken, keine Schweißbildung
- konvulsivische Kopfbewegungen vor und zurück
- Blähungen bei Wehen (2)

< Kälte, Zugluft / Wind, Essen, Trinken
< Bewegung, Gemütserregung
> Wärme, Warmzudecken (3), im warmen Raum, Ruhe

Hintergrund Die Muskatnuß wird in der Küche zur Verdauungserleichterung von schweren Speisen verwendet. In höheren Dosen steht der Verdauungsbereich mit Auftreibung, Schleimhautüberreizung, Peristaltiklähmung und die betäubende Wirkung auf das Nervensystem (über Myristicin-Wirkung) im Vordergrund, wie wenn alle Kräfte vom Bauch absorbiert sind. Daher findet sich für die Ähnlichkeitsbestimmung folgende Symptomreihenfolge immer wieder:

- Trockenheit der Schleimhäute
- Verdauungsschwäche: alles was sie zu sich nimmt wird zu Blähungen
- frostig und wärmebedürftig
- dauerschläfrig, halbwach oder halb im Traum
- Kollaps beim Stehen oder beim Anblick von Blut
- Auftreten von anhaltenden Blutungen bei schwachen Wehen.

Zunächst sind die Wehen zu krampfig, die Stimmung labil bis launisch-veränderlich und Sinnesüberempfindlichkeiten (gegen Berührung, Gerüche, Geräusche und Licht) zu beobachten. Aber dann setzt sich wieder die ihr bekannte Schläfrigkeit durch. Das Denken verlangsamt sich, sie wird geistesabwesend und zuletzt hilflos wie im Zustand von Trunkenheit mit den Einbildungen / Wahnideen:

- in der Luft zu schweben (2)
- alles ist ihr fremd (2)
- doppelt zu sein in Teilen oder ganz.

35. Nux vomica

die Brechnuß, die Frucht des Brechnußbaumes Strychnos nux vomica. Diese Frucht enthält im Inneren dichtgepackte Samen von Kleiderknopfform und -größe, die strychninhaltig sind. Beim Hineinbeißen schmeckt dieser Samen zunächst sehr bitter und erregt dann Übelkeit und Erbrechen. Strychnin senkt die Reizschwelle durch Reflexblockaden und führt im Vergiftungsfalle zur Muskeldauererregung, dem Tetanus.

- Krampfwehen **Klinik**
- Cervixdystokie
- Schwäche
- Ohnmacht
- Krämpfe
- Unverträglichkeitsreaktion von Reiz-, Anregungs- und Dämpfungsarzneien

Nux vomica hat es mit „Reizen": Geringfügigkeiten (Zugluft, **Geburt** Lärm, Gerüche, Kritik u.a.) verschärfen sofort Wehenschmerz, Kreislauflabilität, Stimmung und besonders Ungeduld. Ihr geht alles zu langsam und ist so früh schon zu schmerzhaft. Wehen schmerzen besonders im Rücken, so daß sie Verlangen hat zu stehen oder umherzulaufen. Ihr Verlangen nach Massagen und Wärme und besonders feuchte Wärme, idealerweise das warme Bad im stickig warmen Badezimmer helfen ihr zu entspannen. Denn das ist ihr Problem: ihr Leistungsbewußtsein und ihr Geschäftssinn haben sie bis kurz vor der Geburt noch zu viel zu erledigen genötigt. Sie geht unausgeschlafen in die Wehen und verträgt daher kaum Schmerzbelastung. Es kann auch vorzeitige Wehentätigkeit mit Wehenhemmung und ß-Blockergaben bekannt sein und an Nux vomica denken lassen. Hinweise für Nux vomica können weiterhin sein der ständige Stuhl- und Harndrang schon bei den ersten Wehen, der energische und fast schmerzhafte Händedruck zu Beginn, ihre Vorliebe für das Schminken, um ihre weiblichen Reize wie in ihrem Berufsleben zu nutzen und immer wieder die Ungeduld mit Reizbarkeit, daß alles zu langsam geht!

Symptome
- Schwäche allgemein (2), schwierige Geburt
- Beschwerden von:
  - Ärger (3), mit Entrüstung (2), Grobheit anderer
  - Sorgen um das Geschäft (3)
  - enttäuschtem Ehrgeiz (2)
  - Alkoholismus, Mißbrauch von Arzneien (3), von Magnesium, von Tabak (3)
  - sexuellem Mißbrauch
  - geistiger Überarbeitung (3)
  - Schlafmangel (2), Drogen
  - Todesangst (2), Verzweiflung
- überempfindlich für Gerüche, geringsten Lärm (3), Stimmen (3), Licht (3), Zugluft (3), Arzneien (3) und homöopathische Hochpotenzen (2)
- Frieren bei Wehen
- Bauchschmerzen in der Nabelgegend (Ip (3))
- empfindlich gegen äußere Eindrücke (2)
- Rückenschmerzen bei Wehen (2) (Gels, Kalisalze)
- Weinen bei Schmerzen (2), suizidale Disposition (2)
- Wehen:
  - krampfhaft (2), quälend, zu stark (2)
  - dann zu schwach (2), wirkungslos, falsche Wehen (2)
- Ohnmacht durch Wehen (3), durch Schmerz (2)

Modalitäten
< Zugluft, Kälte, Abdecken, Betäubungsmittel, Schlafmangel, Kritik
> dampfige Wärme, warmer Raum, Bedeckung, freie Absonderungen

Hintergrund Nux vomica hat „Gewissensangst, als ob sie einen Fehler begangen habe (2)" und Angst um die Zukunft (2). Es ist eine Arznei für leistungsorientierte Realisten unserer Zeit. Sie nehmen die Herausforderungen an und versuchen, ihr Bestes zu geben. Ihre Krankheit ist die Überreizung, die grenzenlose Leistungsbereitschaft, der Ehrgeiz, sehr gut sein zu wollen. Diese Energie spürt man beim Handschlag, ein zupackender Wille! Aber der Raubbau an sich selbst, der Schlafmangel, die Ausdehnung der

Tagesaktivität, die Stimulation durch Koffein und die spätere Dämpfung durch Alkohol, schweres Essen oder Saunabäder bringen sie in einen Kreislauf von Anregung und Dämpfung mit Reizschwellensenkung. Dann kommen die Überempfindlichkeit für weitere Reize, die Fehler, die sich einschleichen, die typische Schlafstörung mit Hellwachsein 4°° bis 6°° Uhr und die vegetative Krise mit Übelkeit („mir ist so übel") und Brechneigung. So gelingt es ihr kaum, in die Tiefe der Vagotonie zu gelangen und entgleist früh, es sei denn, sie findet den Weg in das Bad oder in eine meditative Atmosphäre. Doch diese Bedingungen fehlen ihr häufig in den modernen Geburtshilfeeinrichtungen. Auf angebotene Schmerz- und Beruhigungsmittel reagiert sie mit Übelkeit und Erbrechen!

36. Opium

ist der „Saft" der Samenkapsel von Papaver somniferum, dem Schlafmohn. Opium hat deutliche dosisabhängige Wirkungen und je nach Ausgangszustand des Anwenders: bei Müdigkeit erfolgt Anregung und Euphorisierung, bei Aufregungszuständen Dämpfung und Schläfrigkeit (Prämedikation vor Narkosen!). In gesteigerten Dosen kommt es zur Blutfülle im Gehirn und zu Lähmungen. Zuerst zeigen sich Betäubung, dann schnarchender Schlaf und zuletzt Lähmung und Atemstillstand.

• hypertone Wehen **Klinik**
• protrahierte Geburt
• Todesnähezustände, Gehirnblutungen, Reanimationsfolgen
• Operationsfolgen

Die Geburt ist ein sogenanntes „Endorphin"-Ereignis wie der **Geburt** Todeskampf, Schreck, Schock und Orgasmus. Hinter Adrenalin/Noradrenalin und Cortison gibt es als letzte lebenerhaltende Streßreserve das „innere Opiat-System". So ist unter der Geburt immer an die homöopathische Option Opium potenziert zu denken mit beiden Symptomengegensätzen von Erregungs- wie auch von Lähmungszuständen: In Phasen von Übererregung mit Krampfwehen ist sie sehr geschwätzig, ideenreich, schreckhaft, zittert an Armen, Händen und am Kopf und hat überscharfe Sinne (Gehör, Gerüche, Augen und für Berührung, Schmerz). Damit einher gehen phantastische Einbildungen von Gefühlen zu platzen, von Anschwellungen des Körpers, von gesteigertem Mut und eingebildeten Kräften. Die Schleimhäute sind trocken mit großem Durst. Sie ist sehr geschwätzig, beeindruckbar und zuletzt ängstlich mit Furcht vor Annäherung, vor Geister, vor dem Tod mit Herzklopfen und Zittern. Konvulsivische Zuckungen können hinzukommen. Das Gesicht wird gedunsen, ist heiß und intensiv rot. Hitzewellen steigen ihr in das Gesicht, und das Bett ist ihr zu warm.

Dann kommt die Erschöpfung mit delirantem Bild: Sie wird stumpf, träge, schmerzlos berauscht, will ihre Ruhe, verlangt nichts mehr. Die Wehen werden schwach und hören auf. Zuckungen durchfahren bisweilen den Körper. Der Mund wird offengelassen, schnarchende Atemzüge sind zu vernehmen. Die Augenlider sind nur teilgeschlossen, die Augen verdreht und die Pupillen lichtstarr verengt. Auf äußere Reize wird kaum mehr reagiert.

Symptome
- Beschwerden von:
  - Schlafmangel
  - Mißbrauch von Jod
  - sexuellem Mißbrauch
  - Schreck, Verletzung, Unfall, Abort
- Ohnmacht nach Schreck (3)
- Angst nach Schreck (2)
- Furcht:
  - im Dunkeln, vor Geistern
  - vor dem drohenden Tod (2)
  - mit Schreck (2), mit Zittern (3), mit Herzklopfen (2)
  - vor Annäherung von Personen
- Verzweiflung (2)
- Gefühl zu sterben
- Empfindlich für geringste Geräusche (3)

- Reizbar bei Schmerz (2), Schreien, Beissen, Weinen
- Zittern von Händen, des Kopfes
- Wehen:
  - krampfhaft (2)
  - schwach (3), unergiebig, falsche (2)
  - hören auf (3)
- schläfrig bei Wehen
- Uterus - Atonie
- Blutungen
- furchtlos (3)
- Delirium: ängstlich (2), geschwätzig (2), schreckvolles (2), bei Fieber, mit Einbildungen
- Gesicht gedunsen, rot heiß
- Augen injiziert, Lidsenkung, Pupillenverengung
- Zuckungen von Muskeln (bes. im Gesicht)
- Wahnideen:
  - das Bett sei zu heiß
  - sei schon halb abgestorben
- wünscht sich den Tod

< Wärme, während des Schwitzens, durch Stimulation / durch Wehenmittel **Modalitäten**

> Abdecken, Kühle, Frischluft, im Freien

Opium berührt die Endorphinphasen des Menschen. Im **Hintergrund** rauschartigen Erleben extremer Wehentätigkeit, chronischem Schlafdefizites und/oder von zu lang anhaltenden Geburten erscheinen alte „Narben", Vorerlebnisse von Todesnähe oder schreckhaften Traumatas wie Operationen, Narkosen, Drogenabhängigkeit oder Drogenerlebnisse, Panik- oder Todeserfahrungen, sexueller Mißbrauch, Vergewaltigung, Interruptiones, Suizidversuche oder auch eigene Geburtserlebnisse. Es intensivieren sich die Sinne, die Einbildungen und zuletzt die delirante Erschöpfung. Opium ist die Hauptarznei für die letzten Schwangerschaftswochen mit Schlafmangel, Erregung und Endorphinphasennähe. Postpartal ist es ein Mittel für Beschwerden von Euphorie, Ekstase oder auch einfacher übermäßiger Freude mit Stuhl-, Harnverhaltung und Schlafstörungen, Fieber, Blutungen, Schwäche und Rückbildungsstörungen der Gebärmutter. Es ist eine Arznei für die Schwelle vom Leben zum Tod und umgekehrt wie im Zustand nach Reanimation. Die zentralnervösen und neurovegetativen Folgestörungen sind mit Opium in Reaktion zu bringen, fürwahr ein ideales, tief wirkendes Reaktionsmittel! So manche gut gewählte homöopathische Einzelarznei wirkt nicht, weil nicht Opium vorweg gegeben wurde.

37. Phosphor
(gelber und roter Phosphor) ist nur unter Wasser aufbewahrbar. In offener Luft kommt es sofort zur Oxydation mit lebensgefährlichen Verbindungen (Phosphor-Bomben, Atemgift mit Gefäßzerstörungen und Blutungen).

Klinik
- Erschöpfung
- Blutungen
- Angstzustände
- Thrombozytopathien
- Hellp-Syndrom, Eklampsie
- Hyperthyreose

Geburt Phosphor-Persönlichkeiten sind sympathisch, warmherzig, offen, extrovertiert, farbenfroh, kommunikativ und kooperativ. Sie erregen sich leicht mit Wangen- und Halsrötungen und können dabei Nasenbluten bekommen. Ihre Extroversion ist kräftezehrend. Daher sind es schlanke, hochgewachsene, feingliedrige, durstige und appetitreiche Menschen und oft mit einer Schilddrüsenvorgeschichte. Sie ängstigen sich schnell, weil sie so beeindruckbar sind und sich zu vieles in ihrer Phantasie übersteigert ausmalen. Aber da sie gut erreichbar sind, kann man sie schnell beruhigen, trösten und helfen. Mit Beginn ihrer Erschöpfung, dem Nachlassen der Wehen, treten periodisch mit den Wehen helle, rote Blutungen in kurzen Güssen auf. Allein die schnelle Prüfung der ganzen Person: die Erregbarkeit, die hektische Gesichtsröte, die Vorgeschichte mit Nasenbluten oder blutigem Nasenschleim und der ängstliche, auf Antworten wartende Gesichts- und Körperausdruck entscheiden sofort für Phosphor in Hochpotenz (C200 und höher!).

- Beschwerden von: **Symptome**
  - · Erwartung (3), schlechten Nachrichten
  - · Schreck und Furcht (3), von Eifersucht (2), von Kummer
  - · sexuellem Mißbrauch (2)
- Angst:
  - · allein (3), im Dunkeln (3), bei Gewitter (3)
  - · vor dem Tod (3)
  - · den Verstand zu verlieren (2)
- Neigung zur Unterzuckerung (3), kann nicht fasten (3), Schwäche vor Hunger (2)
- Hitzewellen von Erregung
- sieht Blitze beim Augenschließen (3)
- durstig auf kalte Getränke (bes. gerne Milch!)
- kann nicht links liegen (unangenehmes Herzklopfen) (3), verlangt eher rechts zu liegen
- Leerheits- und Schwächegefühl im Bauch
- Brennen und Kribbeln zwischen den Schulterblättern, oft ein Vorbote von Blutungen
- Blutungen: hell, rot, in Güssen, periodisch, mit den Wehen!
- Wehen:
  - · krampfhaft, quälend
  - · dann: wirkungslos, hören auf
- Plazentaretention, durch Blutungen

< Kälte, warme Getränke, links liegen, Fasten, Alleinlassen!   **Modalitäten**
> Essen, Kaltes trinken, Massage, Zuwendung, Anteilnahme!

Phos „verschwendet" sich, wird krank durch Auszehrung und   **Hintergrund** blutet dann. Gefährliche Vorboten können dann das Verlangen nach kalten Getränken und die Schultersymptome sein. Phos braucht und sucht Kontakt und kann daher schnell Opfer dieser

anbiedernden Haltung werden (sexueller Mißbrauch, Enttäuschungen!). Sie sind spontan, lebensfroh und nur selten nachtragend. Es hängt von der Intensität der negativen Erlebnisse ab,
von ihrer Kraft und Energie, ob sie entgleisen. Man wird häufig
erfahren, daß sie zuletzt nur wenig geschlafen haben und ihre
Erregbarkeit mehr nur eine reizbare Nervenschwäche ist. Ihr
Mitgefühl ist eindrucksvoll und erklärt oft ihre umfassenden
Engagements bei Freunden, Nachbarn oder in Einrichtungen
mit menschlichen Anliegen (Kindergarten, Schule etc.). Sie gibt
ihre Kraft ohne Rücksicht auf sich selbst. Ihre „Batterien"
können schon sehr reduziert sein mit Einsetzen der Wehen.
Eine natürliche Körperreaktion bei Energieleere, wenn Schlaf
nicht für Regeneration der „Batterien" sorgt, ist die Steigerung
von Flüssigkeitsverlusten zur Entlastung und Stabilisierung. Bei
Phos blutet es!

38. Platinum

Ein edles Schwermetall, welches bekannt geworden ist durch die
Verwendung als Schmuckmetall, als Zahnersatz sowie im
modernen Abgaßkatalysator zur Verringerung von Luftschad-
stoffen. In der Chemie ist Platin geschätzt als Reaktionsvermitt-
ler (Katalysator) mit der Charakteristik, anderen Reaktionsteil-
nehmern zur Verbindung zu verhelfen und selbst immer außen
vor bzw. selbständig zu bleiben.

Klinik
- Cervixdystokie
- Krampfwehen, hypertone Wehen
- drohende Ruptur
- drohende Sektio
- psychotische Disposition
- Blutungen

Früh fällt die genitale Überempfindlichkeit bei Berührung auf. **Geburt**
Tastuntersuchungen werden hier immer zu quälenden Angele-
genheiten, bei denen sich die Frau komplett verkrampft. Im
Bauchbereich klagt sie über straff einschnürende Empfindungen. Äußerlich sichtbar und innerlich ahnend zittert sie oft am
ganzen Leibe oder wird von Schauder überfallen mit tetanischer
Steife! Der Muttermund und die Wehen verkrampfen, bis die
Schmerzen sie zum Weinen bringen. Mit den intensiver werdenden Wehen kommt Angst vor Kontrollverlust auf. Es sind
Ängste vor geistigem Wahnsinn, vor Messern, Kaiserschnitt und
Tod. Ihre eigenen grausamen Vorstellungen treiben sie in übersteigerte Not. Dann fühlt sie sich von allen verlassen, abgelehnt
und bildet sich ein, daß keiner ihr beistünde. In spontanen Äußerungen kann erkennbar werden, daß sie bittere sexuelle Erfahrungen hinter sich hat von Mißbrauch, Gewalt oder sexueller
Überstimulation und Perversion. Eine negative Einstellung zu
dem zu erwartenden Kind, welches nun durch sie so zu leiden
habe, drängt sie in Schuldgedanken und Selbstvorwürfen. Im
Auftreten ist sie zunächst selbstbewußt, stark, dominant dann
überempfindlich, schreiend, weinend und hilflos in Todesängsten. Häufig sind es schlanke, große Frauen mit Virilisierungs-
zeichen wie flachen Brüsten, verstärkte männliche Behaarung
und breiten Schultern. Ein auffällig langer Hals wird gern mit
Halstüchern geschützt. Sonderbare Zeichen wie Sonnenbrille
im Kreissaal, schwarze Unterwäsche oder kostspielige Details
können an Platin denken lassen. Gehäufte Leberflecken auf
einer blassen Haut sind charakteristisch. Sie verhalten sich
zunächst zuvorkommend nett, möchten angenommen werden,
sind angestrengt herzlich. Dann steigert sich ihr Bemühen zu
gefallen in Extrovertiertheit und Rededrang. Zuletzt verkrampft
sich alles an und in ihr. Dann muß sie häufig und verkrampft
gähnen, oder tief luftholen, kann über Kleinigkeiten plötzlich
Zorn zeigen und im schnellen Stimmungswechsel exaltiert
lachen und weinen.

Symptome
- schwierige Geburt
- Beschwerden von:
  - Demütigung (3), Geringschätzung (3), Mißachtung (3)
  - sexuellem Mißbrauch (2)
- Angst:
  - in der Enge (Klaustrophobie)
  - vor Messern, vor dem Kaiserschnitt
  - zu fallen
- Todesangst (3) unter der Geburt
- Verlassenheitsgefühl (2), Gefühl der Isolation
- Gedanken an grausame Themen, traurige Geschichten berühren sie unter Wehen tief
- Weinen, weinerliche Stimmung während Wehen
- Blutung, dunkel, wie „Teer"
- Krampfschmerz während Wehen
- Empfindung wie von straffem Band um Körperteile
- Überempfindlichkeit genital und um den Mund herum (kann übergehen in Taubheitsempfindung dort)
- Taubheit, Steife und Kälte von Körperteilen (z.B. am Steißbein beim Sitzen)
- Schmerzen wie von Kompression oder Einschnürung allmählich kommend und gehend
- Schreien vor Schmerzen (3)
- Verlangen, die Beine abzudecken; mag nicht, daß beide Beine sich berühren, Neigung sie zu spreizen

Modalitäten
< Berührung, abends, nachts, im warmen Raum, vor Abwärts-bewegungen, auf fremden Toiletten
> im Freien, Bewegung, mit Weinen

Hintergrund Platin-Frauen werden zunächst nicht verstanden. In ihrem Auftreten sind sie so sonderbar, daß man über sie lacht, sich belustigt über ihre Eigenarten. Damit bringt man nur das eigene Unverständnis, die Unsicherheit, ihnen zu begegnen zum Ausdruck. Der Kern zum Verständnis liegt in der Besonderheit des Katalysator-Verhaltens: Sie ist innerlich einsam, fühlt sich allein und hat Gefühlstraumatas (Sexuell, Demütigung, Liebesenttäu-

schung, Ablehnungserfahrungen, Verrat, Unrecht) durchge-
standen, die sie in Isolation brachten. Sie tut sich schwer, am
gewöhnlichen gesellschaftlichen Leben teilzunehmen, da sie
durch ihre Vergangenheit empfindsamer und verletzlicher
geworden ist. Gewöhnliche Umgangsformen können für sie
schnell verletzenden Charakter haben, so daß sie sich einen
Schutzmantel von Hochmut, von Überordnung mit Betonung
ihrer Einzigartigkeit und Individualität aneignet. Sie stützt
dieses Leben mit gehobenen Ansprüchen an Kleidung,
Schmuck, Gestik und Manieren sowie in Sprache und Verhalten
in Gesellschaft. Ihr Lebenspartner ist häufig ein konträrer aber
wohlhabender Mensch. Während sie sich strenge Diäten zur
Erhaltung ihrer Figur zumutet, ist ihr Partner oft gleichgültig in
seinem Erscheinungsbild. Aber er gewährt ihr den notwendigen
Freiraum und seine Gesellschaft. In Beziehungen könnte sie es
nie zulassen, verlassen zu werden. Jede Ablehnung ist eine unerträgliche Kränkung, der sie zuvorkommen muß. In diese von ihr
als grausam empfundene Welt darf man eigentlich keine Kinder
setzen. Und nun ist es ihr widerfahren. In der Schwangerschaft
durchlitt sie bereits schwere depressive Phasen und immer hartnäckigste Verstopfung. Und nun droht ihr die „Niederkunft",
die Gewöhnlichkeit der Geburt. Hier hat sie entschiedene
Schwierigkeit, die üblichen Gewöhnlichkeiten bei ihrer feinen
edlen Ausstrahlung zuzulassen. Eine Chefarztbehandlung war
ihr letzter Versuch, die Fassade zu bewahren. Doch in dem
durch Verkrampfung stagnierenden Geburtsverlauf bedrohen
sie Operation, Messer und Narkose, wovor sie extreme Ängste
hat. Die Schuld, das Versagen werden zum Thema der danach
drohenden Wochenbettdepression. In der Einbildung, dann
ganz allein und ohne Hilfe zu sein, steigert sich Verzweiflung in
Schlaflosigkeit, exaltierte Stimmungsschwankungen und Über-
erregungszustände. Ebenso wechselt das Verhalten zum Kinde
zwischen abgöttischer Liebesbezeugung und Ablehnung als kleinen Teufel mit Impulsen, diesen erdrosseln zu wollen.

39. Pulsatilla vulgaris

die Wiesenanemone oder Kühchenschelle, ein Hahnenfußgewächs (Ranunculaceae), kommt nicht allein in freier Natur vor. Man findet diese farbintensiv im April blühende Pflanze an windigen Standorten in großen Polstern. Eine Abort-auslösende Wirkung ist für ihre Inhaltsstoffe besonders für das 1. Trimenon beschrieben, wo wir sie auch homöopathisch nur selten benötigen. Um so mehr wird Pulsatilla gegen Ende der Gravidität, vor, während und nach der Geburt bedacht werden müssen.

Klinik
- primäre und sekundäre Wehenschwäche
- protrahierte Geburt
- Uterusatonie
- Lageanomalien
- Hypertonie
- EPH-Gestose
- Angstzustände
- Plazentaretention
- Blutungen
- Ohnmacht
- depressive Stimmung

Geburt Puls braucht Hilfe und die fordert sie an! Je mehr Personen sich um sie kümmern, um so besser geht es ihr. Bisweilen lenkt sie ihre Aufmerksamkeit auf die Helfer, daß nur keiner von ihr ablasse. Sie liebt die Massagen, die zugefächelte Frischluft, die kühlen Kompressen, die guten Worte, den Trost und den ständigen Lagewechsel. Nur trinken mag sie nicht, obgleich der Mund auffällig trocken ist. Sie ist zu sehr um ihre Unterstützung besorgt! Wenn irgend etwas von ihr gefordert wird, wie das Annehmen der Wehen oder das Gebären des Kindes, wenn Konzentration auf die Wehen notwendig wird, dann entzieht sie sich schnell, ändert die Position oder ruft nach weiterer Hilfe. Schnell fließen die Tränen, die wieder getrocknet werden wollen. Ihre Trockenheit beschreibt ihren sympathikotonen Streß, der die Wehen zur Qual werden läßt, ohne daß diese zielgerichtet Wirkung zeigen („falsche Wehen"). Hingegen richten sich die Wehen nach oben, auf den Oberbauch und lösen Erbrechen aus. Die Unregelmäßigkeit, die Veränderlichkeit, die Unwirksamkeit der Wehen und die ganze Wankelmütigkeit zeigen deutlich Puls an. Nach C30-Potenz wird sie – ähnlich wie bei Lyc – übellaunig, unwirsch mit ihren Helfern, die dann von ihr ablassen. So wird sie im Grunde von alleine selbsttätiger, vagotoner und geburtsbereiter! Puls kommt oft mit erheblicher Gestose, großer Gewichtszunahme, tendenzieller Hypertonie, ausgedehnten Ödemen, Krampfadern und oft sehr unausgeschlafen in die Geburt. Sie wird der Geburtseinrichtung schon länger bekannt sein, weil sie über den errechneten Termin hinausgeht, die regelmäßigen Untersuchungstermine in der Hilfe und Schutz versprechenden Einrichtung sorgfältig wahrnimmt und besonders gern den väterlich wirkenden Geburtshelfer favorisiert. Unter der Geburt fällt weiterhin auf, daß sie Bewegung und Frischluft sucht, und der Wärme, dem Bad, der stickigen Luft und dem Bett, kurz allen die Vagotonie förderlichen Bedingungen sich entzieht! Sie übersteigert diese Unerträglichkeiten mit Herzsensationen, Erstickungsanfällen und Gemütsverschlechterungen und oft manipulativ und appellativ in der Wirkung auf die potentiellen Helfer.

- schwierige Geburt, Schwäche allgemein (2)   **Symptome**
- verlassenes Gefühl (3), Gefühl von Isolation (2)
- Angst allein, im Dunkeln, in der Enge und Wärme (3)
  (Erstickungsgefühle!)
- Todesangst (2), Verzweiflung (2)
- Angst, den Verstand zu verlieren (3)
- Beschwerden von:
  - Schlafmangel
  - Enttäuschung (3)
  - Erwartung (3), schlechten Nachrichten (1)
  - Ärger (2)
  - Kummer (3), Kränkung (2)
  - Mißbrauch von Eisen (3), von Arzneien (2)
- Schwermut, Traurigkeit, Weinen (3) bei Wehen,
  Weinen bei jedem kleinen Anlaß! (3)

- Ohnmacht (2) - durch Wehen (3)!, mit Erstickungsgefühlen
- Rückenschmerzen (3) von Wehen, vom Sakrum zum Magen, Erbrechen auslösend
- Schreien vor Schmerz
- Herzklopfen bei Wehen (3)
- Frieren bei Wehen (3)
- Erschöpfung, Schläfrigkeit bei Wehen
- Geburt langsam (2)
- Lagewechsel des Kindes wiederholt
- Übelkeit (2), Erbrechen (2) bei Wehen
- Blutung bei Wehenschwäche
- Uterusatonie bei Wehen (3)
- Wehen:
  · krampfhaft (3), quälend, zu schmerzhaft
  · < gegen Abend
  · falsch (3), schwach(3), erfolglos (2)
  · wechselhaft und unregelmäßig (3)
  · wirkungslos (3)
  · erstrecken sich nach oben
- überempfindlich für Arzneien (3)

Modalitäten < Wärme, Ruhe, allein, abends/nachts, im Bett, in der Badewanne, in der Enge
> Kühle, Frischluft, Abdeckung, aufrechte Haltung
> Bewegung, Massagen, Veränderungen, kalte Anwendungen, sanfter Umgang

Hintergrund Für Puls führend ist das Symptom „verlassenes Gefühl", keiner steht mir richtig bei, auch wenn das Gegenteil vorliegt. Ihr Streß ist die Suche und Sorge nach/um Hilfe und Unterstützung und daß man ihr am liebsten alles abnimmt. Sie unterdrückt Initiative, aktives Handeln und läßt jede Selbständigkeit vermissen. Diese Not ist geboren aus dem jahrzehntelangen Umgang mit ihr. Sie wurde gedrängt in die passive Frauenrolle mit den Ansprüchen, hübsch, eine abhängige hilflose Frau und empfänglich zu sein. Ihr großes Ziel war, der Frauenrolle durch Schwangerschaft gerecht werden zu können. Aber der Reifungsvorgang von der Frau zur Mutter gelingt ihr nicht. Einerseits genoß sie die Blüte der Schwangerschaft, das aufmerksame Entgegenkommen ihrer Umgebung und in der Öffentlichkeit, andererseits sollte das nicht aufhören. Es könnte ein Dauerzustand bleiben. Je mehr sie sich dem Geburtstermin näherte, um so zahlreichere Beschwerden entwickelte sie. Immer war das Entscheidende ihres Krankseins, daß sie sich allein und verlassen fühlte (besonders nachts, im Bett). Daher schlief sie zuletzt so schlecht, hatte besonders morgens Ödeme, die sich über Tage etwas besserten und viele Schleimhautprobleme in der Ruhe und in der stickigen Wärme. Unbewußt scheint sie die Wehen zu unterdrücken und so zur primären und sekundären Wehenschwäche zu neigen. Ein nicht unpassender Puls-beschreibender Satz lautet: „Sie nimmt alle Liebe und gibt keine". Ihre Egozentrik ist verdeckt durch Sanftmütigkeit, leichte Weinerlichkeit und erstaunliche Trostzugängigkeit. Doch die immanente und in Krisen zunehmende Trockenheit beschreibt ihren Streß im Hintergrund, auf optimale Hilfe und Entlastung achten zu müssen. Ihre erlebte Erfolglosigkeit in diesem Bemühen produziert die Angst und Vorstellung, bald den Verstand zu verlieren. Ein Vorbote ihrer Hilflosigkeit ist die unter Wehen auftretende Ohnmacht. Allein schon das Verweilen im Bett kann Erstickungszustände auslösen. Eine typische Wahnidee aus den Puls-Prüfungen ist die Einbildung, „es liege dann jemand neben ihr". Die oder der solle dann wieder alles für sie erledigen!

40. Secale cornutum

der gehörnte Roggen, die auf dem Roggen wie eine Mutter des Kornes hervorragende Dauersporenform des Pilzes Claviceps purpurea. Inhaltsstoffe sind die Ergotamine, die glatte Muskelfasern kontrahieren. Besonders betroffen sind die Arterien, die verengen, stenosieren und zu Gangrän führen können (Ergotismus gangraenosus) oder Nervenfunktionen beeinträchtigen (Ergotismus convulsivus). Chronische, über Roggenmehl verbreitete Vergiftungen führten zu der „Kribbelkrankheit", Parästhesien durch Gefäßverengungen und Nervenversorgungsstörungen. Die Chinesen haben als erste im 19. Jahrhundert die Wirkungen auf die Gebärmutter genutzt, bei Blutungen durch Atonie generelle Kontraktionen und Blutstillung zu erzielen.

Klinik
- protrahierte Geburt
- hypertone Wehen
- primäre und sekundäre Wehenschwäche
- Atonie, Kachexie
- Blutungen
- Plazentaretention
- Hypertonie
- Senkunssyndrom
- Plazentainsuffizienz, dystrophes Kind

Geburt Den Secale-Frauen droht immanent die Atonie, so ausgezehrt, ausgemergelt und substanzschwach erscheinen sie. Kompensierend leiden sie unter sehr langgezogenen tonischen Wehen, die gar nicht mehr aufhören wollen. Eher blaß, sehnig, kaum Unterhautfettgewebe, schlaffe Brüste und Senkungsbeschwerden können der körperliche Tribut für viele und schnell hintereinander folgende Geburten sein. Der Verdacht auf ein untergewichtiges, mangelernährtes Kind kann vorliegen. Eine Neigung zur Hypertonie in Kompensation einer Plazentainsuffizienz, Gefäßspasmen und/oder eine zu kleine Plazenta und/oder ein zu kleines Kind können vorliegen.

Die Wehen entstehen anfallsweise im Rücken, sind sehr krampfhaft und führen zu einem verstärkten Deszensusgefühl der Gebärmutter. Mit der Länge der Geburt werden die Wehen schwächer oder hören ganz auf und dunkle, tintenartige Blutungen setzen ein. Bei weit eröffnetem Muttermund kann jegliche Kraft abhanden gekommen sein, das Kind nun hervorzubringen. Auffällige Secale-Symptome sind das Gefühl von innerem Brennen bei äußerer Kälte und Hautberührungsempfindlichkeit mit Ablehnung der Bettdecke. Sie hat objektiv eine kalte Oberfläche, aber verlangt kühl. Ein Gefühl von Ameisenhaufen („wie wenn kleine Tierchen unter der Haut krabbeln") weist direkt auf Secale. Sie kann es nicht ertragen, wenn die Finger sich berühren und spreizt diese daher häufig weit auseinander. Eine blasse, dunkel pigmentierte bis bronzefarbene Haut mit subikterischem Teint ist charakteristisch.

- schwierige Geburt (2), allgemeine Schwäche **Symptome**
- Beschwerden von:
  - · Mißbrauch von Arzneien, von Jod (2)
  - · Flüssigkeitsverlusten
  - · Schreck
- Verlassenheitsgefühl
- Todesangst (2)
- wünscht sich den Tod
- Ruhelosigkeit (3)
- beissen während Delirium
- inneres Brennen bei äußerer Kälte des Körpers
- Abneigung gegen Berührung und Bedeckung
- verlangt Kühle, will unbekleidet sein (2)
- anhaltendes Drängen nach unten im Abdomen (2)
- Blutungen:
  - · dunkel wie Tinte
  - · bei Wehenschwäche
  - · < durch Bewegung
- Krampfadern der Unterschenkel (2)
- Wehen:
  - · lang anhaltend (3), krampfhaft (2), quälend
  - · unregelmäßig (3)
  - · schwach (3), hören auf (3) bei Blutungen
    oder Konvulsionen
- Plazentaretention (2) mit anhaltendem Herabdrängen

- Uterus schlaff und untätig
- oder Dauerkontraktion
- Deszensus / Prolaps des Uterus

Modalitäten < Wärme/Hitze, Berührung, Bewegung, Säfteverluste
> Kühle, Abdecken, Strecken und Spreizen der Extremitäten,
Reiben

Hintergrund ist das Secale-typische Atonie-Thema mit Auszehrung, Entkräftung, Elastizitätsverlusten und mit Dauerkontraktionsneigung gegenzusteuern. Diese Bedrohung ist verbunden mit konkreter Todesangst. Furcht- und Schreckerlebnisse können vorausgegangen sein. Die Ruhelosigkeit und Schwäche unter der Geburt lassen auch an Arsen denken. Aber Arsen liebt die warmen oder gar heißen Kompressen. Secale ist recht still und schweigsam, in sich gekehrt und macht vieles mit sich selber aus. Das Leben hat ihr schon immer viel abverlangt. Arsen ist geradezu zwanghaft auf die Todesthematik fixiert und dauerhaft damit beschäftigt

41. Sepia officinalis

ist kein Fisch sondern ein Weichtier aus der Familie der Mollusken. Diese Tierart ist sehr weit auf der Erde verbreitet und als stille Proteinreserve der Menschheit verplant. Der Tintenfisch ist ein Kupfer-Atmer (Hämocyanin). Arzneilich verwendet wird die tintenähnliche Vorratsflüssigkeit aus seinem Tintensack. Die Tinte enthält zu 75% Melaninpigment und im Rest Wasser und diverse Mineralien.

Der Tintenfisch zeichnet sich aus durch seine hochentwickelten, großen und eindrucksvollen Augen, die die Umgebung immer gut im Blick haben, um einem Feind rechtzeitig durch Rückwärtsbewegung zu entkommen und diesem eine große, das Wasser trübende Tintenwolke zu hinterlassen. Fische haben ein schlechteres Sehvermögen und verwechseln die Umrisse der ausgestoßenen Tinte mit dem Opfertier. Der Tintenfisch ist ein Einzelgänger, hält sich bevorzugt gern in Höhlen auf und erweist sich als perfekter Tarner. Die pigmentierte Oberfläche des Tieres kann jedem Hintergrund farblich und strukturell angepaßt werden. Der weibliche Tintenfisch ist erheblich größer als der männliche. Durch Pigmentverschiebungen auf der Haut gibt das Weibchen dem Männchen Signale für Annäherung.

* protrahierte Geburt
* hypertone Wehen
* Cervixdystokie
* Plazentaretention
* Hypotonie

Klinik

Sepia ist eine der häufigen, geburtshilflich notwendigen und **Geburt** hilfreichen Arzneien. Die Sepia-Frauen beeindrucken durch ihre Schönheit, durch die braune und pigmentreiche Haut (Leitsymptom: ausgeprägte Pigmentflecken im Stirn- und/oder Bauch-, Hüftbereich bis zu handtellergroß und café-au-lait-farben) die großen Augen mit dem kritischen Blick (häufiger: dunkel pigmentierte Iris), die körperliche Straffheit und die Feinfühligkeit. Ihr letzter Schwangerschaftsabschnitt war der Höhepunkt ihres Lebens, nie hatte sie sich jemals so ausgeglichen gefühlt! Sie kommt mit klaren Vorstellungen in die Geburt, sucht eine eng vertraute Hebamme und eine dunkle „Höhle", um ungestört die letzte Etappe zu bewältigen. Doch Geringfügigkeiten nötigen sie immer wieder zu Wachsamkeiten, Verletzendes rechtzeitig und entschieden abzubiegen. Zu sehr vertritt sie sich selbst in allen Entscheidungen, das Mißtrauen ist auffällig und immer gegenwärtig. Sie ist eine selbstbewußte, selbstentschiedene und selbstbestimmende Frau, die zu viel erlebt hat, um hier einfach alles laufen zu lassen!

So werden die Wehen quälend und übermäßig scharf schmerzhaft, die Cervix bleibt lange rigide und spasmodisch kontrahiert und ein stechender Schmerz tritt im Uterus auf, wie wenn eine Nadel von unten durch die Cervix hochgetrieben wird. Übelkeit und Erbrechen kommen hinzu, Kältegefühl und Frieren. Die Extremitäten werden eiskalt, der Kreislauf wird labil, so daß Schwindel und Ohnmacht beim Aufrichten vom Knien oder Liegen zu schaffen machen. Im Magen klagt sie über ein beständiges Leeregefühl, weswegen häufiger etwas Eßbares (z.B. saure Früchte) verlangt wird. Im Unterleib klagt sie über Schweregefühle, wie wenn eine Kugel gegen den Anus drückt. Das Erscheinen von männlichen Geburtshelfern kann deutlich ihre Stimmung und Schmerzen verschlechtern, sie verweigert ihnen die vaginale Untersuchung. Sie entspannt sich am besten auf der engen Toilette oder in der heißen Badewanne. Immer wieder klagt sie über Schmerzen anfallsweise im Steißbereich, die energische Gegenmassage bzw. festen Gegendruck verlangen. Über die Länge der Geburt wird sie von Erschöpfung, Wehenschwäche und Atonie bedroht. Zuletzt leidet der Ehemann oder männliche Partner, der heftige Angriffe und Beleidigungen unter den Austreibungswehen zu erdulden hat. Nach der Kindesgeburt wartet man oft vergeblich auf die Plazenta. Eine vorangegangene Abort- oder Interruptioabrasio dürfte der Grund für eine schwere Lösung sein.

Symptome
- Beschwerden von:
  - · sexuellem Mißbrauch (3)
  - · Enttäuschung
  - · Kummer (2), enttäuschter Liebe
  - · Hohn und Verachtung
- Angst vor eingebildeten Bedrohungen (3)
- Todesangst, Verzweiflung
- Furcht verrückt zu werden (2)
- Schreien vor Schmerz
- nadelstichartiger Schmerz die Cervix hoch (Caul)
- Leeregefühl im Magen, Essen bessert!
- Klumpengefühl im Rektum (3)
- Senkungsbeschwerden, Rücken- /Steißschmerzen anfallsweise bei Wehen
- Cervix rigide (2), empfindlich (2)
- Muttermund teileröffnet und spastisch kontrahiert (2)
- Schwindel, Ohnmacht beim schnellen Aufrichten
- Frieren bei Wehen, eiskalte Extremitäten, verlangt Wärme!

- Wehen:
  - · quälend (3), übermäßig stark (3)
  - · zu lang dauernd (Arn)
  - · werden schwach und hören auf (2)
- Uterus – Atonie, Erschöpfung durch Wehen
- Plazentaretention (3), besonders wenn eine Abrasio vorausgegangen war
- Leere- und Schwächegefühl, anhaltendes Herabdrängen des Uterus und Blutungen während und nach der Geburt

< Kälte, Abdecken, Stehen, schnelles Aufrichten, Licht,   **Modalitäten**
   Lärm und Männergesellschaft
> Wärme, Bewegung, mit gekreuzten Beinen sitzen,
   energische Rückenmassage
> heißes Bad, rhythmische Bewegungen

Das Sepia - Weibchen ist erheblich größer als das Männchen, **Hintergrund**
und sie hält ihn sorgsam auf Distanz. Die Begattung ist eine
kurze Angelegenheit: er muß auf ihre positiven Pigmentsignale
warten und darf sich nur kurz ihr annähern!

Die Sepia-Frau verhält sich in dieser restriktiven Weise zu
dem Manne, weil er Anlaß früherer emotionaler Verletzungen
oder Enttäuschungen war. Am häufigsten fand sexueller Mißbrauch statt, der in der Vagotonie der Geburt aus dem Unter-
bewußtsein hervorkommt und die Öffnungsfähigkeit kritisch
erschwert. Ihre Bedürfnisse lagen in den zärtlichen feinfühligen
Berührungen und Umarmungen und immer seltener im sexuellen Akt. Der Mann wurde mehr der Konkurrent als der Partner,
dem sie sich widersetzte oder durch Rückzug in die „Höhle"
entzog. Als Frau stand sie immer häufiger auch „ihren Mann",
was ihre berufliche, familiäre, hormonelle und auch körperliche
Entwicklung beeinflußte. Sie könnte sich auch vorstellen, ganz
ohne Mann zu leben. Die Schwangerschaft kam ihr ungelegen.
Das erste Drittel war verheerend mit Erbrechen und Kreislauf-
problemen. Im zweiten Drittel wollte sie beruflich den Anschluß
halten, aber Cervixinsuffizienz im 5. – 7. Monat zwang sie zur
Ruhe. Am liebsten betätigte sie sich sportlich, bestens geeignet

war der Bauchtanz. Im letzten Drittel fühlte sie sich so richtig rund, endlich auch ganz als Frau, hormonell durch die ansteigenden Östrogene gut balanciert. Aus dieser Stimmung und dem Wohlbefinden heraus bereitete sie sich sorgfältig auf Geburt und Mutterschaft vor. Auch mit dem Mann als künftigen Vater konnte sie wieder Frieden schließen und gemeinsame Zukunft planen. Und nun unter der Geburt brechen alle Vorbehalte wieder hervor. Die idealistischen Träume und Wünsche an die Geburtseinrichtung, sie als zarte verletzbare Frau rücksichtsvoll zu umsorgen und zu schützen, werden früh enttäuscht durch Medizintechnik, Männerauthorität, kalte Bedingungen und dem Ausschlagen ihrer Wünsche. Für sie sind die idealen Bedingungen in der Hausgeburtshilfe zu finden. Sie insbesondere benötigt die Heilung ihrer „Intimität", was M. Odent im Englischen so treffend mit „Privacy" beschreibt. Sie sucht intuitiv wieder ihre dunkle enge Höhle, wo es ihr mit sensibler weiblicher Unterstützung gelingen könnte, sich ganz auf die Vagotonie einzulassen.

Der Tintenfisch ist ein Kupferatmer, der Mensch ein Eisenatmer. Die Krampfbereitschaft unter Kälte von Sepia steht der von Cuprum nahe!

42. Delphinium staphisagria

Verwendet werden die Samen des Stephanskrauts, Familie der Hahnenfußgewächse (Ranunculaceae wie Puls, Cimic, Acon und auch Rittersporn), die als Läusesamen benannt wurden als Hinweis auf die Parasiten-vertreibende Wirkung.

Den Namen „Delphinium" verstehe ich als bildhafte Beschreibung der noch geschlossenen Silhouette der Blüte, den Umriß eines kompakten Delphins darstellend. Staphisagria leitet sich aus dem Griechischen ab („Staphilos" = Beere, Traube und „agrios" = wild, scharf) und bedeutet „scharfe Traube" wegen des Geschmacks. Der Delphin, die Läuse und die Schärfe sind hilfreiche „Eselsbrücken", um die Symptome zu behalten und die Ähnlichkeitsbeziehung zu optimieren.

Staph ist ein gutes Beispiel für das Charakteristische von homöopathischen Arzneiverordnungen: weniger die Krankheit oder die
lokalen Störungen, vielmehr die Person bzw. die im ganzen
gestört sich zeigende Lebenskraft interessieren. Staph ist unter
der Geburt eine häufig zu bedenkende Arznei. Aber im geburtsspezifischen Repertorium wird sie nirgendwo erwähnt mit Ausnahme unter dem von mir hier eingefügten Stichwort
„Beschwerden von ...", worunter zurückliegende Ursachen zen-
traler Lebenskraftstörungen aufgeführt sind. Dort hingegen ist
Staph die am häufigsten vorkommende Arznei.

- protrahierter Geburtsverlauf   **Klinik**
- Schmerzüberempfindlichkeit
- psychoreaktive Syndrome
- hypertone Krisen

Zu Staphisagria-Frauen werden Sie viele Sympathien empfin-   **Geburt**
den, denn diese Frauen sind bemüht, warmherzig, einfühlsam,
kontaktfreudig, kommunikativ und offen zu sein. Staph benötigt
liebevollen Umgang und Mitgefühl. Ihr Verhalten erscheint bisweilen untertänig, hörig bis unterwerfend und abhängig. Sonderbar kann die Überempfindlichkeit für die vaginale Untersuchung, für jede Berührung des Genitales sein. Ihre
Schmerzempfindlichkeit wird mit der Zunahme der Wehenintensität deutlich. In Zuständen von Not offenbaren sie
schlimme Verletzungen von früher, Erfahrungen von Demütigung, von Verletzungen ihrer Würde und von sexuellen
Mißhandlungen. Staph löst bei ihren engagierten HelfernInnen
Entrüstung und Empörung für das Erlittene und gegen die Pei-
niger aus, die überwiegend bei männlichen Autoritäten zu
finden sind. Die übertragene, negativ belastete emotionale Erregung kann allein die Entscheidung für Staph-Gaben begründen,
unterstützt von dem Erkennen ihrer Nachgiebigkeit, wo diese
nicht angebracht war oder ist. Die schärfste Demütigung ist das
Geschnittenwerden, hier nun die drohende Episiotomie, nach
der sie wiederholt ängstlich erregt fragt und um deren Verhin-
derung sie inständig bitten könnte. Von vorausgegangenen

Geburten könnten noch lange anhaltende Nahtbeschwerden und/oder empörende, mißachtende Behandlung berichtet werden. Die beachtliche Intensität der Gefühlserregungen kann durch Plötzlichkeit charakterisiert, mit hohem Blutdruckanstieg verbunden sein und erinnern an die Verwandtschaft mit Aconitum napellus, ebenfalls ein Hahnenfußgewächs, welches mehr im Norden oder in großer Höhe bzw. Kälte vorkommt und Staph mehr in warmen südlicheren Regionen Europas. „Was Aconitum für die Arterien ist Staphisagria für die Nerven". Dieser griffige und gut merkbare Satz setzt beide Arzneien auf ein vergleichbares Niveau von Reaktionsdynamik – nur an verschiedenen Orten. Eine zweite treffliche Staph-Charakteristik beschreibt, daß „Staphisagria die Arnika des Zentralnervensystem" sei, geeignet für die „gequetschte, traumatisierte Seele".

Symptome • Beschwerden von:
- · verletztem Ehrgefühl (2)
- · emotionaler Erregung (3), Eifersucht
- · enttäuschter, unglücklicher Liebe, Kummer
- · von Tadel (2)
- · von Verachtung, Ärger, Verdruß (3)
  - · mit Entrüstung
  - · mit stillem Kummer (3)
  - · unterdrückt (3)
- · durch die Grobheit anderer (3)
- · sexuellem Mißbrauch (3), sexuellen Exzessen (3)
- · Kränkung, Demütigung (3)
  - · mit Entrüstung (3)
- · Sorgen (2)
- · geistiger Überanstrengung (3)
- · Schicksalsschlägen
- · dem Tod eines Kindes, Elternteils oder Freundes
- · Schlafmangel
- · Erwartungsspannung
- · Mißbrauch von Alkohol, Tabak, Kaffee, Arzneien
- · Schnittverletzung
- · Flüssigkeitsverlusten (3), von Blut

- lange Vorgeschichten von Unterdrückung in der Kindheit
- Verlangen nach Selbstkontrolle
- wünscht sich den Tod (2)
- bedauert sich selbst (2)
- leicht beleidigt (3)
- extreme Berührungsempfindlichkeit

< Berührung, Erregung, Streit, nachts, morgens,   **Modalitäten**
  nach Mittagsschlaf
> Wärme, Ruhe

Die führenden Symptome sind die Beschwerden durch die ver- **Hintergrund**
schiedenen Erregungen mit der Qualität von Mißbrauch, Verachtung, Schneiden und Demütigung und gefolgter Entrüstung.
Die Gegenreaktion erfolgt als „Implosion" und nicht als befrei-
ende Explosion. Folglich lebt Staph mit der selbstauferlegten
Unterdrückung. Nur bei Überreizung kann einmal das Werfen
eines Gegenstandes überraschen. Aber niemals hat sie den Pei-
niger getroffen, denn absichtlich wirft sie daneben oder den
Gegenstand vor ihre Füße auf den Boden. So bestätigt sich
immer wieder der Pflanzenname als „Eselsbrücke" zum Merken
der Staph-Besonderheiten: der Delphin im „Delphinium Staphisagria" ist der „Ritter der Meere", (Staph verwandt mit dem
Rittersporn), der kraftvolle, faire Partner, der aus Lebensnöten
befreien kann und sicher durch die Klippen des Meeres (Lebens)
führt. Dieses Idealbild hat sie stets von ihren Partnern, träumt
von Delphinen oder meint, irgendeine innige Beziehung zu
diesem Meeresbewohner zu haben. In der Realität verhält es sich
extrem entgegengesetzt: sie wird dominiert, mißbraucht, verletzt in ihrer Würde und wehrt sich nicht, ist wie hilflos der
steten Zunahme an Unverschämtheiten ausgeliefert (vergleichbar der rigorosen Ausrottung der Delphine in den Weltmeeren
aufgrund ausufernder Fischfangmethoden). Sie vergibt sogar
stets dem Gegenüber in der Hoffnung auf Besserung, in dem
Glauben an zurückkehrende gute Zeiten.

Hintergrund Staph-Persönlichkeiten sind sehr empfindsam und haben lebenslange Erfahrungen von Demütigungen. Ihre Gefühle wurden schon früh und oft rigoros übergangen, sehr oft mit Schlägen intensiviert und häufig im Zusammenleben mit Alkohol-kranken Eltern oder Pflegeeltern. Sie nahmen jeden Übergriff an und bemühten sich um Harmonie, daß in den wenigen guten Stunden Frieden sein konnte. Sie ließen Mißbrauch zu, damit andere in Ruhe gelassen wurden (Mutter, Geschwister). Für sich allein schrieben sie viel Tagebuch, gestalteten das Zuhause gefällig oder musizierten mit Inbrunst (Flöte, Geige, Instrumente, auf denen höchste Töne moduliert werden können).

Diese erworbenen Qualitäten, alle zufriedenzustellen und zu gefallen, führten in entsprechende Berufswahl (Hauswirtschaft, Pflegeberufe, Musikerin) oder zu Partnern, die wieder anknüpften an die Kindheitsrolle, z.B. der Partner wie der Vater. Die eigene Ehe leidet schnell unter ihrer steten Nachgiebigkeit und immer schlimmeren Entgleisungen des Partners, häufig wieder mit Alkoholkonsum verbunden. Zuletzt bleibt sie nur noch der Kinder wegen in der Ehe. Auffällig sind die vergleichbar schlechten Verhältnisse zu der Schwiegermutter. Staph müßte einmal mit der Faust auf den Tisch schlagen, brüllen, die Grenzen setzen, Verantwortung für sich selbst übernehmen und handeln! Das können Staph-Potenzen leisten: in der Erstreaktion kommt die Übertreibung der emotionalen Not, die Unaushaltbarkeit und dann die enthemmte Reaktion! Dieser notwendige und oft sehr eindrucksvolle Ausbruch sollte also vor der Arzneigabe eingeplant werden. Unter der Geburt, in diesem Lebenswendepunkt, kann erheblich problemloser das notwendige Selbstbewußtsein aufgebaut werden, wenn man Staph zur rechten Zeit in Hochpotenz verabreicht: Zur Schmerzbewältigung, zur Entspannung und zur eigenen Lösung! Und ein „Delphin" gehört natürlich in das Wasser (Wassergeburt!!!), dann wird eine Episiotomie unwahrscheinlich!

43. (Datura) **Stramonium**

Der Stechapfel, das dritte Nachtschattengewächs in dieser Reihe, auch Tollkraut genannt, ist eine frostsensible, über ein Meter große Pflanze mit sehr großen kelchförmigen Blüten. Von diesen geht ein berauschender Duft aus. Die Frucht erinnert an einen stacheligen Kropf („Strumaria") und enthält dichtgepackt schrotkugelgroße schwarze Samen. Stramonium wurde phytotherapeutisch eingesetzt zur Betäubung, als Rauschmittel und bei Asthma. Toxikologisch bekannt ist die vagolytische Wirkung und die Auslösung eines wütenden Deliriums.

- Krampfwehen
- Ohnmacht
- Angst unter der Geburt
- Konvulsionen
- protrahierte Geburt
- Hydrophobie
- aggressiv-psychotische Zustände

Klinik

Die Gehirnerregung unter Wehen von Stram.-Qualität bringt das Thema Gewalt hervor. Entweder bricht Angst und Entsetzen in die Vagotonie der Geburtswehen ein und/oder die Erinnerung an Gewalterfahrungen bricht hervor: von Vergewaltigung, von Gynäkologischer Gewalt wie instrumentelle Verletzungen bei Abort/Interruptio, oder Begegnungen von Gewalt in Realität, Kino oder Video werden plötzlich erinnert. Die Kreissende sieht dann erschrocken und rot aus, hebt vor Entsetzen beständig den Kopf und starrt mit weit aufgerissenen Augen und Mund auf die Helfenden (ähnlich dem Bild von Edward Munk, der Schrei!). Ihr Blick ist voller Flehen um Hilfe, und eine Hand muß sie ständig festhalten. Bei den Wehen brüllt sie, demonstriert Leid durch Gewalt, in der Wehenpause weint und bittet sie um Hilfe!

Besonders auffallend wird ihre höchstgradige Empfindlichkeit für Wassergeräusche, grelles Licht oder spiegelnde Flächen. Diese Sinnesreize lösen sofort wieder Krämpfe und Erregungszustände aus.

Geburt

232

Symptome
- Furcht vor:
  - Gewalt, Tod, Hunden
  - Schwarz, Dunkelheit (2)
  - dem Alleinsein (3)
- Angst durch Lärm, durch Wassergeräusche (3)
- Wildheit (2)
- Beschwerden von:
  - Gewalterlebnis, Schreck
  - Unfällen
  - sexuellem Mißbrauch (2)
- Stottern vor Erregung
- erschrockener Gesichtsausdruck (3)
- Hitze mit kalten Füßen und Händen (2)
- Ohnmacht unter der Geburt
- Krämpfe unter der Geburt
- Vergrößerungsgefühle
- zu Beginn geschwätzig, dann wild
- Wehen krampfend
- bei deliranter Verfassung Schmerzlosigkeit

Modalitäten < Kälte, Dunkelheit, Alleinsein, Schreck, Berührung, Lärm, Wassergeräusche, spiegelnde Lichtreflexe
> Licht, Gesellschaft, Wärme

Hintergrund Bei Stram. zeigt sich die Hirnhierarchie gestört mit Dominieren des Aggressionszentrums: früher durchgemachte Schreck-, Schock-, Unfall-, Gewalterlebnisse werden unter den Wehen reaktiviert, brechen hervor mit Panik. Wie wenn sie einem Monster oder dem schwarzen Teufel entgegenblickt. Alle Sinne sind nun extrem gesteigert und können bei Geringfügigkeit (typisch bei Hören von Wassergeräuschen) wilde Panik auslösen. Das Flehen um Hilfe und das Festhalten sind die sichersten Hinweise für Stramonium. Es kann auch gedacht werden an schlechte Erfahrungen im Fruchtwasser bei der eigenen Geburt. Für Stramonium ist charakteristisch, daß Angst, Panik und Lebensbedrohung unter Wasser erfahren worden sein können. In der Folgezeit bleibt die Panik vor dem Element Wasser erhalten mit der Unfähigkeit für Haarewaschen, den Kopf nicht unter Wasser bringen zu können und Nichtschwimmer zu bleiben. Es könnte durchaus eine Stram - ähnliche Kreissende zunächst sich in der Badewanne aufhalten. Mit fortschreitender Eröffnung, mit dem Aufkommen von Schmerzintensitäten verlangt sie jedoch abrupt, das Wasser zu verlassen. Stram. ist ein wertvolles Folgemittel von Arnika, wenn hinter dem Trauma die Gewalterfahrung und die Angst vor dem Tod und der Farbe Schwarz erhalten bleibt.

44. Veratrum album

der weiße Germer, Familie der Liliengewächse (Liliaceae) ist schon früh von Hahnemann – er schrieb seine Doktorarbeit über die Wirkung von Veratrum album – als wirksame Arznei zur Behandlung vieler Cholera-Fälle erkannt worden. Die Wirkstoffe, überwiegend Alkaloide und wirkungsbestimmend Veratrin und Protoveratrin, sind N. Vagus-erregend, so daß im Vergiftungsbild Weitstellung der Gefäße, plötzliche Blutdruckabfälle, Kälte, Pulsverlangsamung, Flüßigkeitsverluste über den Magendarmtrakt und Kollaps eintreten.

* Erschöpfung **Klinik**
* Ohnmacht unter der Geburt
* Verzweiflung durch Wehenschmerz und Angst

Mit Veratrum album steht eine Arznei für Hypervagotonie- **Geburt** Zustände zur Verfügung. Die Kreissende ist blaß, kalt, und kalter Schweiß tritt auf der Stirn auf. Ohnmachtneigung ist das entscheidende Hinweiszeichen für Veratrum. Bereits durch geringfügige Bewegungen oder durch den Wehenschmerz, aber auch durch Schreckereignisse können Kreislaufzusammenbrüche vorkommen. Sie kann die natürliche Verstärkung der vagotonen Eröffnungswehen kaum ertragen und besonders schwer ab dem Zeitpunkt der Unbeweglichkeit. Die Geburt gestaltet sich schwierig durch die aufkommende Verzweiflung über Schmerz und Kreislaufschwäche.

Symptome
- Verzweiflung (3) durch Schmerz (2)
- allgemeine Schwäche
- psychische und physische Folgen
  und Beschwerden von:
  - Schreck (3) und Angst vor diesem
  - von Verletzungen, Unfällen
  - von enttäuschter Liebe
- Ohnmacht (3)
  - durch geringste Bewegung
  - durch Schmerz
  - durch Schreck
  - Gesicht blaß (2), kalter Stirnschweiß (3)
- extreme Kälte, örtlich und auch allgemein !
- Kältegefühl in den Blutgefäßen (oder auch Hitzegefühl in Gegenphase, Blutandrang zum Kopf!)
- intensiver Durst auf eiskalte Getränke (3)
- Muskelkrämpfe
- Todesangst (2)
- Wehen schwächen beunruhigend

Modalitäten
< Kälte, Anstrengung / Bewegung, während Wehen
  beim Schwitzen
> ruhig liegen – oder beständig bewegen, da im Stehen
  die Kollapsneigung zunimmt
> warm zudecken, Stimulation (Kreislaufanregung)

Hintergrund Veratrum album-ähnlich sind die klassischen vegetativen Dystonikerinnen. Zu schnell geraten sie durch Schmerz, heftige oder plötzliche Bewegungen, durch Wetterwechsel, Menses, Stuhlgang, d.h. durch Körperflüssigkeitsverluste in Kreislaufkrisen mit Blässe, Kälte und Ohnmacht. In Akutfällen ist eine sichere Anzeige gegeben, wenn Erbrechen, Durchfall und Ohnmacht plötzlich und zeitgleich auftreten. Die Menseszeit war schon immer bei ihr eine Krisenzeit mit Schmerz, Eiseskälte und Vernichtungsgefühlen durch Schwäche. Sie ist eher eine schlanke, schmale, blasse und häufig hochintellektuelle Frau. Die leichte Kollapsneigung (z.B. nach gynäkologischen oder zahnärztlichen

Untersuchungen und durch die häufig damit verbundene Flach-
lagerung und anschließende Aufrichtung) führt unbewußt zu
gegensteuernden Aktivitäten. Durch anhaltende körperliche
Bewegung wird der Kreislauf in Schwung gehalten. Im Krankheitsfalle kann dieser Bewegungsdrang sich verselbstständigen
zu motorischer Überaktivität! Keine Minute kann sie mehr
Ruhe halten. Die Umgebung reagiert oft gereizt auf ihren
ansteckenden Bewegungsdrang, bis daß sie anfängt, unsinnige
Handlungen nur des bloßen Tuns wegen auszuführen. Sie gerät
chronisch in eine für die Umgebung immer schwerer nachvoll-
ziehbare Manie mit religiösen Themen, jeden zu umarmen, von
sinnlosen wiederholt gleichen Aktivitäten, Gegenstände zu zerreißen oder zu zerschneiden. Hinweise hierzu können in den
Wehenkrisen bereits auftreten, deutlich werden sie dann oft im
Wochenbett infolge der Säfte-, Kräfte- und Schlafverluste. Veratrum album-Frauen sind heute häufig anzutreffen aufgrund
hoher geistiger und Lern-Anforderungen, zu wenig ausglei-
chender Körperaktivität, zu viele Sinnesreizungen und wenig
Schlaferholung.

45. Viburnum opulus

der virginische Schneeball aus der Familie der Caprifoliaceae,
der Geißblattgewächse, heißt auch die Krampfrinde. Mit dieser
letzteren Bezeichnung wird sogleich die bekannteste Wirkung
der arzneilich verwendeten Rinde beschrieben, das (Aus)Lösen
von Krämpfen generell: Magen-Darmkrämpfe, Herzspasmen,
Krämpfe im Beckenbereich und erhöhter Muskeltonus mit
motorischer Unruhe.

- Krampfwehen   **Klinik**
- falsche Wehen
- protrahierte Geburt
- nervöse Erschöpfung
- Cervixdystokie
- Muskelkrämpfe, Herzspasmen

Geburt Viburnum op. hat das entscheidende Symptom, daß Krämpfe ungewöhnlich weit ausstrahlen, bei Wehen bis weit in die Beine herunter empfunden werden. Das erklärt sich durch eine allgemeine Krampfneigung von glatter und Willkürmuskulatur. Die Wehen sind wie Bauchkrämpfe, schießen nach unten, bewirken wenig am Muttermund und schwächen nur bei verzögerten Geburten. Dabei zeigen sich eine allgemeine nervöse Unruhe, Reizbarkeit, Abneigung zu reden, dann Traurigkeit und allgemeine Ängste, die mit Herzbeschwerden verbunden sind. Beim Sitzen und Gehen klagt sie über Schwindel und Ohnmachtsgefühle.

Symptome
- Beschwerden von:
  - Schreck
  - Furcht
  - Angst
- Wehen sind krampfhaft, wie Bauchkrämpfe
- Wehen:
  - strahlen aus bis weit in die Beine
  - falsche
- Beinmuskelkrämpfe (Cupr, Mag-p, Sep)
- Cervix, spasmodisch kontrahiert
- nervöse und motorische Unruhe bei Wehen / durch die Schmerzen
- Kollapsneigung, Pulsverlangsamung, Herzspasmen im Sitzen und Gehen
- konstante Übelkeit, essen lindert! (nicht bei Ip)
- Abneigung zu antworten
- Schwindel mit Gefühl nach vorne zu fallen
- beim Aufstehen übel, schwindelig und Ohnmachtgefahr

Modalitäten
< Kälte, abends, nachts, linke Seite, liegen auf schmerzhafter Seite
> Ruhe, Liegen

Viburnum opulus ist eine schlecht geprüfte homöopathische **Hintergrund**
Arznei. Über die Jahrzehnte wurden zunächst pflanzenkundli-
che und dann homöopathische Anwendungserfahrungen zusam-
mengetragen. So ist die erfolgreichste Anwendung bei Krampf-
ereignissen im Unterleib (Dysmenorrhoe, Abortus imminens,
vorzeitige Wehen, Geburtswehen und Nachwehen) mit beglei-
tender Unruhe und Krämpfen von Muskeln und Hohlorganen.
Die weite Ausstrahlung von den bisweilen wie gequetscht
berichteten Krampfschmerzen bis in die Beine, die Hände oder
den Rumpf beschreibt die generalisierte Anspannung und Erregung. Unter den Geburtswehen steigert sich die Unruhe in
Kreislaufschwäche, Kollapsigkeit und Angst. Primär sind die
Krampfwehen, sekundär können Blutungen hinzukommen!

1. Geburt und Wehen

Albumin im Urin, während, nach der Geburt:
merc-c, ph-ac, *pyrog*
Angst während der Geburt: acon, ars, cimic, coff, cupr
Atemnot bei jeder Wehe: lob

Bauchauftreibung, tympanitisch:
- während Wehen: kali-c
- nach Wehen: *lyc*, **sep**

Bauchschmerzen:
- während der Wehen: *sep*
- schneidend bei Wehen: phos, puls
- schneidend in der Nabelgegend: **ip**, **nux-v**

Beissen: acon, **am-br**, *ant-t*, anthr, **ars**, *arum-t*, *aster*, **bar-c**, **bell**, bufo, *calc*, *camph*, cann-i, *canth*, *carb-s*, carb-v, cic, *cina*, croc, *cupr*, cupr-ac, *hyos*, hura, ign, *lach*, lil-t, *lyc*, *lyss*, mag-c, **med**, **nat-m**, nit-ac, op, phos, ***phyt***, **plb**, **podo**, **sec**, **senec**, stram, **sulf**, tarant, *verat*
- auf allem und alles: bell
- während Delirium: **bell**, *canth*, cupr, hyos, lyss, sec, **stram**, verat-v
- auf Gegenstände: **bell**, bufo, **hyos**, sil, **stram**
- bei Konvulsionen: croc, *cupr*, *lyss*, tarant
- von Personen: **bell**, hyos, lyss, **stram**

Beschwerden von:
- Alkoholismus: agar, ars, calc, lach, nux-v, op, ph-ac, sulf
- Angst: aur, calc, calc-p, cimic, hyos, kali-p, lyc, ph-ac, samb, staph
  - langanhaltende, durch: carc, pic-ac, nit-ac
- Ansehens, Verlust des: kali-br, sulf

- Arbeit, geistiger: agar, *alum-p*, alum-sil, ambr, *anac*, arg-n, arn, ars, *ars-j*, ars-met, bar-ars, bell, calc, *calc-p*, calc-sil, chin, coca, cocc, con, **cupr**, cupr-ac, *epig*, epiph, fl-ac, *gels*, graph, hyos, ign, iod, iris, kali-br, *kali-c*, **kali-j**, *kali-p*, *lach*, lyc, mag-p, med, **nat-c**, nat-m, nat-p, nux-m, **nux-v**, *ph-ac*, phos, *pic-ac*, pip-m, psor, pyrog, rhus-t, sabad, scut, sel, sep, *sil*, **staph**, **tub**, vinc
- Ausschweifung: anan, arg-n, calad, carb-v, dig, fl-ac, nux-v, pic-ac, sel, sep
- Bestrafung: ign, tarant
- Ehrgefühl, verletztem: cham, ign. nat-m, nat-s, nux-v, pall, plat, *staph*, verat
- Ehrgeiz, enttäuschtem, bell, **lyc**, merc, *nux-v*, plat, puls, verat
- Eifersucht: *apis*, **hyos**, *ign*, *lach*, **nux-v**, phos, **puls**, staph
- Entrüstung: acon, *coloc*, ign, ip, nat-m, nux-v, plat, **staph**
- Enttäuschung: alum, **aur**, cocc, **ign**, *lach*, **lyc**, *merc*, **nat-m**, *nux-v*, op, **ph-ac**, plat, **puls**, sep, **staph**, verat
  - kurz zuvor erlebte: **ign**
  - früher erlebte: **nat-m**
- Erregung:
  - Gefühle, emotionale Erregung: acet-ac, *acon*, agar, anac, *arg-n*, *arn*, asaf, aster, *aur*, *bell*, bry, *calc*, calc-ars, calc-p, **caps**, *caust*, cimic, *cob*, *cocc*, cod, **coff**, coff-t, **coll**, *con*, crat, cupr, cypr, epiph, ferr, **gels**, *glon*, goss, hyos, ign, *kali-br*, kali-c, *kali-p*, kreos, lach, laur, lyc, *lyss*, med, nat-c, *nat-m*, nit-ac, nux-m, *nux-v*, op, *pall*, petr, **ph-ac**, *phos*, phys, plat, *psor*, **puls**, sacch, samb, scut, *sep*, stann, **staph**, *tarant*, **tub**, *verat*, vesp, *zinc*
  - religiöse: stram, sulf, verat
  - sexuelle: kali-br, kali-p, nat-m, *plat*, psor, staph
- Erwartungsspannung; Vorahnung; Vorgefühl: acon, aesc, aeth, agn, alum, am-c, *anac*, apis, **arg-n**, **ars**, *bar-c*, bry, **calc**, camph, canth, *carb-v*, **carc**, *caust*, cench, chin, *cic*, *cocc*, coff, crot-h, dig, *elaps*, fl-ac, **gels**, **graph**, hyos, **ign**, kali-br, kali-c, *kali-p*, *lac-c*, lach, **lyc**, *lyss*, **med**, merc, mosch, naja, *nat-c*, nat-m, nux-v, ox-ac, petr, ph-ac, **phos**, **plb**, **psor**, **puls**, rhus-t, sep, **sil**, spig, staph, still, stram, stront-c, sulf, thuj, tub, verat

- Flüssigkeitsverlusten: abrot, acon, agar, alet, alum, anac, ant-c, ant-t, arg, arn, *ars*, ars-j, bell, bism, bor, bov, brom, bry, bufo, *calad,*, **calc**, **calc-p**, cann-s, canth, caps, carb-ac, *carb-an*, **carb-v**, *carb-s*, caust, cham, **chin**, *chin-ars*, **chin-s**, cimic, cina, cocc, coff, *con*, *crot-h*, *cupr*, dig, dulc, *ferr*, ferr-ars, mag-m, *merc*, mez, mosch, nat-c, nat-m, *nat-p*, nit-ac, *nux-m*, *nux-v*, petr, **ph-ac**, *phos*, plat, plb, psor, **puls**, ran-b, rhod, rhus-t, ruta, sabad, samb, sec, **sel**, **sep**, *sil*, spig, *squil*, stann, **staph**, stram, sulf-ac, *sulf*, thuj, valer, verat, zinc
  - bessert: lach
  - Blut: abrot, arn, carb-an, *chin*, chin-ars, *ferr*, ham, helon, hydr, ip, *nat-m*, *ph-ac*, phos, pic-ac, sep, staph
- Freude, übermäßiger: *acon*, **bad**, caust, *coff*, croc, cycl, helon, *manc*, nat-c, op, *puls*, verat
- Freundschaft, betrogener: ign, mag-c, mag-m, nux-v, ph-ac, sil, sulf
- Furcht: *acon*, arg-m, arg-n, *ars*, *bell*, calc, calc-sil, carc, *caust*, cocc, coff, cupr, *gels*, glon, graph, *ign*, kali-p, lyc, med, nat-m, op, ph-ac, phos, puls, sil, stram, verat
- Geld, Verlust von; finanzielle Verluste: *arn*, aur, calc, ign, nux-v, puls, *rhus-t*, verat
- geschäftlichem Mißerfolg: *ambr*, calc, cimic, coloc, kali-br, nat-m, nux-v, ph-ac, puls, rhus-t, sep, sulf, verat
- Geringschätzung, Verachtung durch andere, Folge von: *aur*, **bry**, **cham**, **coloc**, *nat-m*, **nux-v**, *phos*, **plat**, *staph*
- Gewissensqual; Gewissensbisse: arn, *aur*, *con*
- Grobheit anderer: bar-m, *calc*, carc, cocc, *colch*, cupr, hyos, ign, lac-c, *lyc*, mag-m, mur-ac, med, *nat-m*, nux-v, ph-ac, **staph**
- Hast, Übereilung: *acon*, alum, am-c, *arn*, *bry*, *nit-ac*, nux-v, *puls*, rhus-t, sulf
- Heimweh: *caps*, *clem*, eup-pur, hell, *ign*, mag-m, **ph-ac**, senec
- Heftigkeit: *aur*, *bry*, coff

- Kränkung, Demütigung: anac, *arg-n*, ars, *aur*, *aur-m*, bell, *bry*, calc, caust, *cham*, **coloc**, con, form, gels, graph, **ign**, *lach*, **lyc**, *lyss*, merc, **nat-m**, *nux-v*, op, **pall**, **ph-ac**, plat, *puls*, rhus-t, *seneg*, sep, **staph**, stram, *sulf*, verat
  - Entrüstung, mit: **staph**
  - Zorn, mit: **coloc**
- Kummer: alum-p, am-m, *ambr*, anac, ant-c, *apis*, *arn*, ars, art-v, **aur**, aur-ars, aur-m, aur-s, bar-s, *bell*, *bry*, *calc*, calc-p, caps, carc, **caust**, clem, **cocc**, colch, *coloc*, con, cycl, cypr, dig, *dros*, *gels*, *graph*, *hura*, *hyos*, **ign**, ip, kali-br, kali-p, **lach**, laur, lyc, mag-c, naja, **nat-m**, nit-ac, nux-m, *nux-v*, op, **ph-ac**, **phos**, phys, pic-ac, *plat*, *puls*, *samb*, *sol-o*, **staph**, tarant, verat, *zinc*
- Lachen, übermäßigem: *coff*
- Lärm: cocc
- Liebe, enttäuschter: **ant-c**, **aur**, *bell*, *bufo*, cact, *calc-p*, caust, *cimic*, *coff*, *con*, dig, *hell*, **hyos**, **ign**, iod, kali-c, *lach*, **nat-m**, nux-m, nux-v, **ph-ac**, phos, sep, *puls*, **staph**, stram, *sulf*, tarant, **verat**
  - Erregung, mit allgemeiner: *bell*
  - lesbische: calc, **plat**
  - unglückliche: bell, calc-p, caust, hyos, ign, ph-ac, staph, stram, tarant
- literarischem oder wissenschaftlichem Mißerfolg: calc, ign, lyc, nux-v, puls, sulf
- Mißbrauch von:
  - Eisen: ars, calc-p, *chin*, chin-ars, cupr, *hep*, jod, ip, merc, nat-m, **puls**, *sulf*, thea, verat, *zinc*
  - Jod: ant-c, ant-t, *ars*, bell, camph, chin, chin-s, coff, *conv*, *hep*, lycps, merc, *op*, **phos**, *sec*, spong, sulf
  - Alkohol: *agar*, ant-c, ant-t, *ars*, asar, aur, calc-ars, carb-v, card-m, coca, cocc, colch, eup-per, hydr, ip, *lach*, led, *lob*, lyc, **nux-v**, *ran-b*, staph, stry, sulf-ac, sulf, *verat*
  - Arzneien: agn, aloe, ars, bapt, camph, carb-ac, carb-v, cham, coff, coloc, hep, *hydr*, kali-j, *lob*, mag-s, nat-m, nit-ac, **nux-v**, paeon, *puls*, sec, staph, *sulf*, teucr, thuj
  - Kaffee, Koffein: alet, cham, ign, gels, lach, **nux-v**, staph

- · Magnesium: nux-v, rheum
- · Salz: ars, carb-v, nat-m, *phos*, sel
- · Tabak: *abies-n*, arg-n, *ars*, calad, calc-p, *camph*, chin,
  chin-ars, coca, *gels*, *ign*, *ip*, kalm, lob, lyc, mur-ac, **nux-v**,
  phos, *plan*, plb, *sep*, *spig*, staph, stroph, tab, thuj, verat
- Musik: ign, phos
- Raserei, Wut: *apis*, *arn*
- Scham: aur, *ign*, nat-m **op**, *staph*
- Schicksalsschlägen: ambr, con, dig, lach, stann, staph
- Schlafmangel: ambr, ars, bry, calad, calc, carb-v, **carc**, *caust*,
  cham, chin, *cimic*, **cocc**, *coff*, *colch*, *cupr*, ign, ip, kali-p, **nux-v**,
  olean, op, pall, *ph-ac*, **phos**, pic-ac, puls, rhus-t, ruta, sab,
  sang, *sel*, sep, staph, *sulf*, zinc
- schlechten Nachrichten: alum, alumn, ambr, *apis*, *arn*, art-v,
  calc, calc-p, chin, cinnb, cupr, dig, dros, form, **gels**, *ign*,
  kali-c, kali-p, lach, lyss, *med*, mez, *nat-m*, nat-p, paeon, *pall*,
  ph-ac, phos, puls, stram, *sulf*, tarant
- Schock, seelischem: **acon**, ambr, apis, *arn*, coca, gels, iod,
  kali-p, mag-c, *nit-ac*, nux-m, *op*, ph-ac, *pic-ac*, plat, sil
- Schreck: **acon**, act-sp, agar, anac, *apis*, arg-m, *arg-n*, arn, ars,
  art-v, aster, *aur*, aur-m, *bell*, bry, *bufo*, calc, calc-sil, camph,
  carb-s, carc, *caust*, cham, cimic, cina, cocc, *coff*, coloc, crot-h,
  cupr, *gels*, *glon*, *graph*, *hyos*, *hyper*, **ign**, iod, *kali-br*, kali-c, *lach*,
  laur, **lyc**, lyss, mag-c, merc, morph, nat-c, **nat-m**, nit-ac,
  nux-m, *nux-v*, **op**, *petr*, **ph-ac**, **phos**, *plat*, **puls**, ran-b, *rhus-t*,
  sabad, samb, sec, *sep*, **sil**, **stann**, stram, sulf, thuj, verat,
  verat-v, visc, zinc, zinc-p
  - · Unfalles, durch Anblick eines: **acon**, calc, **op**
  - · Menses, bei den: acon, bell, ign, lach, nux-v, op, ph-ac,
    phos, staph, verat
- Selbstüberhebung; Selbstgefälligkeit; Geltungsbedürfnis:
  calc, lach, *lyc*, med, merc, *pall*, plat, sil, *sulf*
- sexuellen Mißbrauch: *anac*, arg-n, aur, aur-m, calc-p, caust,
  chin, *hyos*, lil-t, lyc, lyss, **merc**, nat-m, nux-v, orig, *ph-ac*, *phos*,
  plat, **sep**, **staph**, *stram*

- sexuellen Exzessen: agar, agn, alum *alum-p*, **apis**, arg-n, arn, ars, asaf, aur, aur-ars, *bov*, calad, **calc**, calc-p, calc-sil, carb-an, carb-v, **chin**, chin-ars, coca, cocc, *con*, dig, *iod*, kali-br, *kali-c*, kali-p, kali-s, kali-sil, lil-t, **lyc**, mag-m, *merc*, nat-c, nat-m, nat-p, nit-ac, **nux-v**, ol-an, onos, petr, **ph-ac**, **phos**, plat, plb, *puls*, sec, sel, **sep**, *sil*, spig, **staph**, sulf, symph, thuj, upa, zinc, zinc-p
- Sorgen: ambr, *ars*, *calc*, *caust*, con, **ign**, kali-br, *kali-p*, nat-m, nux-v, *ph-ac*, **phos**, pic-ac, *staph*
- Stellung, Verlust der gesellschaftlichen: *ign*, *plat*, staph
- Stolz: plat
- Stolz anderer: grat
- Streit: berb, carc, chion, cic, glon, ign, kali-chl, spig, thuj
- Tadel: agar, calc-sil, carc, coloc, gels, *ign*, *indg*, med, nat-s, **op**, ph-ac, sep, *staph*, stram, tarant
- Tod, dem:
  · Kindes, eines: calc, carc, caust, *gels*, **ign**, *kali-br*, lac-c, lach, nux-v, ph-ac, plat, staph, sulf
  · Eltern oder Freunden, von: calc, **caust**, **ign**, nat-m, nux-v, plat, staph
- Überanstrengung, geistiger: *alum-p*, alum-sil, *anac*, *arg-n*, *ars-j*, *calc-p*, calc-sil, **cupr**, *gels*, *kali-c*, **kali-j**, *kali-p*, *lach*, **nat-c**, *nit-ac*, **nux-v**, ph-ac, *pic-ac*, *sil*, **staph**, **tub**
- Überraschungen, angenehme: **coff**, ferr, merc, *op*, verat
- Uneinigkeit zwischen:
  · Vorgesetztem und Untergebenen: graph, lach, lyc, mag-m, merc, nat-m, nit-ac, nux-v, staph, sulf
  · Eltern, Freunden: ars, graph, hep, lach, mag-m, merc, nat-m, nit-ac, nux-v, staph, sulf
- Unglücklichsein: carc
  · Einfluß anderer Personen, durch den: carc
- Unterdrücktwerden:
  · Kindern, bei: carc, staph
  · elterlicher Herrschaft; lange Geschichte übermäßiger: carc, staph

- Verachtung; verhöhnt werden: acon, alum, *aur*, bell, **bry**, **cham**, coff, *coloc*, ferr, hyos, ip, lyc, *nat-m*, **nux-v**, olean, *par*, *phos*, *plat*, sep, *staph*, stront-c, sulf, verat
- Verlegenheit: ambr, bar-c, coloc, gels, *ign*, kali-br, *op*, ph-ac, plat, sep, staph, **sulf**
- Verletzungen; Unfälle: arn, bell, carb-v, cic, *glon*, hyos, hyper, mag-c, nat-s, op, staph, stram, verat
- Widerspruch: anac, *aur*, aur-ars, cham, ign, sil
- Zorn; Ärger; Verdruß etc.: **acon**, agar, alum, alum-sil, am-c, anac, *ant-t*, *apis*, arg-m, arg-n, arn, *ars*, ars-s-f, *aur*, aur-ars, *aur-m*, aur-m-n, bar-c, *bell*, *bry*, cadm-s, calc, calc-ars, *calc-p*, calc-s, calc-sil, camph, carc, caust, **cham**, chin, cimic, cina, cist, **cocc**, *coff*, **coloc**, croc, cupr, ferr, ferr-p, *gels*, graph, grat, hyos, **ign**, iod, **ip**, kali-br, *kali-p*, *lach*, *lyc*, mag-c, mag-m, manc, merc, mez, nat-ars, nat-c, *nat-m*, nat-p, nat-s, nux-m, **nux-v**, ol-an, olean, **op**, petr, *ph-ac*, *phos*, **plat**, *puls*, sep, **staph**, *tarant*,
  - · mit Angst: **acon**, **ars**, bell, *cham*, *cupr*, *gels*, **ign**, **nux-v**, *op*, *plat*, *puls*
  - · mit Entrüstung: *aur*, **coloc**, **nux-v**, **staph**
  - · mit stillem Kummer: *acon*, aur-ars, *bry*, *chin*, *cocc*, *coloc*, **ign**, **lyc**, *nat-m*, **staph**
  - · mit Schreck: *acon*, *aur*, *bell*, *gels*, **ign**, *nux-v*, *op*, *petr*, *phos*, *plat*, *puls*, **stram**
  - · mit unterdrücktem: *ign*, **ip**, **lyc**, *nux-v*, *nat-m*, **staph**

bewußtlos: siehe Ohnmacht
Blase, urinieren, unwillkürlich:
- nach jeder Wehe: *arn*, *ars*
- häufiges Urinieren bei Wehen: *cham*, gels

Blutung:
- während und nach Wehen: acon, alum, apis, *arn*, *bell*, bry, cann-s, *caul*, *cham*, *chin*, cinnm, croc, **erig**, *ferr*, **ham**, *hyos*, *ip*, kali-c, kreos, lach, lyc, merc, mill, nit-ac, nux-m, nux-v, ph-ac, **phos**, *plat*, **sab**, **sec**, senec, *tril*, *ust*
- wegen unvollständiger/zurückgebliebener Plazenta: *bell*, *canth*, *carb-v*, caul, *ip*, *kali-c*, mit, *puls*, **sab**, sec, sep, stram

- bei Wehen:
  - dunkel: bell, caul, chin *gels*, *ip*, *sab*, sec, tril, *ust*
  - hellrot: bell, *hyos*, *ip*, mill, phos, *ust*
  - konstant: *ip*, **nux-m**, *ust*
  - mit Uterus-Trägheit: am-m, caul, puls, sec, *ust*

Brustbeklemmung bei Wehen: chin-s

Delirium:
- von Schmerzen: **hyos, verat**
- bei Schmerzen: acon, arg-m, arg-n, bov, cham, dulc, tarant-c, *verat*
- mit Schlaflosigkeit: cimic
- will nackt sein: *hyos*, stram
- still: agar, sec
- schreiend: crot-h, cupr, *merc*
- mit Kälte: *verat*
- mit Kollaps: colch, cupr
- will nach hause gehen: bell, bry, *cupr-ac*
- hysterisches: bell, *hyos*, ign, tarant, verat

Eklampsie: apis, apoc, *ars*, ars-j, *aur-m*, benz-ac, berb, bry, cact, **canth**, **chin**, cinnb, **colch**, *crot-h*, *cupr-ac*, dig, dulc, ferr, **gels**, glon, hell, **helon**, *kali-ars*, kali-br, *kali-c*, *kali-chl*, kalm, *lach*, led, lyc, merc, **merc-c**, *nat-m*, *ph-ac*, phos, rhus-t, sab, senec, *sep*, sulf, *ter*, thlasp, thyr, uran, *verat-v*

Empfindlichkeit gegen Geräusche bei Wehen: bell bor, *chin*, cimic, *coff*

Fehleinstellung des Kindes in das kleine Becken: *acon*, *caul*, **kali-c**, kali-m, kali-p, kali-s, nux-v, **puls**, *sep*, *tub*

Frösteln nach den Wehen: *kali-c*, *kali-j*

Folge von: (siehe Beschwerden von)

Frost/Frieren während der Wehen: cycl, ign, **puls**

Furcht:
- während der Wehen: acon, ars, coff, plat
- Todesfurcht: **acon**, ars, *coff*, plat
- zu versagen: anac, arg-n, bar-c, carc, gels, iod, lac-c, lyc, naja, nat-m, phos, sil, sulf

Gehör überempfindlich während Wehen: cimic
Gesäßschmerzen behindern Wehen: kali-c

Hämorrhoiden: (siehe Krampfadern)
Harnblase:
- Enuresis nach Wehen: *arn*, **ars**
- Urintröpfeln nach Wehen: *arn*
- Harndrang fehlt: **ars**, bell, calad, **caust**, ferr, hell, *hyos*, *lac-c*, op, *ox-ac*, pall, *plb*, *puls*, stann, verat
- Harndrang fehlt bei ausgedehnter Blase: **ars**, *calad*, **caust**, fl-ac, hell, *hyos*, op, pall, *phos*, *plb*, stann, verat
- Urin geht ungehindert ab: phos
- Überreizung: erig

Hitzewellen im Gesicht bei Wehen: *arn*, *bell*, *coff*, *ferr*, *gels*, *op*
Hüften, drückender Schmerz bei Wehen: *cimic*
Husten bei schweren Wehen: kali-c
Hypertonie: apis, bell, lach, merc, nat-m, ph-ac, plb, puls, sec, sep
Hypotonie: gels, mosch, verat

Konvulsionen: *acon*, aru, *bell*, canth, *cham*, *chin*, chin-s, *cic*, cimic, cinum, coff, cocc, *cupr*, *cupr-ars*, gels, glou, **hyos**, *hydr-ac*, **ign**, *ip*, **kali-br**, merc-c, mosch, oena, op, *plat*, *sec*, **stram**, **verat-v**, *zinc*
Krampfadern:
- in der Schwangerschaft: bell-p, **ferr**, *ham*, *lyc*, *lycps*, *mill*, **puls**, *zinc*
- der Vulvae: ambr, *calc*, *carb-v*, *ham*, *lyc*, nux-v, *thuj*, zinc
- der Unterschenkel: aesc, arn, bell-p, calc-ars, calc-f, *ferr*, *fl-ac*, *ham*, lach, *lyc*, *lycps*, *mill*, **puls**, *sec*, *sep*, vip, zinc
- der Beine: acon, apis, arn, *ars*, **carb-v**, *caust*, *ferr*, **fl-ac**, *graph*, *ham*, *lyc*, *mill*, *nux-v*, **puls**, *sep*, *zinc*
- Hämorrhoiden: aesc, *aur-m*, ant-c, ars, calc-f, *caps*, *coll*, graph, ham, kali-c, **lach**, **lyc**, mill, *nat-m*, nit-ac, *nux-v*, paeon, sep, *sulf*

zu langsame Geburt: arn, *bell*, *caul*, gels, *ign*, *kali-c*, lyc, **nat-m**, **puls**, sec, sep, visc

Mißbrauch von: (siehe. Beschwerden von...)
Muskelkrämpfe, schmerzhafte: cupr, mag-c, mag-m, mag-p, nux-v, sep, vib
- in den Waden: nux-v, sep, vib
- in den Zehen: cupr

Muttermund:
- spastisch kontrahiert: acon, bell, cact, **caul**, **cimic**, con, **gels**, hyos, lach, lyc, sec, sep, vip
- Rigidität: acon, ant-t, *bell*, **caul**, **cham**, *cimic*, con, **gels**, *ign*, lyc, *nux-v*, *sec*, sep, verat-v

Ohnmacht: acon, bry, camph, carb-v, *cham*, chin, *cimic*, *coff*, mag-m, nux-m, **nux-v**, **puls**, **sec**, sep, verat
- durch geringste Bewegung: bry, verat
- durch Blutverlust: *carb-v*, **chin**
- mit Erstickungsgefühlen: puls
- mit eiskaltem Körper: camph
- mit Schläfrigkeit: nux-m
- durch Schmerz: apis, asaf, *cham*, *cocc*, coloc, hep, *nux-m*, *nux-v*, phyt, *valer*, verat
- nach Schreck: **acon**, *coff*, *gels*, *ign*, *lach*, **op**, verat
- mit anhaltender Übelkeit: **ip**, mag-m
- durch Wehen: *cham*, *cimic*, *coff*, ign, **nux-v**, **puls**

Plazentaretention: *agn*, art-v, *ars*, *bell*, *caul*, **canth**, cimic, croc, ip, *nux-v*, *puls*, **sab**, sec, **sep**

Raserei: bell, lyss, stram
Reizbarkeit: bell, **cham**, hyos, nux-v
Rückenschmerzen: *caust*, cocc, coff, **gels**, **kali-c**, *nux-v*, *petr*, **puls**, sep
- steigen nach oben bei Wehen: **gels**, *petr*
- schneidend, lumbal, während Wehen: kali-c
- Dorsalregion, stechend bei Wehen: petr
ruhelos: acon, *arn*, *ars*, camph, coff, *lyc*

Schläfrigkeit bei Wehen: *puls*
Schlaf, komatös: lach

Schmerz:
* Delirium: (siehe dort)
* ruhelos bei: *acon, ars*, bell, caust, cham, coloc, lyc, sil
* schreien vor: **acon**, *ars*, **bell**, *bry*, **cact, cham**, cic, **coff, coloc**, cupr, gels, kali-n, mag-c, mag-m, mag-p, op, **plat**, plb, podo, puls, sep
* verrückt von: **acon**, ars, aur, *colch, hyper*, **verat**
* Verzweiflung durch: acon, **ars, aur**, calc, carb-v, *carc, cham, chin*, chin-ars, *coff*, colch, hyper, lach, lil-t, mag-c, nux-v, stram, *verat*, vip
* suizidale Disposition von: ars, **aur**, carc, bell, lach, *nux-v*, sep
* Weinen von: (siehe dort)

schmerzhaft und lang: *arn*
schmerzlos, fast: goss
schnell, zu schnell: lyc
Schwäche, allgemeine: *ars*, calc, carb-v, *caul*, caust, chin, *ferr*, graph, jod, *kali-c*, lyc, lob, **mur-ac**, nux-v, sep, sulf, verat, *psor, puls*
Schwermut während Wehen: cimic, *ign*, lach, nat-m, puls, rhus-t, sulf, verat, zinc
schwierige Geburt: abrot, acon, **cimic**, *arn*, **aur, bell**, bor, calc, **caul, caust**, *cham, coff, gels*, goss, *hyos, kali-c*, lach, *lyc*, nux-v, plat, puls, rhod, *sec*, sep, sulf, verat, vib
Selbstkontrolle, Verlangen nach: anac, arg-m, caust, *kali-c*, kali-m, kali-p, kali-s, lach, lyc, merc, olean, sil staph, tarant

Traurigkeit: (siehe Schwermut)

Übelkeit während Wehen: ant-t, caul, cham, *cocc*, **ip**, mag-m, *puls*, **sep**
Überempfindlich:
* für Arzneien: acon, arn, asar, cham, *chin*, coff, cupr, *ign*, lyc, nit-ac, **nux-v, puls**, sep, sil, **sulf**, teucr, *valer*
* für homöopathische Hochpotenzen: ars-j, caust, hep, lyc, merc, nat-m, **nit-ac**, *nux-v*, sep

Unruhe, mit: *acon, ars, camph, verat*

Verlassenheitsgefühl: *anac, anh, arg-n,* ars, asar, **aur,** bar-c, calc, calc-s, camph, cann-i, carb-an, carb-v, carc, chin, coff, *cycl,* dros, hell, hura, ip, kali-br, kali-c, lac-d, *lach,* laur, lil-t, lyss, *mag-c, mag-m, meny, merc, nat-c, nat-m,* pall, p*lat,* **psor, puls,** rhus-t, sab, sars, sec, sep, spig, *stram, thuj,* valer, verat

- Gefühl der Isolation: *anac, anh, arg-n,* arist-cl, camph, cann-i, cann-s, coca, hura, *nat-m,* plat, *puls,* stram, *thuj*

Verzweiflung während Wehen: ars, *aur, cham, coff*

Weinen, weinerliche Stimmung:
- unter der Geburt: ars, cham, coff, ign, kali-p, lob, lyc, plat
- bei Schmerzen: *ars,* asaf, bell, canth, *carc,* cham, cina, *coff, glon,* kali-c, *lach,* lyc, *merc,* merc-c, mez, mosch, *nux-v,* op, *plat,* puls, stram, verat

Wahnidee:
- Wehen zu haben: verat
- glaubt zu entbinden: verat

Wehen: caul, cimic, *coff,* ferr, gels, kali-c, kali-p, *nux-v,* op, puls, rhus-t, *sec*
- Aufstoßen, mit: bor
- abwechselnd mit Blutung: puls
- Bewußtlosigkeit, mit: *cimic,* **nux-v,** *puls*
- Durst, mit: *caul*
- erfolglos: acon, arn, bell, *caust,* cimic, *coff,* eup-pur, gels, goss, **kali-c,** kali-p, mit, nux-v, op, phos, plat, puls, sec, sep, *ust*
- ermüdend: *bell,* cimic, gels, *kali-c,* kali-p, nat-m, op, **puls, sec**
- erschöpfend: arn, *caul,* gels, puls, sep, stann, verat
- falsche Wehen: arn, **bell,** bor, **calc, caul,** *cham, cimic, cinnb,* coff, *con, dios, gels, kali-c,* kali-p, mit, *nux-v, op,* **puls,** sec, sep, vib
- gehen verschlechtert: thuj
- Geräusch verschlechtert: cimic
- hören auf: acon, arn, **bell,** *bor,* bry, cact, calc, *camph,* carb-an, *carb-v, caul, caust, cham,* chin, **cimic,** cocc, *coff,* gels, *graph,* hyos, ign, **kali-c,** kreos, lach, lyc, mag-c, mag-m, merc, mosch, nat-c, *nat-m,* nux-m, *nux-v,* **op,** phos, plat, **puls,** rhus-t, ruta, **sec,** *sep,* stann, sulf, *thuj,* zinc
  - bei Blutung: *chin,* cimic, puls, sec

- · Gefühlserregung, durch: cimic
- · Geschwätzigkeit, mit: *coff*
- · und Konvulsionen setzen ein: bell, cham, cic, cupr, hyos, ign, *sec*
- · Krämpfe in den Hüften, durch: cimic
- · Wallungen vom Uterus zum Hals lassen die Wehen aufhören: gels
- Kind, scheint mit jeder Wehe höher zu treten: *gels*, kali-c, puls
- krampfhaft: ambr, *bell*, bor, *bry*, **caul**, **caust**, **cham**, *cimic*, *cocc*, coff, con, cupr, ferr, **gels**, **hyos**, ign, *ip*, kali-c, lyc, mag-p, nux-m, *op*, plat, **puls**, *sec*, *sep*, stann, vib
  - · abwärts gehend: calc, cham, gels, lach
- kurzdauernd: *caul*, *puls*
- langdauernd: cimic, cinnb, kali-c, puls, **sec**
- Lärm verschlechtert: cimic
- Leiste, fühlt sie in der: cimic
- linksseitig: **plat**
- Magen, fühlt sie mehr im Magen, als im Uterus: bor, puls
- Nadelschmerz von der Cervix nach oben, mit: caul, sep
- Ohnmacht, verursachen: cham, *cimic*, *coff*, ign, **nux-v**, **puls**
- Ort, werden am falschen Ort gefühlt: cham
- quälend: acon, ambr, arn, aur, bell, **caul**, caust, **cham**, chin, cimic, *coff*, con, **gels**, hyos, ign, **kali-c**, lyc, nux-v, phos, plat, puls, sec, **sep**
  - · möchte fliehen: bell
- Rücken, im: *gels*, petr
- Rücken, im Rücken anfallsweise: cimic, gels, *kali-c*, *nux-v*, *sep*
  - · den Rücken hinunter in die Gesäßmuskeln: kali-c
  - · durch bis zum Rücken und den Rücken hinauf: *gels*
    abwärts: nux-v
- Sanduhrkontraktionen: bell, cham, cupr, plat, sec
- schießend: *kali-c*
- schießt von der Cervix nach oben: sep
- schmerzhaft, zu: acon, ant-c, arn, *aur*, **bell**, **cham**, *chin*, cimic, cocc, **coff**, *con*, *cupr*, hyos, *lyc*, mag-c, nat-c, **nux-v**, *phos*, puls, sec, **sep**, sulf

- schneidend von links nach rechts: ip
  - in der Nabelgegend: **ip**
- schwach: aeth, arn, *bell*, bor, bry, calc, *camph*, cann-i, *carb-v*, *carb-s*, *caul*, *caust*, *cham*, chin, **cimic**, cocc, coff, **gels**, goss, *graph*, hyos, **kali-c**, kali-p, kreos, lyc, mag-c, *nat-c*, **nat-m**, *nux-m*, *nux-v*, **op**, phos, plat, **puls**, rhus-t, *ruta*, sabad, **sec**, sep, stann, sulf, *thuj*, ust, zinc
  - aber Schmerzen im Rücken: kali-c
- Stuhldrang, verursachen: **nux-v**, plat
- starke, außergewöhnlich: acon, ambr, arn, *bell*, **cham**, cimic, *coff*, cupr, con, *nux-v*, nux-v, puls, rhus-t, sec, **sep**, ust
- träge: *puls*
- Todesfurcht, mit: *coff*
- übermäßig stark: acon, ambr, arn, *bell*, *caul*, caust, **cham**, cimic, cocc, *coff*, cupr, *nux-m*, *nux-v*, **puls**, sec, **sep**
- unerträgliche: *coff*, *thuj*
- unregelmäßige: aeth, arn, *caul*, caust, cham, cimic, cocc, *coff*, cupr, *nux-m*, nux-v, **puls**, sec
- unterbrochen: *caul*, **cimic**, *mag-m*, plat
  - durch Krämpfe: *mag-m*
- Unruhe, mit: arn, coff, cupr, *lyc*
  - zwischen den Wehen: cupr
- unterdrückt und fehlend: cact, carb-v, caul, cimic, **op**, *puls*, sec
- unwirksam: acon, arn, bell, caul, *caust*, cimic, *coff*, eup-pur, gels, goss, **kali-c**, kali-p, mit, nux-v, op, phos, plat, **puls**, sec, sep, *ust*
- Verzweiflung, treiben zur: *aur*, *cham*
- Wundschmerz, mit: arn, *caust*
- Zerschlagenheitsschmerz: mit: caust
- Zucken, mit: *chin-s*
- erstrecken sich:
  - zum Abdomen, quer über den Bauch: cimic
  - zur Brust: caul, cimic
  - zum Gesäß: *kali-c*
  - zum Herz: cimic
  - zur Hüfte: cimic
  - zur Leiste: cimic, thuj

- nach oben: *bor*, **calc**, **cham**, gels, lyc, puls
- zum Knie und das Kreuzbein hinauf: phyt
- zum Oberschenkel: kali-c, vib
- zum Rücken: gels, kali-c, sep

wünscht sich den Tod: acon, anh, ant-c, ars, **aur**, aur-m, *bell*, calc, carb-v, *carc*, *caust*, *chin*, kali-bi, kali-br, *kreos*, **lac-c**, *lac-d*, *lach*, lil-t, lyc, *merc*, nat-c, *nat-m*, nat-s, *nit-ac*, nux-v, op, phos, phyt, plat, psor, puls, rat, *rhus-t*, *rob*, sec, *sep*, *sil*, *staph*, stram, **sulf**, thuj, verat, verat-v, vip, zinc

zerstört Kleider: *bell*, *camph*, *ign*, *stram*, *sulf*, **tarant**

2. Das Neugeborene

Abneigung gegen Muttermilch: aeth, ant-c, *cina*, lach, merc, nat-c, **sil**, *stann*, stram
Asphyxie: **acon**, **ant-t**, *arn*, *ars*, *bell*, **camph**, *carb-v*, chin, *cupr*, *lach*, **laur**, op
Augenentzündung: apis, arg-n, calc, euphr, kali-s, merc, merc-c, *puls*, sulf, thuj

Blähungskoliken: alum, *bell*, bry, calc, carc, *cham*, cina, coff, *coloc*, cypr, dios, jal, lyc, *mag-c*, mag-m, mag-p, *med*, *nux-m*, nux-v, op, psor, puls, rheum, senn, staph, sulf, thuj, tub

Durchfall: ant-c, cham, colch, crot-t, ip, merc, nat-c, nux-v, rheum, sec, sulf

Gelbsucht (Ikterus neonatorum): **acon**, *bor*, bry, cham, *chel*, **chin**, **lyc**, merc, *nat-s*, op, **phos**, *sep*, *sulf*

Harnverhaltung: **acon**, *apis*, *ars*, benz-ac, *camph*, *canth*, *caust*, erig, hyos, *lyc*, *op*
Hautausschläge: acon, ars, bell, cham, dulc, hep, lach, lyc, merc, rhus-t, sulf

Kephalhämatom: siehe Verletzung

Mundschleimhautentzündung (Stomatitis): arg-n, bapt, *bor*, hydr, *kali-m*, *merc*, nit-ac, sulf
Muttermilch-Erbrechen: aeth, ant-t, ars, calc, calc-p, carc, cham, *coff*, hyos, nux-v
Schluckauf: calc, carb-v, *ign*, *nux-v*
Verletzung:
- Kephalhämatom: **arn**, bell-p, *calc-f*, chin, *merc*, sil
- Nervenverletzungen: hyper, nat-s
- Gelenküberstreckung/-verdrehung (Distorsion): calc, rhus-t
- Schlüsselbeinbruch: ruta
- Schnittverletzung: staph

1. Arzneien-übersicht

A

abies-n   Abies nigra
absin   Absinthium (Artemisia)
abrot   Abrotanum
acet-ac   Aceticum acidum
acon   Aconitum napellus
act-sp   Actaea spicata
aesc   Aesculus hippocastanum
aeth   Aethusa cynapium
agar   Agaricus muscarius
agn   Agnus castus
ail   Ailanthus glandulosa
alet   Aletris farinosa
all-c   Allium cepa
all-s   Allium sativum
aloe   Aloe socotrina
alumn   Alumen
alum   Alumina
alum-p   Alumina phosphorica
alum-sil   Aluminum silicata
ambr   Ambra grisea
am-br   Ammonium bromatum
am-c   Ammonium carbonicum
am-m   Ammonium chloratum
anan   Anantherum muricatum
anac   Anacardium orientale
anag   Anagallis
ang   Angustura vera
anh   Anhalonium lewinii
ant-c   Antimonium crudum
ant-s   Antimonium sulfuratum
ant-t   Antimonium tartaricum
apis   Apis mellifica
apoc   Apocynum androsaemifolium
anthr   Anthracinum

aran   Aranea diadema
arg-m   Argentum metallicum
arg-n   Argentum nitricum
arist-cl   Aristolochia clematis
arn   Arnica montana
ars   Arsenicum album
ars-j   Arsenicum jodatum
ars-met   Arsenicum metallicum
ars-s-f   Arsenicum sulfuratum flavum
art-v   Artemisia vulgaris
arund   Arundo donax
arum-t   Arum triphyllum
asaf   Asa foetida
asar   Asarum europaeum
asc-t   Asclepias tuberosa
aspar   Asparagus officinalis
aster   Asterias rubens
atro   Atropinum
aur   Aurum metallicum
aur-ars   Aurum arsenicum
aur-m   Aurum muriaticum
aur-m-n   Aurum muriaticum natronatum
aur-s   Aurum sulfuratum

B

bac   Bacillinum
bad   Badiaga
bapt   Baptisia tinctoria
bar-ars   Barium arsenicosum
bar-c   Barium carbonicum
bar-j   Barium jodatum
bar-m   Barium muriaticum
bell   (Atropa) Belladonna
bell-p   Bellis perennis
benz-ac   Benzoicum acidum
berb   Berberis vulgaris
bism   Bismuthum nitricum
bor   Borax
bor-ac   Boracicum acidum

bothr Bothrops lanceolatus
bov Bovista lycoperdon
brom Bromum
bry Bryonia alba
bufo Bufo rana

C

caj Cajeputum
cact Cactus grandiflorus
cadm Cadmium metallicum
cadm-s Cadmium sulfuratum
calad Caladium seguinum
calc-ars Calcium arsenicosum
calc Calcium carbonicum H.
calc-br Calcium bromatum
calc-f Calcium fluoricum
calc-j Calcium jodatum
calc-p Calcium phosphoricum
calc-s Calcium sulfuricum
calc-sil Calcium silicata
calend Calendula officinalis
camph Camphora
cann-i Cannabis indica
cann-s Cannabis sativa
canth Cantharis
caps Capsicum
carb-ac Carbolicum acidum
carb-an Carbo animalis
carb-s Carboneum sulfuratum
carb-v Carbo vegetabilis
card-m Carduus marianus
carc Carcinosinum
cast-eq Castor equi
cast Castoreum
caul Caulophyllum
thalictroides
caust Causticum
cedr Cedron simaruba
cench Cenchris concortrix
cham Chamomilla
matricaria

chel Chelidonium majus
chim Chimaphila umbellata
chin-ars Chininum
arsenicosum
chin China officinalis
chin-s Chininum sulfuricum
chion Chionanthus
chlol Chloralum, Trichlor-
aldehyd
chlor Chlorum
chol Cholesterinum
chen-a Chenopodium
anthelminticum
cic Cicuta virosa
cimic Cimicifuga racemosa
cimx Cimex acanthia
cina Artemisia cina
cinnb Cinnabaris
cinnm Cinnamonium
cist Cistus canadensis
clem Clematis recta
cob Cobaltum metallicum
coca Erythroxylon coca
cocc Cocculus (Anamirta)
coc-c Coccus cacti
cod Codeinum
coff Coffea cruda
coff-t Coffea tosta
colch Colchicum autumnale
coll Collinsonia
canadensis
coloc Colocynthis (Citrullus)
con Conium maculatum
cor-r Corallum rubrum
cortico Corticotropinum
crat Crataegus
croc Crocus sativus
crot-c Crotalus cascavella
crot-h Crotalus horridus
crot-t Croton tiglium
cub Cubeba (Piper)

cund Cundurango
(Gonolobus)
cupr Cuprum metallicum
cupr-ac Cuprum aceticum
cupr-ars Cuprum arsenicosum
cur Curare
cycl Cyclamen
cypr Cypripedium

D

dig Digitalis
dios Dioscorea villosa
dol Dolichos pruriens
dros Drosera rotundifolia
dor Doryphorea
dulc Dulcamara (Solanum)

E

echin Echinacea angustifolia
elaps Elaps corallinus
epig Epigea repens
epiph Epiphegus virginiana
equis Equisetum
erig Erigeron canadensis
eup-per Eupatorium
perfoliatum
eup-pur Eupatorium purpurea
eupho Euphorbium
resinifera
euphr Euphrasia
eupi Eupion

F

ferr Ferrum metallicum
ferr-ars Ferrum arsenicosum
ferr-j Ferrum jodatum
ferr-p Ferrum phosphoricum
foll Folliculinum
fl-ac Fluoricum acidum
form Formica rufa
form-ac Formicicum acidum

G

gels Gelsemium
sempervirens
gink-b Ginkgo biloba
glon Glonoinum
goss Gossypium herbaceum
graph Graphites
grat Gratiola officinalis
guaj Guajacum officinale

H

ham Hamamelis virginica
hekla Hekla lava
hell Helleborus niger
helon Helonias dioica
hep Hepar sulfuris
hipp Hippomanes
hura Hura braziliensis
hydr Hydrastis canadensis
hydr-ac Hydrocyanum acidum
hyos Hyoscyamus niger
hyper Hypericum perforatum

I

ign Ignatia amara
in Indium metallicum
indg Indigo
ip Ipecacuanha (Radix)
irid Iridium metallicum
iris Iris versicolor

J

jab Jaborandi (Pilocarpus)
jal Jalapa
jat Jatropha curcas
jod Jodum
jug-r Juglans regia

K

kali-ars	Kalium arsenicosum
kali-bi	Kalium bichromicum
kali-br	Kalium bromatum
kali-c	Kalium carbonicum
kali-chl	Kalium chloricum
kali-ferr	Kalium ferrocyanatum
kali-j	Kalium jodatum
kali-m	Kalium muriaticum
kali-n	Kalium nitricum
kali-p	Kalium phosphoricum
kali-s	Kalium sulfuricum
kalm	Kalmia latifolia
kreos	Kreosotum

L

lac-c	Lac caninum
lac-d	Lac defloratum
lach	Lachesis muta
lact-ac	Lacticum acidum
lap-a	Lapis albus
latr-m	Latrodectus mactans
laur	Laurocerasus (Prunus)
lec	Lecithinum
led	Ledum palustre
lil-t	Lilium tigrinum
lob	Lobelia inflata
lyc	Lycopodium clavatum
lycps	Lycopus virginicus
lyss	Lyssinum

M

mag-c	Magnesium carbonicum
mag-f	Magnesium fluoratum
mag-j	Magnesium jodatum
mag-m	Magnesium muriaticum
mag-p	Magnesium phosphoricum
mag-s	Magnesium sulfuricum
manc	Mancinella (Hippomane)
mand	Mandragora
mang	Manganum aceticum
mang-m	Manganum muriaticum
med	Medorrhinum
meny	Menyanthis trifoliata
meph	Mephites putorius
merc	Mercurius solubilis H.
merc-c	Mercurius corrosivus
merc-cy	Mercurius cyanatus
merc-d	Mercurius dulcis
merc-j-f	Mercurius jodatus flavus
merc-j-r	Mercurius jodatus ruber
mez	Mezereum (Daphne)
mill	(Achillea) Millefolium
mit	Mitchella repens
morb	Morbillinum
mosch	Moschus moschuferus
murx	Murex purpurea
mur-ac	Muriaticum acidum
myr-s	Myristica sebifera

N

naja	Naja tripudians
nat-ars	Natrium arsenicosum
nat-c	Natrium carbonicum
nat-m	Natrium muriaticum
nat-p	Natrium phosphoricum
nat-s	Natrium sulfuricum
nep	Nepenthes destillatoria
nicc	Niccolum
nit-ac	Nitricum acidum
nux-m	Nux moschata
nux-v	(Strychnos) Nux vomica

O

oci	Ocimum canum
oena	Oenanthe crocata
ol-an	Oleum animale
olean	Oleander

ol-j   Oleum jecoris Aselli
onos   Onosmodium
       virginicum
op   Opium (papaver
       somniferum)
orig   Origanum
ox-ac Oxalicum acidum

P

paeon   Paeonia
pall   Palladium metallicum
par   Paris quadrifolia
pert   Pertussinum
petr   Petroleum
petros Petroselineum
phel   Phellandrinum
        aquaticum
phos-ac Phosphoricum acidum
phos   Phosphor
phys   Physostigma venenosum
phyt   Phytolacca decandra
pic-ac Picrinicum acidum
pin-s   Pinus silvestris
pip-m   Piper methysticum
plan   Plantago major
plat   Platinum metallicum
plb   Plumbum metallicum
podo   Podophyllum peltatum
psor   Psorinum
ptel   Ptelea trifoliata
puls   Pulsatilla pratensis
pyrog   Pyrogenium

R

ran-b   Ranunculus bulbosus
ran-s   Ranunculus sceleratus
raph   Raphanus sativus
rat   Ratanhia (Radix)
rheum   Rheum palmatum
rhod   Rhododendron
        ferrugineum

rhus-r   Rhus radicans
rhus-t   Rhus toxicodendron
rhus-v   Rhus venenata
ric   Ricinus communis
rob   Robinia pseudacacia
rumx   Rumex crispus
ruta   Ruta graveolens

S

sab   Sabina (Juniperus)
sabad   Sabadilla
sabal   Sabal serrulata
sacch   Saccharum officinalis
sal-ac   Salicylicum acidum
samb   Sambucus niger
sang   Sanguinaria
         canadensis
sanic   Sanicula aqua
sars   Sarsaparilla
scut   Scutellaria lateriflora
sec   Secale cornutum
sel   Selenium
senec   Senecio aurens
seneg   Senega (Polygala)
senn   Senna
sep   Sepia officinalis
sil   Silicea
sol-o   Solanum oleraceum
spig   Spigelia anthelmia
spong   Spongia marinatosta
squil   Squilla maritima
stann   Stannum
staph   Staphisagria
         (Delphinium)
stict   Sticta pulmonaria
stram   Stramonium (Datura)
stront-c Strontium carbonicum
stry   Strychninum
sulf   Sulfur
sulf-ac Sulfuricum acidum
sumb   Sumbulus moschatus

sym-r Symphoricarpus
racemosus
symph Symphytum officinale
syph Syphilinum

T

tab Tabacum (Nicotiana)
tarant Tarantula hispanica
tarant-c Tarantula cubensis
tarax Taraxacum officinale
tell Tellurium
ter Terebinthina
teucr Teucrium marum
thal Thallium
thlasp Thlaspi bursa pastoris
thea Camellia theifera
thuj Thuja occidentalis
thyr Thyreoidinum
tril Trillium pendulum
tub Tuberculinum

U

upa Upas tiente
uran Uranum nitricum
urt-u Urtica urens
ust Ustilago maydis

V

valer Valeriana officinalis
variol Variolinum
verat Veratrum album
verat-v Veratrum viride
verb Verbascum
thapsiforme
vesp Vespa crabro
vib Viburnum opulus
vinc Vinca minor
viol-o Viola odorata
viol-t Viola tricolor
vip Vipera berus
visc Visum album

X

xan Xanthoxylum
fraxineum amer.

Z

zinc Zincum metallicum
zinc-p Zincum
phosphoricum
zinc-v Zincum valerianum
zing Zingiber officinale

262

2. Literatur

1) Barthel, H: Charakteristika homöopathischer Arzneimittel, Band I und II, Barthel & Barthel-Verlag, Berg, 1990 (eine erfreuliche Zusammenstellung von Arzneisymptomen und Besonderheiten)

2) Barthel, H; Klunker, W.: Synthetisches Repertorium, 3 Bände, Haug-Verlag, Heidelberg (der zweite Klassiker nach dem „Kent")

3) Boger, C.M.: Boenninghausens charakteristics and repertory, Jain Publishing, New Delhi, 1988 (ein Standardwerk)

4) Clarke, J. H.: Der neue Clarke, 10 Bände, Dr. Grohmann GmbH, homöopathische Literatur, Bielefeld 1996 (eine umfangreiche Arzneibilddarstellung im Überblick)

5) Graf, F. P.: Homöopathie für Hebammen und Geburtshelfer 1.-7. Teil, E. Staude Verlag, Hannover
1. Teil: Einführung, Geburt
2. Teil: Wochenbett und die Zeit danach
3. Teil: Schwangerschaft
4. Teil: Chronische Krankheiten – das Neugeborene
5. Teil: Der Säugling
6. Teil: Repertorium und Hausapotheke
7. Teil: Praxis der Homöopathie
(Die Reihe zu dem Ausbildungsprogramm)

6) Graf, F. P., Die Impfentscheidung (Praxisinformation)

7) Graf, F. P., Kritik der Arzneiroutine bei Schwangeren und Kleinkindern (Praxisinformation)

8) Graf, F. P., Ganzheitliches Wohlbefinden – Homöopathie für Frauen, Herder-Verlag, Freiburg, 5. Auflage, 1998 (besonders für Laien zu empfehlen)

9) Guernsey, H. N., Homöopathie in Gynäkologie und Geburtshilfe, Similimum-Verlag, Stefanovic, D-53809 Ruppichteroth, 1995 (ein eher enttäuschendes und oberflächliches Werk mit Ausnahme des guten Repertoriumteils in der neueren Fassung)

10) Hahnemann, S., Organon der Heilkunde, IV. Auflage, Haug-Verlag, Heidelberg (**Das** Standardwerk zur Homöopathie!)

11) Kent, J.T., Final general repertory of the homoeopathic materia medica, national homoeopathic pharmacy, New Delhi, Indien, 2nd edition, 1982 (der Klassiker, zuverlässiges Basisrepertorium), neu: preiswerter Einzelband in Deutsch im Haug-Verlag, Heidelberg.

12) Kent, J.T., Arzneimittelbilder, 3. Auflage, Karl-F. Haug-Verlag, Heidelberg (verwirrende aber wertvolle Symptomenzusammenstellung)

13) Murphy, R., Homoeopathic medical repertory, Hahnemann Academy of North America, Pagosa Springs, Colorado, USA, 2nd edition, 1997 (Ein gefälliges und umfangreiches Repertorium in Englisch mit neuer Ordnung)

14) Roberts, H. A., Sensations as if ???? (wertvolles, kurzgefaßtes Buch in Englisch, speziell der nur als-ob-Symptome!)

15) Schroyens, F., Synthesis – Repertorium, Hahnemann-Institut, Greifenberg, 3. Auflage, 1995 (Das modernste und aktualisierte Repertorium in Deutsch, neu in preiswertem Taschenbuchformat, unbedingt zu empfehlen!)

16) Seideneder, A., Mitteldetails der homöopathischen Arzneimittel, Band 1-3, Similium – Verlag für homöopathische Literatur A. Stefanovic, D-53809 Ruppichteroth, 1997 (eine sehr gelungene Arzneilehre in Symptomenauflistung)

17) Vermeulen, F., Concordant Materia medica, Merlijn Publishers, Haarlem, the Netherlands, 1st edition, 1982 (ausgezeichnete und sehr gelungene Arzneilehre, bisher leider nur in Englisch)

18) Vermeulen, F., Synoptische Materia medica, 2 Bände Merlijn Publishers, Haarlem, the Netherlands, 1st edition, 1996 (die Kurzfassung sehr zu empfehlen)

19) Vithoulkas, G., Die wissenschaftliche Homöopathie, Ulrich Burgdorf Verlag Göttingen, 1. Auflage 1986 (Ein eindrucksvolles Grundlagenwerk)

20) Yingling, W. A., Handbuch der Geburtshilfe, O-Verlag, Berg am Starnberger See 1985 (Ein verwirrendes und widersprüchliches Buch, aber lange das Brauchbarste)

3. Adressen

Für die Praxisinformationen:
Dr. F. P. Graf,
Lütjenburger Str. 3
24306 Plön
Tel: 04522-1777

Für homöopathische
Arzneien, Hochpotenzen:
1. Hom Int Members
   (Internationale Homöopathie-
   Organisation der Dr. Willmar
   Schwabe-Gruppe)
   (P.O.Box/Postfach 410240,
   D-76202 Karslruhe)

* (D) DHU: Deutsche
  Homöopathische Union
  (Postfach 410280,
  76202 Karlsruhe,
  Fax: 0721-4093263)
  - Dr. Willmar Schwabe
* (CH) Omida AG, Küssnacht
* (A) Dr. Peithner KG
* (B) VSM Belgium
* (NL) VSM Geneesmiddelen
* (I) Loacker Remedia
  S.r.l./GmbH
* (E) DHU-Iberica, S.A.
* (USA) Boericke & Tafel Inc.

2. (D) Staufen-Pharma GmbH
   & Co, Postfach 1143,
   73011 Göppingen

3. (D) Gudjons Homöopathi-
   sches Labor
   Höfatsweg 21,
   D-86391 Stadtbergen-
   Deuringen
   Tel.: 0821-438445
   Fax: 0821-438444

4. (CH) Laboratoire
   homeopathique,
   D. Schmidt-Nagel SA,
   CP 310
   CH-1217 Meyrin / Geneve
   Tel.: 0041-4122-7830745
   Fax: 0041-4122-7850252
   (Direkt importierte Hochpo-
   tenzen von Schmidt-Nagel
   telefonisch anforderbar bei
   Dietmar Wolz, Bahnhof-Apo-
   theke,
   Bahnhofstraße 12,
   D-87435 Kempten/Allgäu,
   Tel.: 0831-522660,
   Fax: 0831-5226626)

5. (B) Homeoden-Heel,
   Kastellaan 76, B-9000 Gent
   Tel.: 0032-92659565
   Fax: 0032-92230076
   E-Mail: 106201.401@
   Compuserve.be

6. (GB) Ainsworths Homoeo-
   pathic Pharmacy
   36 New Cavendish Street,
   London W1 M 7 LH
   Tel.: 0044-171-9355330
   Fax: 0044-171-4864313

7. (GB) Nelson, Broadheath-
   House, 83 Park Side, London
   SW 195 LP

4. Abkürzungen

CTG: Cardiotocogram
(Herzton-Wehen-
Schreiber)

DIP: deceleration intra partem
(Abfallen der Herztonkurve
unter Wehen im CTG, Kur-
ventief)

EPH-Gestose:
edema-proteinuria-
hypertension
(Ödeme, Eiweißausscheidung
im Urin und hoher Blutdruck
als klinische Zeichen der
Schwangerschaftsvergiftung)

Hellp-Syndrom:
hemolysis-elevated-liver-fun-
ction-test, low platelet counts
(Gefährliche Komplikation
der EPH-Gestose mit Hämo-
lyse (Zerfall der roten Blutkörperchen), krankhaft erhöhten Leberenzymen
(Transaminasen) und Biliru-
binwerten und krankhaft
erniedrigten Thrombozyten-
zahlen (Gerinnungs-
plättchen))

5. Index